临床妇产专家联合编写

● **王艳琴** 主编

著名妇产科一线专家
清华大学玉泉医院妇产科副主任医师

怀孕全程

56 周

完美方案

中国人口出版社

China Population Publishing House

全国百佳出版单位

我们坚持以专业精神，科学态度，为您排忧解惑。

目 录
CONTENTS

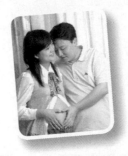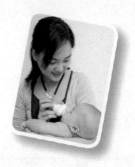

PART1　孕前三个月备孕完美计划

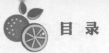

PART2 孕期十个月保健与胎教

五、怀孕第5个月 ·················· 145

六、怀孕第6个月 ·················· 167

八、怀孕第8个月 ·································· 210

十、怀孕第10个月 ·············· 248

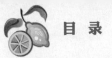

PART3 产后月子护理完美方案

PART 1　孕前三个月
备孕完美计划

一、备孕第1个月

◎本月要事提醒

1.准备怀孕的夫妻要提前进行遗传咨询，并了解相关的优生优孕知识。

2.准备怀孕前3个月，夫妻俩必须去医院做相应的孕前检查。

3.孕前检查若检查出有某些不适宜怀孕的疾病，必须在怀孕前进行积极的治疗，治愈后再实施怀孕。

4.孕前3个月就应该开始补充叶酸。

5.检查你饮用水的质量是否合格，水污染会影响胎儿的正常发育，一定要选择合适的净化装置。

6.适当参加体育娱乐活动，陶冶性情，把神经精神系统调节好。

孕前的叮咛

身体健康、没有不良生活习惯的夫妻，如果计划怀孕，用三个月(12周)的时间作准备就足够了。

如果从现在开始做准备，计划三个月后实施怀孕，那么请首先回顾一下此前一段时间的相关情况，主要包括：

● 是否做过遗传咨询和孕前健康检查；

● 是否因疾病治疗服用过药品(须根据具体情况咨询医生)；

● 停服口服避孕药的时间是否足够长(一般须停药3~6个月，可就具体避孕药服用情况，咨询医生)；

● 是否在孕前接种了相关的疫苗(一般须要接种风疹疫苗和乙肝疫苗，而甲肝疫苗、水痘疫苗和流感疫苗等，可咨询医生选择接种)。

回顾以上情况，如果存在疑问，可阅读备孕各周中安排的内容，并且多咨询医生。

回顾以上情况，并且咨询医生，如果都不存在问题，那么就可以进入三个月的备孕计划了。

预祝你们计划成功，怀上最棒的一胎！

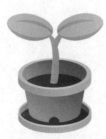

备孕第1周：遗传咨询与优孕

1.孕前遗传咨询

遗传咨询是优生工作的重要组成部分，它是由从事医学遗传学的医生根据医学遗传学的原理，对患有遗传病的病人及家属提出的有关疾病问题进行解答的过程。咨询的目的是为了在是否应该生育这个问题上做出合理的决定。

遗传性疾病就是指生殖细胞或受精卵的遗传物质发生畸变或突变所引起的疾病，遗传性疾病也可以代代相传，如不加以控制，将势必把缺陷和疾病进行扩散，影响下一代身体素质的提高。为了能生一个健康、聪明、活泼的孩子，要通过各种途径来减少或杜绝遗传病儿的出生。在准备要孩子时进行遗传咨询，是控制遗传疾病的重要一步。

■ 遗传咨询的步骤

❶ 对所询问的疾病作出正确诊断，以确定是否为遗传病。遗传病的确定方法以家系调查和系谱分析为主，并结合临床特征，再借助于染色体、性染色体分析和生化分析等检查结果，共同作出正确诊断。如确定为遗传病，还须进一步分析致病基因是新突变产生还是由双亲遗传下来的，这对预测危险率有重要意义。

❷ 确定该遗传病的遗传方式。从遗传方式看，人类遗传病大致可分单基因遗传病、多基因遗传病和染色体病三大类。

❸ 推算疾病复发风险率。按风险程度，可将人类遗传病分为三类：一类属一般风险率，指主要是由环境因素引起的疾病。第二类属轻度风险率，指多基因遗传病，它是由遗传因素和环境因素共同作用引起的。第三类属高风险率，所有单基因遗传病和双亲之一为染色体平衡易位携带者，其复发风险较大。

❹ 向患者或家属提出对策和建议，如停止生育、终止妊娠或进行产前诊断后再决定终止妊娠或进行治疗等。

■ 遗传咨询的对象

根据《卫生部关于印发〈产前诊断技术管理办法〉相关配套文件的通知》，常见的遗传咨询对象有如下十二种：

❶ 近亲婚配的夫妻必须进行遗传咨询。

❷ 家族成员中或本人有遗传病或先天智力低下者。

❸ 反复出现自然流产及闭经不孕的妇女，要检查原因，是否有遗传因素在起作用。

❹ 有先天缺陷儿或遗传病儿生育史及确诊为染色体畸变患病史者。

❺ 染色体平衡易位携带者。

❻ 曾发生过不明原因死胎、死产的妇女。

❼ 高龄妇女(大于35岁)。

❽ 性器官发育异常，须确定性别，决定能否结婚及生育。

❾ 孕早期(10周内)有高热、服药、接受过X线、患风疹史，对胎儿不利者。

⑩ 发现孕妇羊水多、胎儿宫内发育迟缓者。

⑪ 长期接触不良环境因素的育龄青年男女。

⑫ 常规检查或常见遗传病筛查发现异常者。

■ 遗传咨询的程序

一般的遗传咨询要经过如下程序：

采集信息 信息包括家族遗传病史、医疗史、生育史(流产史、死胎史、早产史)、婚姻史(婚龄、配偶健康状况)、环境因素和特殊化学物接触及特殊反应情况、年龄、居住地区、民族。收集先证者的家系发病情况，绘制出家系谱。

确定遗传病 根据采集到的信息诊断咨询对象的遗传病种类和其遗传方式。

风险评估 根据诊断出的遗传病种类和其遗传方式进行发病风险估计并预测其子代患病风险。

产前诊断 根据风险评估得出的结果，采取适当的产前诊断方法。

临床应用的主要采集标本方法有绒毛膜穿刺、羊膜腔穿刺、脐静脉穿刺等。产前诊断方法有超声诊断、生化免疫、细胞遗传诊断、分子遗传诊断等。

■ 不宜生育的遗传病患者

有些遗传病患者由于所患的遗传病比较严重，子女有较多的机会发病，而又没有很好的治疗方法，因此最好在婚前作绝育手术，或采取严格的避孕措施，以免婚后生育有病的后代。患以下遗传病的患者不宜生育。

◇ 各种严重的显性遗传病

如强直性肌营养不良(有全身肌肉萎缩，以面、颈、肩、上肢比较明显，同时伴有白内障与

毛发脱落)；遗传性痉挛性共济失调(有步态不稳、言语障碍、视神经萎缩、眼球震颤等表现)；软骨发育不全(侏儒、四肢短小、面部畸形)等。夫妻一方患病的，子女大约有半数会发病，所以不能生育。

◇ 严重的隐性遗传病

如苯丙酮尿症、小头畸形等。夫妻中如果一方患病，则子女一般并不患病，但如果双方都患同种疾病，子女就有很高的发病机会，甚至都发病。

◇ 较严重的多因子遗传病

如先天性心脏病、精神分裂症、原发性癫痫、唇裂与腭裂、糖尿病等，其子女也有一定的发病机会，所以也不宜生育。

2.影响优生的因素

人的智力、体质既有先天性因素，又有后天养育因素的影响，先天因素主要是遗传，后天养育因素应包括胎儿在生长发育过程中所受到的各种外界影响，归纳起来与优生有关的因素有以下几个方面：

遗传 孩子出生后都会带着父母的遗传基因，若父母双方都十分健康，生出来的孩子也都会很健康，如果父母某一方患有某种疾病，特别是遗传性疾病，生出的孩子患病的几率就比较大；如果父母是近亲婚配，或患有麻风病等，出生的孩子多数为先天性畸形或智力不全。

药物 大量的临床和实验证实，许多药物如反应停等，都会造成胎儿畸形。

环境污染 大气、水质、土壤和食品受到有毒物质的污染，影响了父母体细胞和生殖细胞的遗传结构，怀孕后容易造成死胎、流产、胎儿

畸形及遗传性疾病。

职业 父母的职业如果需要接触化学性物质，如铅、汞、汽油、氯丁二烯、氯乙烯及乙醚等；接触物理因素，如放射线、噪音、微波辐射等，都会直接对父母的生殖细胞产生影响，引起遗传损伤。

感染 尤以病毒感染为甚，无论对胎儿、新生儿及儿童，都可能产生难以修复的损害。特别是在妊娠期间，可引起流产、早产、死胎，以及各式各样的畸形、智力低下等残疾儿。

母体疾病 在妊娠期间孕妇患有某些合并症和并发症，都会导致胎儿致畸，如患有合并糖尿病的孕妇容易发生巨大儿及胎儿畸形等。

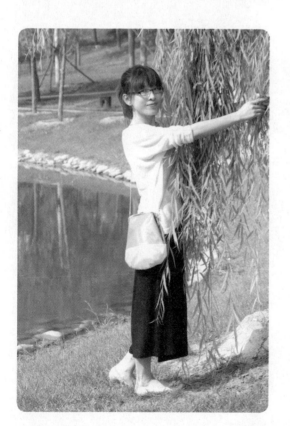

嗜酒 孕期喝酒，会造成胎儿脑组织损害，影响胎儿以后的智力发育。

吸烟 吸烟能导致男性精子畸形，从而造成胎儿畸形。甚至会导致胎儿发育迟缓、流产、早产甚至胎死宫内。

情绪 孕妇的精神紧张、情绪波动或突然惊吓等，都能导致孕妇内分泌紊乱，从而阻碍胎儿正常发育，使胎儿出现腭裂、唇裂等畸形。

营养 孕期母体营养不足，使胎儿在生长发育期缺乏营养，影响脑神经细胞的增殖，致出生后智力低下。

3.优生的禁忌

从某种意义上讲，人口的出生质量对人口质量起着决定性的作用。优生就是要尽可能地提高出生婴儿的体质水平，减少或避免"缺陷儿"的诞生。生一个健康、聪明、漂亮的孩子是所有父母的心愿，而生出一个遗传病患儿或先天畸形儿，将给父母带来沉重的精神负担和经济负担。如果生育的后代个个都健康、聪明，那么整个中华民族就会兴旺发达，国家繁荣昌盛。

那么优生的禁忌有以下这些方面：

◇ 近亲结婚

近亲结婚会导致胎儿畸形，孩子智力下降，容易患有多种先天性疾病。

◇ 同病相恋而结婚生子

夫妻双方患有同一种疾病，很容易将这种疾病遗传给后代。

◇ 婚前不体检

婚前体检是结婚所必须履行的手续，它也是夫妻双方婚后生活和谐幸福的保障。在婚前体检中，还可以检查出夫妻双方是否有影响优生优育的问题，防患于未然。

◇ 对生育知识缺乏必要的了解

有不少新婚夫妻由于对生育知识缺乏了解，婚后几年仍不见生子。他们对此焦急万分，甚至相互埋怨，导致家庭不和睦。

◇ 高龄妊娠

女性的最佳生育年龄为24~29周岁，男性的最佳生育年龄为27~35周岁。对女性来说，超过35岁再怀孕，可能会影响孩子的健康和智力，还会增加胎儿的畸形率。男性年龄可以适当高点，但也不宜太高。

◇ 孕妇滥用药物

孕妇滥用药物会直接影响体内胎儿的生长发育，同时会造成早产、流产或死胎等现象。确实需要用药时，应在医生的指导下服用。

◇ 孕妇病毒感染

病毒感染不仅会影响母体的健康，而且会对胎儿构成一定的危险。

◇ 孕妇性生活无度

怀孕对于女性来说是一个重要时期，在这一阶段中，夫妻应节制性生活，尤其是在怀孕初期3个月和最后2个月，更应特别注意，否则容易引起流产或早产。

◇ 孕妇接触有害有毒物质

孕妇过多地接触化学农药、铅、X射线等会使胎儿畸形，也可能使胎儿患白血病、恶性肿瘤等疾病。

◇ 孕妇接触宠物

孕妇接触宠物有可能使孕妇感染上疾病，如果孕妇感染弓形虫，会直接传染给胎儿，导致胎儿畸形。

◇ 带病怀孕

女性患有心脏病、肝炎、结核病、肾炎以及精神病时，切勿急于怀孕，因为这时怀孕对母胎都不利。应先治疗疾病，然后在医生指导下怀孕。

备孕第2周：孕前检查必修课

1.孕前女性常规检查

■ 询问家族史

包括三代以内的直系、旁系亲属的健康情况的询问，尤其是有无遗传病、精神病和传染病史等。

■ 询问病史

询问备孕准妈妈的姓名、年龄、职业、结婚年龄、健康状况、性生活情况、避孕方法及年限、胎产次数、过去生殖器官及其他器官的病史、有无结核病特别是腹腔结核、有无内分泌疾病等。若备孕准妈妈患有心、肝、肺、肾病或高血压急性期，需待病情痊愈后方可怀孕，若患有唐氏综合征、严重的精神病、麻风病、梅毒和红斑狼疮者暂时不能怀孕。

同时还需了解备孕准妈妈的初潮年龄、周期、月经量、经血颜色、有无痛经，过去流产及分娩情况。

■ 常规身体检查

通过常规的身高、体重、体温、血压和心率测量，可以发现备孕准妈妈的一些基础性疾病，以便及早诊断和及时治疗；同时这些常规的测量值也可以和怀孕后准妈妈的身体变化和胎宝宝生长发育进行对比，以监测胎宝宝的健康。

■ 体格检查

体格检查应注意备孕准妈妈的发育状况和营养情况，尤其是第二性征发育情况。必要时进行甲状腺、肾上腺功能检查。

■ 口腔检查

最佳检查时间：怀孕前3～6个月

备孕准妈妈一定别忘了孕前口腔检查。保证牙齿的健康，也是安全度过孕期的前提之一。一般来说，孕前应该进行如下项目的口腔检查：牙龈炎和牙周炎、蛀牙、阻生智齿。

■ 血常规

最佳检查时间：孕前2～3个月

通过静脉抽血，主要检测备孕准妈妈血液中铁、锌等微量元素的含量，凝血能力如何(血小板数目)等，目的是及早发现备孕准妈妈是否贫血、感染以及人体凝血能力等血液系统疾病和状况。如果备孕准妈妈贫血，不仅有可能使子宫缺氧缺血，导致胎宝宝生长受限，给胎宝宝带来一系列影响，例如抵抗力下降、生长发育落后等，并且易发生早产、死胎和低出生体重儿，还会出现产后出血、产褥感染等并发症。

做血常规检查时，还应该让医生给你和你丈夫做个血型鉴定。这样的目的有二：一是为了明确你的血型，以便在生产过程中发生失血时，省去血液鉴定这一环节，节约宝贵的救命时间；更重要的是可以确定你们将来的宝宝会不会发生新生儿溶血症。

尿常规

最佳检查时间：孕前2～3个月

如果备孕准妈妈有肾脏疾病，应治愈后才能怀孕。孕前通过尿常规检查可以排除糖尿病、尿道感染、肾炎等疾病，有助于肾脏疾患的早期诊断，以确保准妈妈安全度过孕期。否则妊娠10月对准妈妈的肾脏系统是一个巨大的考验，准妈妈身体的代谢增加，会使肾脏的负担加重。这样对准妈妈和胎宝宝都是有危险的。

肝肾功能

最佳检查时间：孕前3个月

通过静脉抽血，对备孕准妈妈的肝肾功能进行检查，内容主要包括：总蛋白和白蛋白、胆红素、氨基转移酶、肾功能、血脂等，主要是了解备孕准妈妈的营养状态和身体状态，有无肝肾脏疾病和损伤。若备孕准妈妈患有病毒性肝炎，怀孕后会造成胎宝宝早产，甚至新生儿死亡等后果；肝炎病毒还会直接传播给胎宝宝。

胸部透视

最佳检查时间：孕前3～6个月

通过胸部透视，检查备孕准妈妈是否患有结核病等肺部疾病。患有结核病的备孕准妈妈怀孕后，用药和治疗都会受到限制和影响；而且，活动性的结核常会因为产后的劳累而加重病情，并可能传染给胎宝宝。

妇科生殖系统检查

最佳检查时间：孕前3个月

妇科检查首先是指妇科常规检查，医生通过目测和触摸，检查外阴有无肿物、炎症、性病等皮肤改变，检查子宫的大小、形态和位置是否正常，卵巢的大小和形态是否正常，盆腔有无触痛和压痛等。

其次是阴道分泌物涂片检查。检查有无阴道畸形、阴道炎症，对白带进行显微镜检查，确定有无阴道滴虫感染和真菌感染，判定阴道清洁度。

第三是宫颈检查。该检查可确定有无宫颈炎症、宫颈糜烂和赘生物等。为了预防宫颈癌的发生，应进行宫颈刮片检查，也就是防癌涂片检查，通过这种方法几乎90%都能查出。如果宫颈刮片不正常，还应在医生指导下做进一步检查。

对备孕准妈妈的普通阴道分泌物进行检查，可以通过白带常规筛查滴虫、真菌、支原体、衣原体感染，以及淋病、梅毒、艾滋病等性传播性疾病。如备孕准妈妈患有性传播疾病，最好先彻底治疗，然后再怀孕，否则会引起流产、早产等危险。

内分泌全套检查

最佳检查时间：孕前3个月

内分泌全套检查主要包括血清催乳激素、血清抗利尿激素、血清生长激素、血清促性腺激素、血清促肾上腺皮质激素、血清促甲状腺激素、促卵泡激素、促黄体生成激素、甲状腺和甲状旁腺、性腺、肾上腺、血雌二醇、血孕酮、血浆胰岛素等。

通过检查可以对备孕准妈妈月经不调等卵巢疾病进行诊断。例如患卵巢肿瘤的女性，即使肿瘤为良性，怀孕后也常常会因为子宫的增大影响了对肿瘤的观察，甚至导致流产、早产等危险。

■染色体检查

最佳检查时间：孕前3个月

通过静脉血检查遗传性疾病。有遗传病家族史的育龄夫妇以及反复流产的备孕准妈妈必须做此项目。如果染色体异常，会导致畸形儿或流产的发生，及早发现克氏综合征、唐氏综合征等遗传疾病、不育症。

■B超检查

最佳检查时间：怀孕前3个月

B超检查全名为B型超声检查，通过B超检查可以了解到备孕准妈妈子宫及卵巢发育的情况，如输卵管、宫颈管长度有无异常，从而确定有无子宫疾病，如卵巢肿瘤、子宫腺肌病、子宫肌瘤、子宫内膜异位症等。如果出现以上疾病，备孕准妈妈应该在孕前先彻底治疗后再怀孕。

2.孕前女性的优生检查

■病原微生物检查(TORCH)

最佳检查时间：孕前3～6个月

多年临床资料发现，孕期流产、死胎或胎儿畸形等，许多与母体病毒感染有关。因此，为安全起见，孕前应做相应的检查，目前需检查的几种病原体有弓形体(T)风疹病毒(R)、巨细胞病毒(C)、单纯疱疹病毒H型(H)以及其他病毒(O)，合

称为TORCH。这些病原微生物对成人往往影响不明显，甚至感染了也不会出现症状，但是对分化、生长中的胎儿却可带来巨大的伤害。

■人类乳头瘤状病毒

最佳检查时间：孕前3～6个月

如果备孕准妈妈在常规阴道检查时，可见宫颈表浅糜烂、有接触性出血，甚至常有白带增多、腥臭及阴道不规则出血等现象，最好同时进行人类乳头瘤状病毒(HPV)检查。

生殖道HPV感染是一种常见的性传播疾病，与多人有性关系或性关系不当的女性往往容易感染HPV。由于HPV感染是宫颈癌的病因，因此必须重视这种感染，加强HPV病毒检查，可以预防宫颈癌的发生。

■宫颈涂片检查

最佳检查时间：孕前3～6个月

目前常用的宫颈刮片检查方法有传统的巴氏法和宫颈防癌涂片(TCT)。

检查前应注意以下几点：

❶ 检查要安排在非月经期进行。

❷ 如果备孕准妈妈患有妇科急性炎症或感染(淋病、滴虫感染、衣原体感染等)，要先治疗感染，待炎症消退后再行刮片检查，以免结果受到干扰。

❸ 计划检查前48小时内不要冲洗阴道或使用置入阴道的栓剂，也不要有性生活。

■遗传性疾病筛查

最佳检测时间：孕前3～6个月

遗传是指亲代的性状又在下一代表现的现象。遗传与胎儿健康成长有着相当密切的关系，

它是胎儿健康成长的基础。父母如果患有遗传病，就有可能造成流产、死胎、胎儿畸形、智力障碍等不良后果。遗传性疾病的预防应该从确定配偶前做起，通过婚前检查、婚前咨询来避免。如已确诊为遗传性疾病，则结婚后不应生育。

遗传病学研究表明，目前世界上已发现的遗传病有4000多种，可分为三大类，即染色体疾病、单基因遗传性疾病和多基因遗传性疾病。

下面这些夫妇需要筛查遗传性疾病：

1 双亲中任何一方有染色体异常者。

2 近亲中有先天愚型或其他染色体异常者。

3 连续3次以上自然流产者。

4 某些隐性遗传性疾病需做性别鉴定者（性别鉴定须经有关部门批准）。

5 以前孕育的胎儿或双亲中有神经系统缺陷者。

■ 确定不孕症的检查

最佳检查时间：未孕2年以上即可检查

如果以上检查未发现异常，在未采取避孕措施的前提下，备孕准妈妈还是没有怀孕，可进行一系列特殊检查：基础体温测定、激素的测定、宫颈黏液检查、阴道脱落细胞检查、输卵管畅通试验、性交后试验、宫颈黏液与精液相合试验、内镜检查。

3.孕前男性检查

■ 精液检查

最佳检查时间：孕前3~6个月

男性孕前检查最重要的就是精液检查。通过精液检查，可以获知精子活力、是否少精或弱精、畸形率、死亡率，判断是否有前列腺炎等，并提出相应的建议和决定是否采用辅助生殖技术。

◇ **检查1：精液量**

正常参考值：每次2~6毫升，平均3.5毫升。

临床意义：减少（<1.5毫升），见于射精管道阻塞、先天性精囊缺陷、生殖道感染性疾病等。此外，脑垂体或睾丸间质性病变也可引起。增多（>8毫升），见于禁欲时间过长或附属性腺机能亢进等。

◇ **检查2：精液颜色**

正常颜色：刚射出的精液为灰白色或略带淡黄色，自行液化后为乳白色。

临床意义：酱油色或鲜红色，见于精囊腺炎、前列腺炎等生殖系统炎症。

◇ **检查3：精液稠度**

精液是一种半流体状的液体，有一定粘度，可自行液化，粘稠度过高或过低，均说明精液质量欠佳。

临床意义：增高（30分钟不液化），见于不育症。降低（精液清稀），见于少精症、无精子症。

◇ **检查4：精子计数**

正常参考值：0.6~1.5亿/毫升。

临床意义：一般精子计数少于0.2亿/毫升为少精症，精液中未找到精子为无精子症。减少见于少精症和无精子症，均可导致不育。少精症不一定不能受孕，但对受孕影响较大。无精子症又分真无精子症和假无精子症两种。真无精子症见于先天性无睾丸、睾丸发育不良等。假无精子症见于结核病、丝虫病、淋病、附睾炎、尿道狭窄、外生殖道畸形所致的机械性梗阻，以及前列腺炎、精囊炎、尿道炎引起精子在尿道中被破坏等。

◇ 检查5: 精液酸碱度

正常参考值: pH值: 7.2~7.8。

临床意义: 增高，见于附属性腺或附睾有急性感染性疾病等。降低，见于生殖系统慢性感染性疾病、精囊机能减退、输精管阻塞、死精子症等。

◇ 检查6: 精液细菌培养

正常参考值: 阴性(无细菌)。

临床意义: 阳性，见于附睾炎、精囊炎、前列腺炎、尿道感染等。

◇ 检查7: 精子活动度

正常参考值: >70%，其中以一级运动精子为主。

临床意义: 降低，见于男子不育。

◇ 检查8: 精液红细胞

正常参考值: 阴性(无)。

临床意义: 大量出现，见于精囊结核、前列腺癌等。

◇ 检查9: 精液白细胞

正常参考值: <5个/HP。

临床意义: 增高，见于精囊炎、前列腺炎、前列腺结核等。

◇ 检查10: 精液果糖

正常参考值: 9.11~17.67mmol/L。

临床意义: 降低，见于精囊腺发育不全、精囊腺炎等所致的不育症。

◇ 检查11: 死精子数

正常参考值: <15%。

临床意义: 增高，见于不育症，多与生殖系统感染有关。

泌尿系统检查

最佳检查时间: 孕前3个月

男性泌尿生殖系统的疾病对下一代的健康影响极大，因此这个隐私部位的检查必不可少。如果觉得自己的睾丸发育可能有问题，一定要先问一下父母亲，自己小时候是否患过腮腺炎、是否有过隐睾、睾丸外伤和手术、睾丸疼痛肿胀、鞘膜积液、斜疝、尿道流脓等情况，将这些信息提供给医生，并仔细咨询。

体格检查

最佳检查时间: 孕前3个月

有些人如果几年都没有进行体格检查或者没做过婚检，那么肝炎、梅毒、艾滋病等传染病检查也是很必要的。医生还会详细询问体检者及家人以往的健康状况，曾患过何种疾病？如何治疗等情况，特别要重点询问精神病、遗传病等，必要时还要求检查染色体、血型等。

备孕第3周：储备营养打好基础

1. 孕前3个月开始补叶酸

孕期缺乏叶酸，容易导致胎宝宝神经管畸形，并增加其他器官畸形的概率。由于叶酸补充要经过4周的时间，体内叶酸缺乏的状态才能得到切实的改善，并起到预防胎宝宝发育畸形的作用。但一般情况下，获知自己怀孕时，都已经到怀孕第4周了，这时就错过了补充叶酸的良好时机。所以，建议准妈妈从孕前3个月(最迟孕前1个月)开始补充叶酸，最早至孕早期结束。如有需要，整个孕期都可以坚持服用。

■ 每天补充0.4毫克

目前市场上唯一得到国家卫生部门批准的、预防胎儿神经管畸形的叶酸增补剂是"斯利安"片，每片0.4毫克。孕前到孕早期期间，建议准妈妈坚持每天至少补充0.4毫克叶酸。进入孕中期、孕晚期后，可以每天补充0.4~0.8毫克叶酸。

注意叶酸摄入不宜过量。过量摄入叶酸(每天超过1毫克)，可影响体内锌的吸收，反而会影响胎宝宝发育。

■ 补充叶酸的原则

① 最好在医生的指导下，选择服用叶酸补充制剂。

② 孕前长期服用避孕药、抗惊厥药的女性，曾经生下过神经管缺陷儿的女性，孕前应在医生的指导下，适当调整每日的叶酸补充量。

③ 长期服用叶酸会干扰体内的锌代谢，锌一旦摄入不足，就会影响胎宝宝的发育。因此，在补充叶酸的同时，要注意补锌。

■ 从食物中摄取叶酸

叶酸是一种水溶性的B族维生素，遇光、遇热就不稳定，容易失去活性，所以，虽然含叶酸的食物很多，但人体真正能从食物中获得的叶酸并不多。要想从食物中摄入叶酸，就必须减少食物的储藏和烹调时间。

常见食物含叶酸量(微克/100克)

食物名称	叶酸含量	食物名称	叶酸含量
鸡肝	1172.2	猪肝	425.1
黄豆	181.1	鸭蛋	125.4
茴香	120.9	花生	107.5
核桃	102.6	蒜苗	90.9
菠菜	87.9	豌豆	82.6
鸡蛋	70.7		

2. 孕前需补充的营养素

■ 蛋白质

蛋白质是构成生命体的重要组成部分，也是生成精子的重要原材料，孕前夫妻应合理补充富含优质蛋白质的食物。但不能超量摄入，蛋白质摄入过量容易破坏体内营养的摄入均衡，造成维生素等多种物质的摄入不足，并造成酸性体质，对受孕十分不利。

热量

如果没有摄取足够热量以保持正常范围内的体重和体脂，则生育力下降的可能性很大。另外，妊娠前后体重不足可导致胎儿发育迟缓，并增大新生儿并发症的风险。所以孕前应停止减肥，均衡饮食，夫妻双方都要保证足够的热量摄入。

脂肪

性激素主要是由脂肪中的胆固醇转化而来，脂肪中还含有精子生成所需的必需脂肪酸，如果缺乏，不仅影响精子的生成，而且还可能引起性欲下降。肉类、鱼类、禽蛋中含有较多的胆固醇，适量摄入有利于性激素的合成，有益男性生殖健康。

碘

碘是人体必需的微量元素之一。妇女孕前和孕早期碘缺乏均可增加新生儿将来发生克汀病的危险性。碘缺乏引起甲状腺素合成减少以及甲状腺功能减退，并因此影响母体和胎儿的新陈代谢，尤其是蛋白质合成。有研究显示，当孕前和孕早期碘摄入量低于257克时，新生儿可出现以智力低下、聋哑、性发育滞后、运动技能障碍、语言能力下降以及其他生长发育障碍为特征的克汀病等。专家建议，由于孕前和孕早期对碘的需要相对较多，除摄入碘盐外，还建议至少每周摄入一次富含碘的海产食品，如海带、紫菜、鱼、虾等。

维生素E

维生素E又名生育酚，能促进性激素分泌，增加女性卵巢机能，使卵泡数量增多，黄体细胞增大，增强孕酮的作用。维生素E还能促进男性精子的生成及增强其活力，对防治男女不孕症及预防先兆流产具有很好的作用。可见，维生素E的确有助孕的效果。

补充维生素E最好的方法是从食物中摄取，下面列举一些食物中维生素E的含量，以供参考。

每100克食物中维生素E的含量(毫克)

鱼: 0.2~1.2	鱼肝油: 20	莴苣: 0.29
鸡蛋: 1~2	葵花子油: 44.9	羊肉: 0.62
猪肝: 2	核桃油: 56	猪肉: 0.63
植物油: 9.8	土豆: 0.1	牛肉: 0.47~1
大豆油: 11	胡萝卜: 0.45	麦芽: 12.5
花生油: 11.6	橘子: 0.24	花生: 4.6
橄榄油: 11.9	西红柿: 0.27	绿叶蔬菜: 1~10
玉米油: 14.3		

但由于维生素E在人体内的吸收率不高，这时候就需要用维生素E制剂来进行补充，每日10~20毫克便基本足够，否则容易产生副作用，建议在医生的指导下选择维生素E制剂。

■ 钙

不要以为怀孕后开始补钙还来得及，事实上补钙应从准备怀孕时就开始。

女性从准备怀孕的时候起，如果发现自己缺钙，最好能每天摄取800毫克的钙，并停止没有必要的减肥。

人体所需的钙为每天800毫克左右，除了从食物中摄取外，需要每天额外补充200~300毫克的钙剂。

■ 锌

锌是人体内一系列生物化学反应所必需的多种酶的重要组成成分，对人体的新陈代谢活动有着重大的影响。女性孕前缺锌会导致味觉及食欲减退，减少营养物质的摄入，从而影响未来宝宝的生长发育。孕妇缺锌就会影响胎儿，导致胎儿生长发育迟缓，身体矮小，甚至出现胎儿畸形。

锌对孕妇和胎儿生长发育都有重要作用，所以，在准备怀孕时要注意补充锌。含锌丰富的食物有豆浆、小米、萝卜、大白菜、牡蛎、牛肉、猪肉、干酪、花生酱、鸡肉、面粉等。

■ 锰

缺锰可以造成显著的智力低下，母体缺锰能使后代产生多种畸变，尤其是对骨骼的影响最大，常出现关节严重变形，而且死亡率较高。

一般说来，以谷类和蔬菜为主食的人不会发生锰缺乏，但如果经常吃加工得过于精细的米面，或以乳品、肉类为主食时，往往会造成锰摄入不足。孕前应适当多吃些水果、蔬菜和粗粮。

■ 铁

铁质是血红蛋白(血色素)的主要成分。女性到孕中期以后，容易发生贫血，这是因为胎儿迅速成长每天都要吸收约5毫克的铁质，因而使母体血液中的铁质减少。而怀孕后才开始补铁就晚了。所以为了防止女性怀孕后发生缺铁性贫血以及给分娩时贮存足够的铁，在孕前就要开始有意识地多摄取铁质。因为铁可以在体内贮存4个月之久，在孕前3个月补铁是很合适的。

含铁丰富的食物有猪肝、猪血、黑木耳、海带、芹菜、韭菜、芝麻、大麦米、糯米、小米、黄豆、赤小豆、蚕豆、绿豆；特别是在动物肝脏、蛋黄中含量更为丰富。

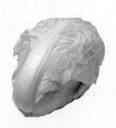
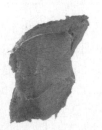
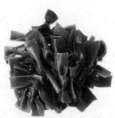
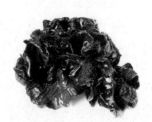

3.孕前帮助排毒的食物

人体每天都会通过呼吸、饮食及皮肤接触等方式从外界接受有毒物质，时间长了，毒素会在机体内蓄积，就会对健康造成危害。对于孕妇来说，这种危害更为严重。年轻的夫妇在准备怀孕前，应先通过食物进行排毒。

能帮助人体排出毒素的食物：

豆芽 豆芽含多种维生素，能清除体内致畸物质，促进性激素生成。

韭菜 韭菜富含挥发油、纤维素等成分，粗纤维可助吸烟饮酒者排出毒物。

鲜蔬果汁 它们所含的生物活性物质能阻断亚硝胺对机体的危害，还能改变血液的酸碱度，有利于防病排毒。

海藻类 海带、紫菜等所含的胶质能促使体内的放射性物质随大便排出体外，故可减少放射性疾病的发生。

动物血 猪、鸭、鸡、鹅等动物血液中的血红蛋白被胃液分解后，可与侵入人体的烟尘和重金属发生反应，提高淋巴细胞的吞噬功能，还有补血的作用。

4.孕前不宜多吃的食物

◇ 胡萝卜

胡萝卜含有丰富的胡萝卜素、多种维生素以及对人体有益的其他营养成分。但女性吃太多的胡萝卜后，摄入的大量胡萝卜素会引起闭经和抑制卵巢的正常排卵功能。因此，准备怀孕的女性不宜多吃胡萝卜。

◇ 葵花子

葵花子的蛋白质部分含有抑制睾丸成分，能引起睾丸萎缩，影响正常的生育功能，故育龄男性不宜多食。

◇ 大蒜

多食大蒜克伐人的正气，还有明显的杀灭精子的作用，育龄男性如食用过多，对生育有着不利的影响，故不宜多食。

◇ 棉籽油

成年男子服用棉籽油的提取物棉酚40天，每天60~70毫克，短期内精子全部被杀死，并逐渐从精液中消失；女子则可导致闭经或子宫萎缩。故育龄青年不宜长期食用。

◇ 高糖食物

怀孕前，夫妻双方尤其是女方，若经常食用高糖食物，往往可能引起糖代谢紊乱，甚至成为潜在的糖尿病患者；怀孕后，则极易出现孕期糖尿病。孕期糖尿病不仅危害孕妇本人的健康，更重要是危及孕妇体内胎儿的健康发育和成长，并极易出现早产、流产或死胎。而宝宝出生后可能是巨大儿或大脑发育障碍患者，影响宝宝的健康成长。

◇ 辛辣食物

在计划怀孕前3~6个月应停止吃辛辣食物的习惯，我们都知道，辛辣食物常常可以引起正常人的消化功能紊乱，如：胃部不适、消化不良、便秘，甚至发生痔疮，由于怀孕后胎儿的长大，本身就可以影响孕妇的消化功能和排便，如果孕妇始终保持着进食辛辣食物的习惯，结果一方面会加重孕妇的消化不良和便秘或痔疮的症状，另一方面也会影响孕妇对胎儿营养的供给，甚至增加分娩的困难。

备孕第4周：疾病治愈后再怀孕

1.贫血

平时有头晕或站起来时眩晕、头痛、呼吸困难等症状，应怀疑有贫血倾向，在妊娠前应接受贫血检查。如果贫血程度严重，不仅给孕妇自身带来痛苦和烦恼，而且会造成胎儿发育迟缓，产后恢复欠佳。

如在妊娠前的检查中被明确诊断为贫血，应该在饮食中摄取足够的铁和蛋白质，治疗好贫血后再怀孕。如果仅用食疗不见好转，那就要服用铁剂。不论如何，只要接受适当的治疗，贫血对于孕妇已不是那么恐怖的疾病了。

2.高血压

年轻的女性罹患高血压称作年轻性高血压。这种患者怀孕时很容易并发妊娠期高血压疾病，造成血压上升更高的恶性循环，对产妇健康造成极大威胁。

高血压患者并非不能怀孕，但从怀孕初期就需要注意保持良好的饮食习惯。

高血压患者的饮食应坚守三大原则：高蛋白、低热量、低盐分。

保证充分的休息，避免从事让患者过度操劳、睡眠不足的工作，也要避免从事压力过大的工作。

3.心脏病

凡有呼吸困难、易疲劳、心慌心悸症状的女性检查心脏，确诊为心脏病的应在妊娠前进行治疗。症状不严重的心脏病患者，应选择有心脏病专科医生的医院，进行咨询后再怀孕。

如果已经怀孕，应立即到医院找产科医生和内科医生进行检查，以确定心脏功能情况，分析是否能够经受妊娠和分娩所增加的负担。若经医生检查，心脏功能不能胜任的，则应做人工流产术。

此外，先天性心脏病有一定的遗传倾向，为避免给宝宝带来遗憾，先天性心脏病妈妈一定要谨慎孕育。

4.糖尿病

糖尿病患者怀孕后，容易出现酮症酸中毒、低血糖、妊娠高血压、泌尿生殖系统感染等疾病，分娩时大出血的几率也会增加；同时，胎宝宝容易出现巨大儿，畸形率也增加。因此，一般情况下，严重糖尿病人不宜妊娠。如果属于轻型，可以进行全面孕前检查，确定血糖、肝、肾、眼底没有损害，可在医生的指导下控制和稳定血糖，才能使月经恢复正常，增加受孕几率。

糖尿病女性怀孕后，同样要将血糖稳定在正常水平，才能确保母胎健康，顺利分娩。同时，在孕期要加强产前检查，咨询医生，得到医生的指导，以便发生异常时及时控制。

5.肺结核

肺结核并不会因为怀孕而使病情恶化，只要病情不是很严重，都可以怀孕，但要小心怀孕时引起并发症，应多注意安静休养及保证饮食营养。

由于肺活量偏低，生产时使不出力，因此对肺结核患者应考虑行剖宫产术生产。为避免分娩后病情恶化，产后应注意静养。

开放性肺结核和严重的肺结核患者，产后应将母子隔离，并避免母乳喂养。

6.慢性肾炎

慢性肾炎患者如果想怀孕，应在怀孕前与医生做好充分的沟通。因为肾功能不好，容易引起流产、早产或是胎盘功能不全等症状。此外，一旦并发妊娠高血压病，会使肾炎情况更加恶化。

但如果慢性肾炎患者本身并无高血压或是尿蛋白症状，肾机能维持在正常水平以上时，就应该可以怀孕。怀孕时如果出现肾炎恶化情况，可能危及母体生命安全时，就必须实行人工流产，中止怀孕。

经过医生评估可以怀孕时，患者本身的饮食以及生活作息都要小心注意。

专家认为患有慢性肾炎的女性只要符合下列条件，还是可以妊娠的：

❶ 患者一般情况良好，食欲正常，无乏力、贫血等现象。

❷ 慢性肾炎病情较轻，仅有蛋白尿，多次尿常规检查尿蛋白均为+以下。

❸ 血压低于140/90mmHg。

❹ 肾功能正常、血肌酐浓度在正常范围，同时无尿路感染。

7.肝病

妊娠容易造成肝脏负担，而无法发挥肝脏的解毒功能。

如果肝病患者在怀孕时，发现病情持续恶化、身体容易疲倦、出现喘气及呕吐时，就得检查是否并发妊娠高血压病。母体过于衰弱时，就必须采取人工流产，终止妊娠。

肝病患者在怀孕前应先去看医生，一旦发现异常时，就得依医生指示接受高蛋白食疗法，并且卧床安静休养。

只要一切遵照医生指示，肝病患者一般都可顺利怀孕并生产。

8.阴道炎

阴道炎大多由念珠菌感染而引起，如果不加治疗就进行分娩，在产道中会造成婴儿感染，使婴儿患鹅口疮，在口腔黏膜及舌下生出白膜。

念珠菌感染时，阴道分泌白色豆腐渣样的白带，外阴奇痒，在阴道口周围有红色湿疹，如果出现这些症状，就应接受医生的诊察，在妊娠前彻底治愈。一般10天左右可以治好。

PART 1　孕前三个月备孕完美计划

二、备孕第2个月

◎本月要事提醒

1.孕前应在医生的指导下安全用药，切忌滥用药物。

2.提前做好疫苗接种的工作，如接种甲肝疫苗、乙肝疫苗、风疹疫苗等。

3.女性过胖或过瘦都不利于怀孕，所以应在孕前调整好自身体重和身体状态。

4.受孕前应改变避孕方法，停止口服或埋植避孕药。

5.改变一些不良的生活习惯，规律作息。

6.夫妻双方要戒除烟酒。

7.了解孕前及孕期的财务问题，做好充分的财务准备。

8.适量补充优质蛋白质。

备孕第5周：安全用药与疫苗接种

1.准妈妈应慎服的药物

孕前因病或其他原因服药时，要特别注意。因为一些药在体内停留和发生作用的时间较长，有时会对胎儿产生影响。还有一些妇女怀孕后身体没有明显变化，也没有出现妊娠反应，自认为没有怀孕，于是完全不考虑所服的药品是否会对胎儿产生什么影响，结果无意之中伤害了脆弱的胎儿，留下了终身遗憾。为了防止上述情况的出现，在计划怀孕前3个月就应当慎重服药。

由于药物而导致胎儿畸形，有相当一部分是在还未发现妊娠的时期，所以，在准备怀孕前的一段时间内，用药时就要格外的谨慎。用药前要了解某些药物在体内影响和停留的时间以及是否会对数月后的怀孕、胎儿的形成及发育带来影响，最好能够认真地请教医生或有关专家。

孕前准妈妈应避免服用的药物主要有以下几种：

❶ 引起染色体损害的药物，如奋乃静、氯丙嗪和致幻药等。

❷ 对细胞有毒的药物，如硫唑嘌呤、环磷酰胺。

❸ 诱发排卵的药。

❹ 抗生素类药，如喹喏酮类药。

❺ 激素类的药物：不管是雄激素、雌激素都会使胎儿男性化或女性化。有些激素可能导致男胎女性化或者女胎长大后易患阴道癌。

❻ 抗癫痫的药。

❼ 肾上腺皮质激素之类的药物。

❽ 安眠药如安定、利眠宁、丙咪嗪等，都可作用于间脑，影响脑垂体促性腺激素的分泌。

❾ 平时服用避孕药的女性如果想怀孕，最好在停服避孕药6个月后再怀孕。

2.药物对准爸爸的影响

研究表明，在正常情况下，睾丸组织与流经睾丸的血液之间有一个防护层，医学上称为血睾屏障。这一屏障可阻止血液中某些物质进入睾丸，但是很多药物却能通过血睾屏障，并通过以下两种方式影响精卵健康结合。

■ 干扰精子的形成

如常见的一些免疫调节剂，像环磷酰胺、氮芥、长春新碱、顺铂等药物，其毒性作用强，可直接扰乱精子DNA的合成，包括使遗传物质成分改变、染色体异常和精子畸形。还有吗啡、氯丙嗪、红霉素、利福平、解热止痛药、环丙沙星(人工抗菌素)、酮康唑(抗霉菌药)等。这些药物，通过干扰雄激素的合成而使精子受损，像男性不育症、女性习惯性流产，其中部分原因就是男性精子受损的结果。

■ 随精液进入阴道

有些药物通过血睾屏障进入睾丸，它们可随睾丸产生的的精液通过性生活排入阴道，经阴道黏膜吸收后，进入母体内的血液循环，使低体重儿和畸形胎的发生率增高，而且也会增加围产期胎儿的死亡率。

此外，还有一些药物也能进入精液，如灭滴灵、氨苄青霉素、苯丙胺、二苯基海因等，但现在的研究还不太清楚它们对精子、受精卵以及胎儿有何影响。

所以，在怀孕前的2~3个月，一定要小心谨慎地用药。

3.准爸爸需慎服的药物

■ 激素类药物

雌激素、孕激素及丙酸睾丸酮等药物的应用，可抑制脑下垂体促性腺激素分泌，进而抑制睾丸的生精功能。

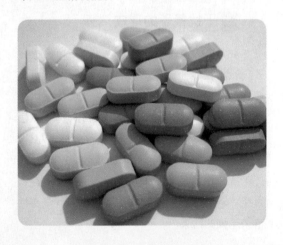

■ 直接抑制精子生成的药物

二氯二酰二胺类，这是一种杀虫药物，但它同时有抑制生精的作用；再如二硝基吡咯类、硝基呋喃类、抗癌用的烷化剂，以及从棉子中提取的棉酚等，都有强力抑制睾丸生精功能的作用。

■ 影响精子成熟的药物

抗雄激素化合物甲基氯地孕酮醋酸脂，以及氯代甘油类药物的应用，虽然对睾丸精子功能影响不大，但可使精子不能成熟而失去受精能力。

■ 影响射精的药物

治疗高血压的呱乙啶、甲硫达嗪等药物均可使服药者射精量减少，甚至不射精。有些药物可以抑制射精反射，使之延迟射精，例如安宁、氯丙咪嗪等。

■ 外用药物

表面活性剂、有机金属化合物(醋酸苯汞等)以及弱酸等，有直接杀死精子的作用。

4.孕前疫苗接种方案

乙肝疫苗 乙肝疫苗须在怀孕前11个月注射。乙肝疫苗是按照0、1、6的程序注射的，即从第一针算起，在此后1个月时注射第二针，6个月时注射第三针。因此至少应该在孕前9~10个月进行，以保证怀孕时体内的乙肝疫苗病毒完全消失，并且产生抗体。

风疹疫苗 风疹疫苗要提前8个月注射。如果在孕期感染了风疹病毒，很可能会导致胎儿畸形。所以这个环节不能忽略。医生建议风疹疫苗至少应该在孕前3个月注射，这样才能保证怀孕的时候体内风疹疫苗病毒完全消失，不会对胎儿造成影响。为了保险起见，建议你提前8个月注射风疹疫苗。

流感疫苗 接种流感疫苗以后可以提供长达一年的抗体保护，一般可有效防止流感病毒的感染。因此，计划怀孕的女性最好在怀孕前3个月预先接种流感疫苗。

水痘疫苗 孕早期感染水痘，可致胎宝宝先天畸形；怀孕晚期感染水痘，可能导致孕妇患严重肺炎甚至致命。准备怀孕的女性可接种水痘疫苗。

甲肝疫苗 甲肝病毒可通过水源、饮食传播。怀孕后，因为内分泌的变化和营养需求的大增，会使肝脏的负荷加重，抗病能力随之减弱。准备怀孕的女性最好在孕前3个月注射此疫苗。

破伤风类毒素和破伤风抗毒素 对于准备怀孕的女性或从未注射过破伤风类毒素的女性，在破伤风高发区或从事易受外伤的工作者，最好进行破伤风类毒素注射，3次注射即可。对无免疫力的孕妇，如受到外伤，可能感染破伤风时，则应注射破伤风抗毒素。

狂犬疫苗 此疫苗属于事后注射疫苗，也就是在被动物咬伤后再注射。生活中如果注意防范，这种麻烦是完全可以避免的。若不慎被动物严重咬伤，必须征求医生的意见，才能考虑是否注射。

备孕第6周：调整最佳身体状况

1.孕前的五大保养法

神养 心情愉快，性格开朗，不仅可以增进机体的免疫力(免疫力产品，免疫力资讯)，同时还能促进身体骨骼里的骨髓造血功能旺盛起来，使得皮肤红润，面有光泽。

睡养 保证充足的睡眠，以及充沛的精力和体力，并做到起居有时、娱乐有度、劳逸结合。备孕准妈妈要学会科学地生活，养成现代科学健康的生活方式，不熬夜，不偏食，不吃零食，戒烟、戒酒，不在月经期等特殊生理阶段同房等。

动养 要经常参加体育锻炼，如健美操、跑步、散步、打球、游泳、跳舞等，这些运动可增强体力和造血功能。

食养 女性日常应适当多吃些富含"造血原料"优质蛋白质、必需的微量元素铁、铜以及叶酸和维生素B_{12}等营养食物。如动物肝脏、动物肾脏、血、鱼、虾、蛋类、豆制品、黑木耳、黑芝麻、红枣、花生以及新鲜的蔬菜、水果等。

药养 贫血者应进补养血药膳。可用党参15克、红枣15枚，煎汤代茶饮；也可用麦芽糖60克，红枣20枚，加水适量煮熟食用；还可食用首乌20克，枸杞20克，粳米60克，红枣15枚，红糖适量煮成的仙人粥，有补血养血的功效；贫血严重者可加服硫酸亚铁片等。

2.中医调理提高受孕机会

中医与西医相比，更加注重身体整体的调理。对于没有任何器质性疾病的女性来说，在准备怀孕阶段，去听听中医的建议，是一个不错的选择。

中医认为：受孕的机理是赖乎肾气旺盛，真阴充足，气血和顺，络脉通畅。那么，如何能达到这几方面，专家给出了孕前需要准备的一些建议：

中医调理第一步：食疗

在中医的理论里面还有阴阳五行的说法，即金木水火土，以五行的特性来说明人体五脏的生理功能。肝属木、脾属土、心属火、肺属金、肾属水，五脏在生理上相互联系，在病理上相互影响，属于相生相克的关系，例如肝郁气滞会导致脾虚，一个脏器有问题，会导致其他的脏器也有问题。所以中医在孕前准备上，非常讲究全身性的调理，而不是针对某一个脏器。不过，因为肾、肝、脾的功能对女性的气血影响最大，因此，在孕前调理时更需关注：

肾 在中医的理论里面，肾为先天之本，肾主生殖，如果肾脏的功能被破坏，会影响到受孕，甚至导致不孕或流产。

◇ **食疗方剂: 韭菜炒鸡肉**

原料 韭菜500克, 鸡肉100克, 虾米15克。

做法 将韭菜洗净, 切成小段, 锅烧热, 放入适量食用油, 将韭菜、鸡肉和虾米一同炒熟, 加少许盐即可。

脾 为后天之本, 后天气血不足, 无法养胎。因此, 脾虚会造成不孕或怀孕后流产。

◇ **食疗方剂: 扁豆粥**

原料 大米150克, 扁豆100克。

做法 将大米和扁豆洗净, 大火将水煮开, 放入扁豆和大米, 煮沸, 然后用小火煮至扁豆熟烂, 即可。

功效 健脾祛湿。

肝 与肾同源, 肝血不足, 或气血流通不畅也会影响怀孕。

◇ **食疗方剂: 猪肝绿豆粥**

原料 新鲜猪肝100克, 绿豆60克, 大米100克。

做法 将绿豆和大米洗净放入锅内, 加水煮沸后改成小火, 慢慢熬, 煮到八成熟时, 将猪肝切成条状放入粥内, 煮熟后加入少许盐即可。

功效 补肝养血

■ 中医调理第二步: 调经

很多人都把每个月来的月经称为"老朋友", 从中医的角度讲, 这种叫法是再恰当不过了, 为什么? 除了把脉、看舌苔这些最常规的方法外, 每个月月经的情况是女性在看中医的时候最常被问到的了。中医通过月经的量、颜色、周期等往往可以判断出女性身体的症结所在。

中医的医理认为女性月事, 属奇精八脉内的冲脉、带脉、任脉三经的循环, 这种循环会经过数十个穴道。如果有阻碍, 会导致很多疾病, 因此应该十分重视。

如果月经正常, 那么说明气血通畅, 下一步就可以通过体温的变化, 看排卵是否正常了。

专家提示 对于月经量和周期有变化的女性随时都可以找中医进行调理, 不一定要等到准备怀孕的时候。

■ 中医调理第三步: 量体温

正常人的体温, 排卵后在孕酮的作用下体温会上升0.3℃~0.5℃。持续14天, 然后体温下降。如果只是体温上升3~5天后就下降了, 或是一直没有升高的迹象, 说明排卵可能有问题, 那么就可以对症治疗了。

专家提示 除了中医自己望闻问切等专业诊断手法外, 很多时候, 中医还会借助西医的诊断方法对病情进行进一步的判断, 例如为了判断排卵是否正常, 除了采用量体温的方法外, 有时还会通过B超作为辅助手段进行诊断。尽管如此, 中医的理念及治疗手段和西医还是完全不同的, 大家在看中医的时候不要因为采用了一些西医的办法, 而对中医的疗效有所怀疑。

■ 中医调理第四步: 暖宫

中医有宫寒不孕的说法。子宫就像是胎儿的暖房, 如果子宫内冰冷, 那么胎儿就无法生长。为了防止宫寒, 女性应该特别注意保护小腹的温暖。尤其是在开空调的环境下工作的女性, 还有那些经常坐着不动的女性, 更应该注意腹部和下半身的保暖。

专家提示 女性爱美是天性，但也要注意根据节气变化调整着装，平时就应该注意下身的保暖，尤其是脚部及腹部。不要让自己受寒，只有在身体温暖的情况下，气血才会畅通。

中医调理第五步：养气安神

中医有女子多妒不孕的说法。意思是心胸狭窄、经常生气、嫉妒可能会导致肝气郁结会影响脾，影响受孕。

专家提示 对待任何事都不要过于急躁，脾气大的后果就会气滞。让自己随时随地保持平心静气的态度有助于顺利地怀孕。

三种对女性最有益的中药

当归 常有"归头补血、归身养血、归尾破血、全身活血"的说法，当归有补血活血、调经止痛、润肠通便的功效。当归是中医常用药，被誉为"血中圣药"，临床常用于治疗女性月经病，例如痛经、月经不调等。

平时可以这样吃 将当归切成薄片，取5～10克煮水或泡水当茶饮。也可以在炖鸡、炖肉中加入少量的当归。

阿胶 含有动物胶、明胶蛋白、钙、硫等多种矿物质及10多种氨基酸，可促进血中红细胞和血红蛋白的生成，还能促进钙的吸收。多用于治疗各种出血或贫血等。

平时可以这样吃 选优质的阿胶1克，砸碎后，放入大碗里加入两小勺黄酒，放入蒸锅蒸至阿胶全部融化，加入少量红糖，带糖溶化后滴入数滴酒出锅。

益母草 有活血调经、利水消肿的作用。主要治疗月经不调、痛经、闭经等。

平时可以这样吃 把益母草1.5两、红枣6粒、瘦肉4两放入煲内，水滚后改用细火煮2小时，放盐，然后就可以饮用了。

功效 温肾养肝。

3.过胖过瘦都不利怀孕

女性体重如果低于标准体重的15%，则为身体过瘦；如果高于标准体重20%以上，则为身体过胖。

太胖的女性容易患有高胰岛素血症，它可以刺激卵巢分泌过多的雄性激素，从而影响排卵，导致不孕；而太瘦则由于皮下脂肪太少致使激素含量降低，导致月经紊乱甚至闭经，从而影响生殖能力。所以，准备怀孕的女性，无论身体过胖还是过瘦都应积极进行调整，力争达到正常状态。

孕前太瘦如何增肥

身材消瘦的人大多肠胃功能较弱，一餐吃得太多往往不能有效吸收，反而会增加肠胃负担，引起消化不良。可以把每天的进餐次数改为4～5餐，不过不要增加每餐的饭量，避免增加肠胃负担。可以多吃一些高蛋白质、高热量的食物，如乳酪蛋糕、小西点、小蛋糕等，用循序渐进的方式逐步提高各种营养物质的摄入。保持良好的精神状态，避免精神焦虑而导致生活不规律、过度劳累、睡眠不足。身体消耗多于摄入，不易增肥。积极参加适度的运动，不仅能增加肌肉和体重，还会让你有个好胃口。

孕前太胖如何减重

少吃高糖水果、高脂肪肉类和高热量食物，多吃高纤维食物，如全麦面包、卷心菜、胡萝卜、青菜、黄瓜、香菇、番茄、大豆等高纤维食物。不但能清化肠胃，带走体内毒素，而且对减少脂肪囤积也有很好的效果。

加强有氧运动，如快步走、跳舞、游泳、有氧操等。

千万不要通过吃药的方法来减肥，如果以前服用减肥药物，建议你停药至少半年以后再怀孕，然后通过适量锻炼及均衡饮食来达到控制体重的目的。

4.孕前实施健身计划

传统观念告诉我们，女性怀孕时大都尽量减少体育活动或运动。而随着科学与医学的进步，越来越多的证据表明，夫妻双方在计划怀孕前的一段时间内，若能进行适宜而有规律的体育锻炼与运动，不仅可以促进女性体内激素的合理调配，确保受孕时女性体内激素的平衡与精子的顺利着床，避免怀孕早期发生流产，而且可以促进孕妇体内胎儿的发育和日后宝宝身体的灵活程度，更可以减轻孕妇分娩时的痛苦。

同时适当的体育锻炼还可以帮助准爸爸提高身体素质，确保精子的质量。因此，对于计划怀孕的夫妻而言，应该进行一定时期的有规律的运动后再怀孕。夫妻双方可以在计划怀孕前的3个月，共同进行适宜和合理的运动。

女性身体的特点是柔韧性和灵活性较强，耐力和力量较差，快走、慢跑、健美操、游泳、瑜伽，包括户外旅游，都是女性孕前的最佳运动。

这些锻炼是对女性身体内部器官的按摩过程，有助于提高女性的免疫力，保持良好的身体状态，不但能缓解将来孕期的不适，还有助于自然分娩。

准妈妈做运动时的注意事项：

❶ 女性孕前锻炼的时间每天应不少于15~30分钟，一般最好在空气新鲜的清晨进行。除了上述运动，在节假日从事登山、郊游等活动也对女性身心健康大有裨益。

❷ 在运动时结合音乐，这样容易提高趣味，将锻炼坚持下去。如让健美操与动感的音乐结合起来，使单调、乏味的肢体运动更生动活泼，运动者也不易失去兴趣。

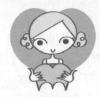

备孕第7周：塑造健康生活习惯

1.准父母生活要有规律

受孕前要做各种各样的准备，其中很重要的一项就是准父母要调整作息时间，使之更加符合健康自然的生活规律，让双方的身体状况都达到良好的状态。

■ 注意充分的休息

人在疲劳或患病的情况下，身体的抵抗能力会下降，体内的各种功能都有所降低，这时精子和卵细胞的质量就会受到影响。一旦身体出现这种状况，就会干扰子宫的内环境，因而不利于受精卵的着床和生长，从而影响胎儿脑神经的发育，甚至导致死胎、流产。所以，准父母孕前应该调整作息，注意充分休息，每天睡眠时间不能少于7小时，让双方在精神饱满的情况下受孕。

■ 培养良好的作息习惯

准妈妈一旦怀孕，胎儿就会通过母体来区分白昼和黑夜。胎儿在母腹中是完全按照母亲的作息时间"生活"的。所以，准妈妈的作息习惯自然会影响胎宝宝。有事实证明，如果准妈妈生活规律且早睡早起，宝宝出生后就会比其他的小朋友更加活泼健康，可见准妈妈本身正常的作息习惯是多么重要。所以，准妈妈从计划怀孕开始，就要培养自己良好的作息习惯，坚持在晚间10点左右上床睡觉，早睡早起，起居有规律。

■ 按时健康进食

每日要按时进食，最好保持定量，不要暴饮暴食，注意饮食健康；膳食结构要合理，不要吃多盐、多糖或加工类的食品，以防吸收过多的热量、饱和脂肪酸和胆固醇，从而导致肥胖、高脂血症等疾病的发生；戒除不良嗜好，停止吸烟和过量饮酒，多吃无污染的绿色食品。

■ 在医生指导下用药

有些药物，如激素、某些抗生素、止吐药、抗癌药、安眠药等，都会对生殖细胞产生一定程度的影响。卵子从初期卵细胞到成熟卵子约14天，在此期间卵子最容易受药物的影响。一般来说，女性在停药20天后受孕，比较安全；但有些药物的影响时间可能更长。因此有长期服药史的女性一定要咨询医生，才能确定安全受孕时间。

准备生育的男性，也一定要在医生指导下服药，以免药物对精子产生不良影响。

2.导致不孕的生活习惯

临床除少数女性是因为先天生理缺陷发生不孕外，大多数不孕症是后天疾病所引发的。其中，很多后天疾病都是由于不良生活习惯慢慢累积造成的。下面我们来看看，有哪些不良习惯会造成不孕不育：

■ 多次人流

一些年轻女性不注意避孕，以为年轻身体好，就用人流来作为补救措施。殊不知隐患就此潜伏下来，多次人工流产易导致盆腔炎，从而殃及输卵管，而输卵管是非常重要的生育系统通道，若发炎后堵塞，就会发生不孕。相比之下，药物流产比手术流产的出血时间更长、感染机会更多、危险性也就更大。而且，流产的次数与发生不孕的几率成正比。

反复人工流产还会使子宫内膜变得很薄，以后一旦怀孕，胚胎就像沙地里的小苗，为了争取养分，只好拼命往深里扎根，分娩时胎盘不能自动娩出，更严重的就成了"胎盘植入"，和子宫长成了一体，医生只得将子宫切除。

■ 过度减肥

许多女性为追求纤瘦的身材想尽办法，但研究显示：过度减肥可导致不育，并且自己还浑然不知。专家解释，脂肪与生育能力有莫大关系，因为女性的身体脂肪能把男性激素转化为女性激素，同时提供生产所需的能量，所以脂肪对女性生育能力很重要。体重过轻的女性不育的机会最大，因为虽然这些女性的月经似乎很正常，但其实她们很可能已失去怀孕能力。

过瘦女性起初会停止排卵但继续来月经，再瘦下去就会完全停经。如果生育系统"关闭"得太久，想挽救就困难了。

■ 大龄生育

年龄的增长对女性生育能力影响非常大，从女性的生理规律来说，生育能力最强在25岁，

30岁以后缓慢下降，35岁以后迅速下降，44岁以后有87%的女人失去了受孕能力。

另外，女性与男性不同的是，男性的精子每30天就更新一次，而女性的卵子是从一出生就相伴的，生活方式、环境、年龄都会影响到卵子的质量，年龄越大，意味着卵子质量受到外界空气污染、电磁辐射、各种化学污染的机会就更大。女性最理想的生育年龄是26~30岁，即使因种种原因必须推后，也要尽量优化自己的生活习惯和环境。

■ 感染阴道疾病

滴虫感染时，阴道的PH值一般为5.0~6.0，而正常阴道的PH值应为4.2~5.0。阴道内环境酸碱度的改变会使精子的活动力受到影响。另外，滴虫能够吞噬精子，且患滴虫性阴道炎时，阴道内脓性分泌物大量增多，分泌物中含有大量的白细胞，这些都会妨碍精子的成活，使精子数量减少，活动度又不好，就很有可能引起不孕。但这并不是不可逆的，大多数人在滴虫病治愈后，生育能力也可以得到恢复。

■ 经期性爱

从女性生理健康的角度而言，不提倡经期性爱。因为这样容易导致两种危险——盆腔感染和子宫内膜异位症，而两者都是摧残生育能力的杀手。

平时，宫颈是闭合的，防止细菌进入盆腔，但经期宫颈松弛，保护能力下降，如果这时有性生活，就很容易使细菌和血液进入盆腔，从而引发感染。更严重的是，如果逆流的经血在盆腔里残存下来，就会造成子宫内膜异位症。

■ 压力过大

随着就业竞争加剧，不少职场女性压力增大，紧张焦虑、精神压力过大或长期处于忧虑、抑郁或恐惧的精神状态中，卵巢就不再分泌女性荷尔蒙甚至不排卵，月经也就开始紊乱甚至闭经，这样就不容易怀孕了。专家提醒，如果连续三个月月经不规律，就必须到医院就诊，检查卵巢功能。

■ 常穿丁字裤

丁字形内裤狭窄的裤身经常会摩擦阴部，如果绷得过紧，容易导致发炎、瘙痒、分泌物增多，而且这种内裤的布料通常不是纯棉的，例如不透气的尼龙质地、合成纤维等，如果外界的空气潮湿，就更容易导致细菌滋生，诱发过敏、霉菌感染等等。

3.受孕前改变避孕方法

为了宝宝的健康，计划怀孕的准父母应该做好各方面的计划，当然也包括受孕之前所采用的避孕方式，不要因为自己的疏忽而给宝宝留下遗憾。

◇ 口服避孕药——孕前6个月停用

口服避孕药的主要成分是雌激素和黄体素，服用避孕药的女性，如果计划怀孕，应在停药半年以后怀孕，在停药后的半年中，最好采用避孕套避孕，如果服药期间意外受孕，应及早终止妊娠，以防生育畸胎儿。

◇ 紧急避孕药——孕前2个月停用

紧急避孕药是通过阻止受精卵着床达到避孕的目的，药效比较强。因此，至少要在1个月经周期后，月经恢复到服药之前的状况才可以怀孕。

◇ 宫内节育器——孕前2个月停用

宫内节育器通过干扰子宫内膜，使受精卵不能着床来起作用。停用1个月后体内的内环境是否已恢复到原来的状态，要看月经的时间和量，与未放置宫内节育器前差不多，这说明情况较好，你就可以准备怀孕了。如果月经淋漓不净或量很多，为了使宝宝有个温暖的小巢，最好到医院检查一下，看子宫腔内有无异常情况。

◇ 避孕套——可一直使用

在孕前的准备阶段，不妨选择避孕套这种不会损害精子、卵子的质量，并且可靠性也很高的方式作为过渡。

4.准父母孕前要戒烟

烟对精子和卵细胞的损害是众所周知的，烟中的多种有害物质不仅会杀伤精子，还会对卵细胞造成损害，所以准父母在受孕前3个月必须戒烟。

如果准妈妈不改变吸烟的坏习惯，怀孕后易发生宫外孕、前置胎盘和胎盘早剥等；同时，烟里的某些有害物质能引起人体内染色体畸变和基因突变，从而造成遗传物质的变化，引起流产、早产、死胎及先天畸形等；而且，准妈妈吸烟还会殃及后代，使新生儿体重偏低、身长短小、头偏小、肺部发育不成熟、体质差，儿童期易患

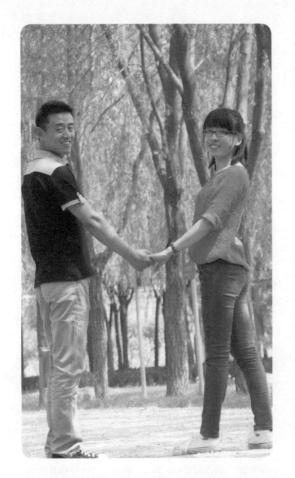

多动症、易受感染，婴儿的病死率较高。吸烟的准妈妈所生的婴儿患先天性心脏病的危险比不吸烟的准妈妈所生的婴儿高两倍。

而准爸爸如果不改变吸烟的坏习惯，会导致精子畸形，而且对早期胚胎的危害最严重。

5.准父母孕前要戒酒

父母饮酒和吸烟一样，也会对胎儿的健康产生严重影响。酒精是男人性能力和生育能力最常见的杀手。因为酗酒不仅会让男人的性能力降低，还可能使精子受到损害，导致精子形态、活力的改变，甚至杀死精子，使精液中精子数目减少，直接影响受孕率以及胚胎的发育。由于饮酒引起的胎宝宝先天畸形称为"胎儿酒精综合征"，生出的宝宝也会智力低下。

如果想拥有一个健康、聪明的小宝宝，准父母应在备孕前较长时间内开始戒酒，并且在妊娠期间绝对不能酗酒。不过，如果准妈妈偶尔少量饮葡萄酒、啤酒、果酒或吃少许的酒心糖果、糕点，也不必过分紧张。

备孕第8周：孕前的财务准备

1.孕前的财务问题

计划要一个孩子是一件很高兴、很开心的事情，但是在计划怀孕的过程中，有一些现实的问题和担忧会让未来的爸爸妈妈感到不安。如果你是担心财政问题，担心你现今的财政状况适不适合要一个孩子，你就必须要在怀孕前考虑下面这些事情。

■ 收入和产假

在计划想要一个孩子之前，你所要考虑的第一件事就是你家庭的收入在你怀孕期间或者怀孕后会不会减少。核对一下，看看你是否有相关的生育保险，因为这个保险包括了产假。要确保你了解了你所在公司的产假政策，也要清楚这对于你们总的收入会有什么影响。

■ 家庭预算和个人经费

把你每个月的开销列一个清单，再和你每个月的收入做一个比较，看看你的财政状况有多宽裕或有多紧张。想想有了孩子后会对你的收入和支出有什么影响，考虑一下你现今的财政状况是否适合养一个小孩子。

如果你的财政状况不适合多养一个小孩，那么你可能就要考虑贷款了。而在你为准备怀孕而贷款的过程中，最重要的一步就是减轻你的日常开支中所能减轻的任何一点。如果你知道你或者你的爱人在产假时没有任何收入，在怀孕前就要培养过俭朴生活的习惯。

在购物时要明智，只买自己特别需要的日常用品，尽量减少不必要的开支，要明白一个稳定的家庭的快乐比一大堆华而不实的物品好得多。你可能也会考虑其他方法，比如搬到一个比较小的房子，那么你就要好好考虑一下你的选择，最好去咨询一下财政顾问会好一点，这些步骤可以让你和你的爱人在你们的孩子到来之前处于一个较轻松的状态。

2.重视生育保险

■ 有关生育保险

准妈妈如果觉得怀孕期间有投生育保险的需要，那么孕前准备阶段就是准妈妈进行投保的最佳时期。因为女性妊娠期的风险概率比正常人要高得多，所以目前保险公司对准妈妈投保的要求都比较严格。一般在怀孕8周后投保，保险公司不予受理，要求延期到产后8周才能受理。

但如果是在孕前准备阶段投保，准妈妈可以投保能覆盖妊娠期疾病的女性健康险，以保障生育期间的风险。不过需要提醒准妈妈的是，这类保险一般都有90~180天的等待期，甚至更长的时间，在等待期内发生保险事故，保险公司是不会给予赔偿的。

■ 生育保险支付标准

各个地区的生育保险政策有所不同，以北京市为例，北京市人力资源和社会保障局规定，社保中心从2005年7月1日起正式实施生育保险政策，持有《北京市工作居住证》的在职人员及北京市民，可以享受北京市生育保险的等遇。

各种分娩方式医疗费定额标准

分娩	三级医院	二级医院	一级医院
自然分娩	1900元	1800元	1700元
人工干预分娩	2100元	2000元	1900元
剖宫产不伴其他手术	3800元	3700元	3500元
剖宫产伴其他手术	4400元	4200元	3800元

每增加一胎，费用在该分娩支付标准基础上加收10%。

生育津贴公式：生育当月缴费基数/30×产假天数

3.孕产开销早预算

随着人们物质生活水平的不断提高，育儿的物质条件和消费观念已今非昔比，为了拥有一个健康、聪明的宝宝，孕妇除了定期体检外，更要合理安排饮食，准备孕产用品和婴儿用品。这个过程也增加了不少的花销。物价不断上涨，生活成本增加，许多年轻家庭在育儿消费上出现捉襟见肘的情况。

从母亲怀宝宝开始，一个家庭就进入爆发性地强消费期：母亲的防护服、孕妇装、护理用品；婴儿的奶瓶、童车、童装、专用洗涤用品、玩具等等，甚至胎教、家政服务、早教以及随之而来家庭买房、换房要求、入学问题等等。可以说，一旦小孩进入家庭，家庭的消费支出才刚刚开始。

所以，年轻的准爸妈们要做好孕期开支计划，合理分配家庭收入，才能心中有数，安心度过孕期时光。

■ 孕期主要开支项目

◇ 营养饮食费用开支

怀孕期间，宝宝身体各器官不断地发育，需要充足的营养供给，所以妈妈本身要增加各种不同食物的摄取，使宝宝获得正常发育，并且贮存养分供日后哺乳之用。怀孕期间若不注重均衡的营养，不但胎儿生长迟滞发育不良，妈妈产后也更加虚弱。因此，营养饮食方面的花费要提前做好预算。

◇ 产检分娩费用开支

准妈妈从怀孕到生产，会经历各种孕期检查项目。通过孕期检查，可以了解孕期母婴健康状况，及时发现和消除影响胎儿发育的有害因素。同时也要考虑在孕期及分娩过程中，母亲和婴儿有可能遇到的意外情况，以及住院费、手术费等方面的花销。准爸妈要做好充分的准备。

◇ 母婴用品费用开支

准妈妈怀孕后，由于体型变化和防辐射的需求，会需要购置孕期服装及防辐射服；护肤品也需更换为天然成分产品；产后护理的相关用品也需提前准备。此外，为了迎接宝宝的到来，衣物、婴儿车、儿童床、洗浴喂养护理用品、玩具等等，也会在孕期开始逐渐添置。这方面的开支将会为数不小，准爸妈们要提前做准备。

◇ 胎教用品费用开支

胎教是根据胎儿各感觉器官发育成长的实际情况，有针对性地，积极主动地给予适当合理的信息刺激，使胎儿建立起条件反射，进而促进其大脑机能、躯体运动机能、感觉机能及神经系统机能的成熟。准妈妈可以根据自己的情况购买一些胎教书籍、音乐，学习胎教知识，也可以参加一些胎教沙龙，学习班等等。这方面的支出已经越来越受到年轻父母的重视。

■ 如何节省孕期开支

◇ 合理计划，避免冲动消费

母婴用品的宣传铺天盖地，商品琳琅满目，其功能效果及实用性却未必像广告所说的那么完美。准爸妈们要事先做好功课，利用网络资源多向"过来人"咨询经验，以免盲目消费，增加了家庭负担，购置不需要不实用的产品、尤其是准妈妈的饮食上更加要注意，以免对自己的身体和胎宝宝造成伤害。

◇ 参加团购，放心省钱

网上团购的方式已经越来越被大家接受和喜爱，这样的途径不仅能够获得高质量低价格的优惠商品，售后也更加有保证，足不出户就能买到世界各地的产品，对准妈妈来说再好不过。同时也能在拿不定主意的时候和妈妈们充分交流，大家商量着怎样买到物美价廉的商品。

◇ 环保节约，利用"二手"商品

很多爸爸妈妈都有这样的感受，孩子长得太快，衣服买来穿不了几次就小了，久而久之，家里积攒了大量半新的衣物、玩具等用品，用不到却又舍不得扔。准爸妈们可以问一下自己身边有养过小孩的亲戚，他们可能会有以前用过的小孩物品，这样就可以进行"二手"利用，避免不必要的浪费。

三、备孕第3个月

◎本月要事提醒

1.除了女性要做好充足的孕前准备外，男性也应该做好一些相应的孕前准备，如吃有利于提高精子质量的食物、适当的锻炼身体、改正一些不良生活习惯等。

2.夫妻双方要调整好备孕的心态，以愉悦、积极的心态迎接宝宝的到来。

3.了解一些容易成功受孕的性爱方式。

4.创造良好的受孕环境，尽早远离一些有害环境。

5.与家里的狗、猫、鸟等宠物隔离。

备孕第9周：准爸爸的孕前准备

1.摄取充足的营养

宝宝虽然是在准妈妈体内孕育，但准爸爸也是"原材料"的重要输送者。所以，准爸爸更要以身作则，养成良好的饮食习惯，选择健康的食物，做好孕前营养准备。

■ 补充优质蛋白质

蛋白质是细胞的重要组成部分，也是生成精子的重要原材料，合理补充富含优质蛋白质的食物，有益于协调内分泌机能以及提高你的精子的数量和质量。

富含优质蛋白质的食物：深海鱼虾、牡蛎、大豆、瘦肉、鸡蛋等。但不能过量摄入，蛋白质摄入过量容易破坏体内营养的摄入均衡，造成维生素等多种物质的摄入不足。

■ 补充矿物质和微量元素

体内的矿物质和微量元素对男性的生育能力具有同样重要的影响。最常见的就是锌、硒等元素，它们参与了睾丸酮的合成和运载的活动，同时帮助提高精子活动的能力以及受精等生殖生理活动。人体内锌缺乏，会引起精子数量减少，畸形精子数量增加；缺硒会减少精子活动所需的能量来源，使精子的活动力下降。

含锌较高的食物有：贝壳类海产品、动物内脏、谷类胚芽、芝麻、虾等。

含硒较高的食物有：海带、墨鱼、虾、紫菜等。

■ 多吃水果蔬菜

男性可能不爱吃水果蔬菜，但你不知道水果蔬菜中含有的大量维生素却是你生理活动所必需的。一些含有高维生素的食物，对提高精子的质量有很大的帮助。如维生素A和维生素E都有延缓衰老、减慢性功能衰退的作用，还对精子的生成、提高精子的活性具有良好效果。

■ 适量补充脂肪

性激素主要是由脂肪中的胆固醇转化而来，胆固醇是合成性激素的重要原料，脂肪中还含有精子生成所需的必需脂肪酸，如果缺乏，不仅影响精子的生成，而且还可能引起性欲下降。

肉类、鱼类、禽蛋中含有较多的胆固醇，适量摄入有利于性激素的合成。尽量少吃猪肉，可多选择鱼类、禽类食物，尤其是多吃深海鱼，深海鱼中含有的必需脂肪酸，参与了激素的产生和平衡，对男性的生殖健康有益。

■ 补充叶酸不能少

通常，医生会建议准妈妈从孕前三个月就开始补充叶酸，以免造成染色体断裂进而出现畸形儿。其实对准爸爸来说，叶酸同样重要。如果你体内的叶酸含量不足，就会使你的精液浓度下降，精子的活动能力也会减弱，使受孕变得困难。另外，叶酸在男性体内还能与其他物质合成叶酸盐，这对宝宝的健康也至关重要。如果叶酸盐不足或缺乏,可增加染色体缺陷的几率,为宝宝的健康埋下隐患。

2.杜绝不良生活习惯

◇ 穿紧身牛仔裤

尤其是透气性差、散热不好的化纤类紧身裤,会让阴囊处于密闭状态,空气不流通,使细菌滋生,引起生殖道的炎症。同时也阻碍阴囊皮肤散热降温,限制血液循环,防碍精索静脉回流,对精子很不利。

◇ 桑拿浴和热水浴

睾丸产生精子需要比正常体温37℃低1℃~1.5℃的环境。孕前准爸爸要少蒸桑拿,减少热水浴的时间和次数,以保证精子的数量和质量。

◇ 开车久坐

长期开车或者久坐不动会压迫盆腔,使供血量不足,能量、营养物质减少,造成精子能力下降。准爸爸每天应至少活动30分钟。

◇ 手机放裤兜

手机放在裤兜或者别在腰间,容易使睾丸受到电磁波的辐射,影响精子的数量和活力,最好把手机放在桌上或者拿在手中。

◇ 偏食

精子的生存需要优质蛋白质、钙、锌等矿物质和微量元素,精氨酸及多种维生素等,如果偏食,饮食中缺少这些营养素,精子的生成会受到影响,或许会产生一些"低质"精子。因此,在准备怀孕期间准爸爸应做到营养全面,不偏食,不挑食,并适当多吃些富含锌、精氨酸等有利于优质精子形成的食物。

◇ 情绪不稳定

若经常忧郁、烦恼或脾气暴躁,会使大脑皮质功能紊乱,造成神经系统、内分泌功能、睾丸生精功能以及性功能不稳定,也会影响精子的产生和质量。

◇ 熬夜

熬夜过多,可降低人体的免疫能力,应注意科学休息。

总之,从计划怀孕开始,准爸爸一定要养成良好的生活习惯。杜绝一些对生育有不良影响的生活习惯。

3.加强身体锻炼

对男性来说,要培养有活力、有质量的精子,运动是十分重要的。运动不仅可以保持健康的体魄,还是有效的减压方式,更是怀上健康宝宝的先决条件。

较之女性,男性的力量感和速度感更强,适合的运动也更多。如跑步、篮球、壁球、游泳、俯卧撑、哑铃、单双杠运动等,也可以做一些锻炼耐心和柔韧度的运动,如体操、太极拳等。

这些运动对锻炼男性肌肉、臂力、腰、背都有好处,也能提高男性"性趣",同时有助产生健康、有活力的精子群,为好孕创造重要条件。

◇ 准爸爸做运动时的注意事项

❶ 压力大的男人可考虑每天运动30~45分钟,以不引起疲劳为准。锻炼时应穿宽松的衣服,有利于散热。

❷ 剧烈的跑步运动或长距离的骑车不适合备孕的男性,它会使睾丸的温度升高,破坏精子成长所需的凉爽环境,降低精子活力。因此锻

炼要适量，不要过于激烈。

❸ 长时间骑车还会使脆弱的睾丸外囊血管处于危险之中，因此，建议骑车时要穿有护垫的短裤，并选择减震功能良好的自行车。

❹ 天气好的时候，陪爱人去户外郊游、爬山是很不错的选择。感受阳光与清泉是最环保又舒畅心情的休闲锻炼方式，对培养夫妻感情很有帮助。

4.调适好自己的心态

面对怀孕这件事，有心理压力的不仅是准妈妈，准爸爸也会有许多的心理压力。比如担心妻子照顾孩子的能力与经验；担心成为母亲后的妻子将情感转移到孩子身上，完全地忽略掉自己；担心因为照顾妊娠期的妻子而承担过多的家庭事务，从而影响自己的事业发展；担心妻子因为妊娠与分娩在形体与性格都发生了太大的变化……

准爸爸这时候需要承担起一家之主的重任，调适好自己的心态，为备孕创造良好的心理环境。首先，准爸爸要从内心里渴望妻子怀孕，渴望着未来宝宝的到来，真诚地期待着做父亲的感觉。其次，准爸爸要细心关注妻子的心理状态，注意妻子承受的压力与孕期问题。最后，也是最重要的，就是准爸爸要真诚地愿意支持妻子平安度过孕期与生产。当然准爸爸还应主动创造良好的心理环境。

◇ 良好心理环境的特征

❶ 夫妻双方善于主动调节相互之间的心理平衡，当一方由于气质上或性格上的原因失去正常的心理状态时，另一方要善于引导对方摆脱困境。

❷ 善于安排适宜的生活节律，以消除某种容易产生的心理失调。

❸ 彼此都善于在特定情况下，加大自身处理与对方关系中的"容忍度"，平时尚可以进行适当争论的非原则性问题，这时可先容忍下来，留待以后在适当时机解决，也可借其他方法使之自然消化。

所谓"生命中不可承受之重"，沉甸甸是生命的重量，而妻子的生育就是对准爸爸的最大考验。一定要充分重视并充分担当。

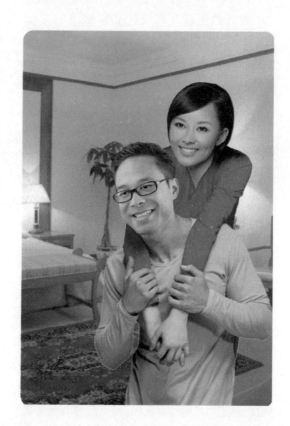

备孕第10周：调整好备孕心态

1.提前学习孕产知识

要学习和掌握一些关于妊娠、分娩和胎儿在宫内生长发育的孕育知识，了解如何才能怀孕及妊娠过程中出现的某些生理现象，如早期的怀孕反应，中期的胎动，晚期的妊娠水肿、腰腿痛等。若一旦有这些生理现象的出现，要能够正确对待，泰然处之，避免不必要的紧张和恐慌。怀孕期间，母体为了适应胎儿生长发育的需要，全身各系统都会发生程度不同的生理改变，其中精神与神经系统的正常调解规律易失衡被破坏，由此而出现兴奋与抑制间的不协调。

另外，还有部分孕妇由于缺乏医疗保健知识，对妊娠及分娩感到不安或恐惧，怕痛、怕手术、怕难产等等，这些生理与心理上的变化，最终会使得不少怀孕妇女患上焦虑症，出现烦躁、易激动、失眠、食欲差等症状，很不利于母体和胎儿的身心健康。因此，女性要加强自我保健，注意孕前就调整好身心状态，做好充足的怀孕心理准备，积极防治焦虑症的发生。

2.坚持生男生女都一样

对于这一点，不仅是准妈妈本人要有正确的认识，而且应成为家庭所有成员的共识，特别是老一辈人要从"重男轻女"的思想桎梏中解脱出来，给予子女更多的鼓励和关心，解除孕妇的后顾之忧。特别是在农村，面对社会强大舆论的压力，哪怕没有来自家庭直接的压力，女人也会不自觉地为孩子的性别担心。有了这样的顾虑，怀孕前的心理负担就不会小，这对优生不利。如果能有生男生女都一样的思想准备，则可放松，不再有思想包袱，对优生则大有好处。

3.保持乐观情绪

未来宝宝的健康与母亲孕前和孕后的精神健康有着密不可分的微妙关系。乐观的心态、健康的心理对未来宝宝的成长大有助益。所以，夫妇双方在决定要孩子之后，要努力调整自己的情绪，以一种积极乐观的心态面对未来，把忧愁抛在脑后，让希望充满生活中的每一天。在打算怀孕的日子里，夫妇双方尽可能放松身心，多找些乐子，多做一些有趣有益的活动，尽量减轻生活所带来的心理压力，让彼此都宽心、开心、顺心、安心。要相信，如果你们整天开心快乐，就会带来一个同样开心、快乐的孩子；相反，如果你们整天愁眉苦脸，就可能会带来一个同样愁眉苦脸的孩子。

4.和谐的性生活

良好的心理因素与和谐的性生活紧密结合，是达到优生的重要因素。所以，实现优生的性生活应具备下列心理准备：

❶ 做爱时,夫妻双方的注意力要集中,完全排除其他无关意念和事情的干扰。

❷ 夫妻双方都有做爱的要求,并为此感到轻松愉快,而不仅仅是单方面需要,或者将做爱视为负担和痛苦。

❸ 夫妻双方都有正常的性欲望和性冲动,而不仅仅是一方。

❹ 夫妻双方都要在高度的兴奋、愉悦、舒坦、满足中完成性行为,而不是索然无味。

❺ 性交过程中,夫妻双方激动、兴奋、欢快的情绪应趋浓烈,并互相影响、感染、激励对方。如果一方的一言一行,甚至呼吸、表情、姿势、语调等方面,显出勉强、不自然或者为难的表示,就会削弱对方兴奋、欢愉的情绪。

并非每次性生活夫妻双方都要达到这些要求,有时因偶然因素,使性生活不尽人意,缺乏正常性快感,也是不足为奇的。只要对方体谅,即可在下次性生活中得到补偿。

根据夫妻性生活的心理特点,为保持性生活的和谐,提高满意度,避免心理性的性功能障碍,夫妻双方同房时应创造良好的环境,排除一切情绪干扰,全身心地投入到做爱之中,并同步进入性兴奋、性高潮期,和谐地度过消退期,正确对待和妥善处理性生活中可能出现的种种问题。只有这样,才能使夫妻性生活保持最佳心理状态,获得极大的精神愉悦。

5.剔除不必要的担心

一些年轻女性对怀孕抱有担心心理,一是怕怀孕后影响自己优美的体型;二是怕难以忍受分娩时产生的疼痛;三是怕自己没有经验带不好孩子。

其实,这些顾虑都是没必要的。毫无疑问,怀孕后,由于生理上一系列的变化,体型会发生较大的变化,但只要坚持锻炼,产后体型就会很快得到恢复。事实证明,凡是在产前做孕妇体操,产后认真进行健美锻炼的年轻女性,身体的素质和体型都很快地恢复了原状并有所增强。另外,分娩时所产生的疼痛也只是短暂的一阵,只要能够很好的地按照要求去做,同医生密切配合,就能减少痛苦,平安分娩。

孩子是夫妻爱情的结晶,是夫妻共同生命的延续,为了夫妻间诚挚的爱,为了人类的不断繁衍,做妻子的应当有信心去承担孕育、生育的重担。有了强烈的责任感和坚定的信念,就一定能克服所遇到的一切困难,迎接小宝宝的诞生,从而体验到人类最美好的情感——母爱和父爱。

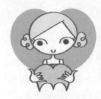

备孕第11周: 生男生女的秘密

1.决定性别的性染色体

在人体细胞23对染色体中, 观察比较正常的男性和女性的染色体就可以知道, 男女都拥有22对同样形状、同样大小的染色体, 专家称这些染色体为"常染色体", 它们是管理人体除性别以外全部生命活动和性状的密码。另1对染色体男女两性则不同, 是决定性别的"性染色体", 是管理人体性别的密码。

在女性体细胞里, 这对性染色体的形状和长度相同, 用XX表示, 叫做X染色体。在男性体细胞里, 这对性染色体的形状是不同的, 其中1条和女性细胞的性染色体一样, 也是X染色体; 另一条性染色体则比较短小, 用Y表示, 叫做Y染色体, 所以男性体细胞里的性染色体为XY。也就是说, 女性性染色体的配对组是XX, 男性性染色体的配对组是XY。

男性的性染色体为XY, 男性分别产生两种类型的精子, 即X精子(带有X染色体的精子)和Y精子(带有Y染色体的精子); 女性的性染色体为XX, 女性只能形成一种类型的X卵细胞。

当带有X染色体的精子和X染色体的卵细胞受精结合时, 就得到含有XX性染色体的受精卵, 这种受精卵将来发育成为女性。当带有Y染色体的精子和X染色体的卵细胞受精结合时, 就得到含有XY性染色体的受精卵, 这种受精卵将来发育成为男性。这就是决定性别的X-Y机理。

女性的性染色体XX→X(来自母亲)+X(来自父亲)(形状、大小皆相同)

男性的性染色体XY→X(来自母亲)+Y(来自父亲)(形状、大小皆不同)

这样, 当来自母亲的卵细胞(X), 遇到来自父亲的两种类型的精子(X、Y)时, 男宝宝和女宝宝就产生了:

卵细胞与带X染色体的精子结合, 产生XX型受精卵, 发育成女宝宝。

卵细胞与带Y染色体的精子结合, 产生XY型受精卵, 发育成男宝宝。

所以, 人们普遍认为生男生女取决于男性所提供的精子类型。实际上, 这一观点是非常片面的。男性一次射出的精液中精子的数量达到数亿个, 而这里面既有X精子又有Y精子, 那么女性究竟接受哪一类型的精子呢?

2.生男生女爸妈谁决定

孩子性别的问题一直困扰着许多女性, 因为一般人都认为女性体质或环境等因素是影响孩子性别的重要因素。在某些地方, 把只生男孩的称为"男腹", 只生女孩的就称为"女腹", 把生男或生女的责任归咎于女性身上。由于这些偏见, 很多没有办法生下男孩以继香火的女性, 备受责难, 造就了无数人间悲剧。这类故事, 在过去比比皆是, 在现在也不乏其事。

为了揭开这个千古之谜，"还历史本来面目"，人类学专家进行了艰苦卓越的努力，直到20世纪初染色体的发现，特别是性染色体的确认，决定男女性别的秘密才被揭示出来：生男生女是由男性精子决定的。孩子的性别与女性的卵细胞完全无关。

生男生女实际上是一个相当复杂的问题，它与许多因素有关，例如X精子与Y精子数量和活力的差异、女性阴道内环境的酸碱度等都对生男生女构成了影响，但不管什么影响因素，精子和卵细胞结合的一刹那就已经决定了男女的性别。

3.生男生女的真相

■ 为了避免伴性遗传病

到目前为止，希望生男生女的理由有很多，在受"不孝有三，无后为大"观念影响的地区，想生男孩的人占绝大多数，他们的目的就是传宗接代；但是从生物学、遗传学的角度出发，生男生女的目的就是为了避免如色盲、血友病等一类伴性遗传病。

所谓遗传，就是子女承袭父母的特质，例如，脸长得像父亲或母亲，发质和肤色也与父亲或母亲类似，这都是遗传。而伴性遗传就是与性别密切相关的遗传现象。

由伴性遗传所引起的代表性疾病，即血友病、色盲、夜盲症、假性肥大症、肌肉萎缩症等这些疾病都是以遗传的方式传给子女的，但是出现在男孩或女孩身上的情形不同，因此可以巧妙地利用生男生女法，有效地避免伴性遗传病。

以血友病为例，血友病的控制基因在X染色体上，但是大家知道，女性不会出现血友病。因为，女性的性染色体是由2个X染色体形成为一组，因此，一边的X染色体即使有异常基因，但是只要另一边的X染色体正常，这种异常就不会表现出来。由此可知，女性有潜在血友病的基因，生下男孩时，这男孩罹患血友病的几率为100%。如果生下的是女孩，就不会罹患血友病。这时，可以通过一些正确的方法，来规避生男孩的风险。同样的，如果有些病容易遗传给女孩，也可以通过生男生女法达到优生的目的。

■ 自然孕育，以优生为先

其实大家都知道，顺其自然是最轻松愉快的，也是最符合客观规律的。当今社会，无论是社会地位还是个人价值，男女之间早已没有多大的实质差别。男女互补，发挥着同等价值。所以，在生儿育女的问题上，最重要的首先是孕育一个聪明健康的宝宝，也就是说，生儿育女，优生为先，生男生女都一样。

■ 疏导更加利国利民

国以民为天，民意是很难阻止的。多年来，计划生育工作的实践经验也证实了这一点。在广大农村，为了生个儿子，连生三四个女儿还不罢休的大有人在。这无疑会给国家和个人造成巨大的负担，也极大地影响了人口质量，降低整体优生水平。

既然很难阻止这种现象，并且还会引起各种不利于社会和谐的情况，所以应适当普及一些科学知识，疏导人们，不失为一种积极有效的尝试。

备孕第12周：创造良好受孕环境

1.营造安全家居环境

■ 保持室内通风

注意空气的流通，尽量少用空调，保持适当的温度和湿度。经常开窗换气，让新鲜空气不断流入，同时让室内的二氧化碳及时排出，减少空气中病原微生物的滋生。同时还要注意保证居室的温度、湿度适宜。如果空气过于干燥，可采用加湿器加湿，或是在室内放置两盆水。

■ 营造温馨卧室

卧室内的卧具摆放合适与否与准妈妈的睡眠质量有直接的关系。卧室要选择采光、通风较好的地方，床铺要放在远离窗户、相对背光的地方，因为在窗户下睡觉容易受风着凉，从窗户照进的太亮的光线也会影响睡眠。

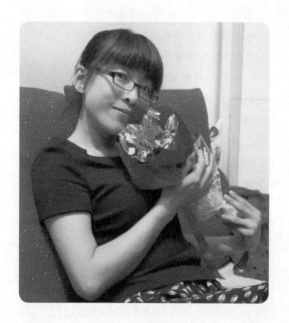

■ 购买家具认环保

如果孕期要购买新家具，就尽量购买真正的木制品家具。另外也可在家具外喷一层密封胶，以防止甲醛雾气的散发。

■ 给屋子去蟑灭螨

蟑螂能携带的细菌病原体有40多种，螨虫的分泌物足以引起过敏性哮喘、过敏性鼻炎和过敏性皮炎等疾病，严重危害妈妈和宝宝的健康。此外，地毯是螨虫栖息的良好场所，所以一定要注意清洁地毯，或者干脆把地毯卷起来，暂不使用。

■ 房子装修要谨慎

装修材料中的有害物质，如甲醛、苯、甲苯、乙苯、氨等，无法在短时间内完全散发掉，不但对母体健康有害，还会增加胎宝宝先天性畸形、白血病的发病率。所以，怀孕前后如果打算装修房子的话，一定要选择环保、无污染的装修材料。装修后至少要闲置3个月再入住。为了确保安全，在装修好后应请卫生防疫部门进行甲醛检测。

2.暂离不利工作环境

从事对胎儿有害职业的夫妻，尤其是女性，一定要在孕前6个月暂时离开工作岗位。职业性或环境中的有毒物质会损伤精子或卵子，使其中的染色体发生畸变。

如果是从事毒理实验室的研究人员、医院的麻醉师、手术室的护士以及接触铅、汞、苯、镉、锰、砷、有机溶剂、高分子化合物的夫妻，想要个健康的宝宝，应尽量在孕前6个月暂时离开工作岗位。因为职业或生活环境中的有毒物质会损伤精子或卵子，会使其中的染色体发生畸变。如果妇女曾有过两次不明原因的自然流产，最好于准备怀孕前3个月离开有害的工作岗位。从事振动工作以及在高温环境或强噪声环境下工作的职业妇女，怀孕前应暂时调离岗位。

对于准爸爸来说，重金属铅、镉等可以破坏男子的血睾障，进而影响精子的生成过程，应该少接触这类物品。氨甲嘌呤、棉酚二臭、氯丙烷、氯乙烯等工业化学品，可能影响精原细胞。因此，在妻子受孕前，如果准爸爸工作的环境中存在着这些隐患，就应尽可能少接触这类化学品。冶金、化工等企业要加强科学管理，防止有害有毒物质"跑、冒、滴、漏"。

3.孕前应远离宠物

准备怀孕的年轻夫妇不应饲养宠物。有的妇女生下畸形儿，经过查找原因，就是由于在怀孕期间同猫、狗接触，感染弓形虫的缘故。

弓形虫是依附在动物体内的一种寄生虫，由它导致的弓形虫病可引起人畜共患。几乎所有的哺乳动物和鸟类都是弓形虫病的传染源，尤其是猫，是弓形虫病的主要传染源。

准妈妈感染弓形虫病后，可通过胎盘引起胎儿先天性弓形体病，可引起早产、死产或产后呈活动性疾病，表现为脉络膜视网膜炎、抽搐、发热、黄疸、肝脾肿大、皮疹等，以后还可能出现脑积水。

所以准备怀孕的妇女应暂时离开宠物，将宠物送人或长期寄养在亲戚或朋友家里。最好去医院做一个弓形虫抗体检查，此项检查可以识别您是否感染了弓形虫疾病。如果被确诊检查的结果是阳性，就表示已经感染了，一定要高度重视，及时采取有效的措施进行治疗。

PART 2 孕期十个月保健与胎教

一、怀孕第1个月

◎本月要事提醒

怀孕计划一旦开始，生活上就得有所讲究。对于最初几周，我们的建议是：

1.保持愉快的心情。

夫妻双方放松身心，多做有趣有益的活动，尽量减轻各种心理压力。

2.坚持良好的生活方式。

(1)不服用违禁药。

(2)戒除烟酒，戒除咖啡因饮料、碳酸饮料、浓茶。

(3)不要劳累，做轻松的活动，干轻松的家务，把家布置得温馨一些。

(4)起床、睡觉、上下班、工作，合理安排，并适当运动。

(5)不要熬夜，保证睡眠8小时以上，最好晚上10点以前睡觉。

(6)做好个人卫生，尤其是生殖器卫生。丈夫不要频繁洗热水澡。

3.营养充足均衡。

(1)摄入多种优质蛋白质、维生素和微量元素。不偏食。

(2)少吃罐头、油炸、油腻、冷饮之类的食物，多吃蔬菜、瘦肉和豆制品。

(3)每天补充400微克叶酸。

4.谨慎用药。

夫妻双方都不要随意使用药物，如果必须服药，要在医生指导下使用。

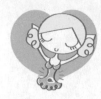

第1周：继续准备着

1.孕妈妈和胎宝宝变化

孕妈妈的变化

本周月经来临，很多女性都会随之出现或轻或重的身体不适，如肚子疼痛、精神不佳等，要注意休息调养。

为了孕育一个优秀的宝宝，相信准爸爸和孕妈妈已经作好精心准备，无论心理上还是生理上，都已进入了"造人计划"的良好状态。在怀孕的第1周，健康的生活方式仍是首先需要注意的事项。

胎宝宝的发育

本周胎儿其实还不存在，因为你根本就没有怀孕。数周后当你知道自己怀孕时，根据妊娠期的算法，本周是怀孕第1周。

按妊娠期的算法，孕期是从末次月经的第一天开始的。

2.学会自测排卵日

◇ 什么是排卵期

排卵期一般位于月经周期中间，从月经来潮的第一天算起，倒数14±2天就是排卵期。

掌握这个时期很重要，一方面可以使那些因错过了女性排卵期过性生活而导致不孕的夫妇，能有极大受孕的可能；也可使那些暂时不想怀孕的夫妇，在没有避孕措施的情况下，错过"排卵期"过性生活，以防止受孕。

◇ 利用公式推算易受孕期

大多数妇女月经周期为28天，对于周期不准的妇女，可推算易受孕期。在利用公式之前，应连续8次观察、记录自己的月经周期，得出本人月经周期的最长天数和最短天数。具体的推算公式如下：

易受孕期第1天＝最短1次月经周期天数减去18天

易受孕期最后1天＝最长1次月经周期天数减去11天

月经周期是指从此次月经来潮的第1天到下次月经来潮的第1天。

◇ 根据基础体温推算排卵期

基础体温是指在没有发生饮食、运动、情感波动等足以改变体温的行为的前提下测量的体温。

女性的体温会随着月经周期发生微妙的变化。月经期和月经后的7天内是持续的低温期，中途过渡到高温期后，再返回低温期，然后下次月经开始。从低温期过渡到高温期而成为分界点的那一天，基本体温会特别低。这一天就是排卵日，而以排卵日为中心，前2天和后3天就是排卵期。

测量基础体温的具体方法如下：

❶ 购买女性专用的基础体温计，睡前把基础体温计放在枕边随手可以拿到的地方。

② 次日醒后，第一件事就是将体温计放在舌头下，闭紧嘴巴，测量3~5分钟，并记录在基础体温表上(可以用坐标纸)。记录基础体温的同时，最好把日常生活的变化也附记下来，像月经来的日子、做爱的日子、每天起床的时间等。

感冒、头痛、腹泻、发烧、饮酒过度、晚睡晚起之类的情况，也会影响体温的状况，都应该特别注记，作为体温表判断的参考。

◇ 观测宫颈黏液推算排卵期

宫颈黏液在月经中间即排卵前1~2天分泌物会增多，而且质地会像鸡蛋清一样清澈、透明，用手指尖触摸能拉出很长的丝。出现这样的白带表示马上要排卵了，一般持续3~5天。

3. 避开黑色受孕时间

情绪压抑时 情绪与健康息息相关，还可影响精子质量。同时不良的情绪刺激可影响母体激素分泌，使胎儿不安，躁动而影响生长发育，甚至流产。因此，精神不愉快时可暂避免受孕，待精神愉快时受孕为佳。

蜜月 新婚前后，男女双方为操办婚事、礼节应酬而奔走劳累、迎来送往，体力超负荷消耗，降低了精子和卵子的质量。新婚蜜月时性生活频繁，也会影响精子和卵子在子宫着床的环境，降低受孕质量，从而不利于优生。

患病期间 疾病会影响体质、受精卵的质量、宫内着床环境。患病期间服用的药物也可能对精子和卵子产生不利影响。因此，夫妇双方有人患急性病，需等疾病康复、停药后并征得医生同意后再考虑受孕为宜。

长期服药 有病而需长期服某种药的妇女，经向医生咨询后，在停服药物一定时间后受

孕即不再影响下一代。因为卵子从初级卵细胞到成熟卵子约需14天，而这期间最易受药物的影响。

旅行途中 旅行途中往往生活起居没有规律，饮食失调，饥饱无常，营养偏缺不匀，睡眠不足，使大脑皮质经常处于兴奋状态。加上过度疲劳和旅途颠簸，可影响孕卵生长或引起子宫收缩，易导致流产或先兆流产。

高龄 高龄妇女的合并症(如心脏病、高血压、糖尿病等)可能会增多，会对胎儿产生一定的影响。而且，高龄孕妇在整个孕期更易发生妊娠并发症(如妊娠高血压综合征，妊娠期糖尿病等)，容易造成复杂的高危状况。由于高龄产妇的宫颈一般比较坚韧，开宫口慢，自然生产困难，所以高龄产妇产程可能比年轻产妇长，剖宫产率也比年轻产妇高。并且，35岁以上妇女发生染色体畸变而导致畸形胎儿的比例呈逐年增高的趋势。

停用避孕药后 避孕药有抑制排卵的作用，并干扰子宫内膜生长发育。长期口服避孕药的妇女，最好停药后六个月再怀孕，在暂时停药的半年期间，可用避孕套等方法避孕。这样可使子宫内膜和排卵功能在半年内完全恢复。

早产、流产和清除葡萄胎后 放置避孕环的妇女在取环后，应等来过2~3次正常月经后再受孕。这样可使子宫内膜和排卵功能有一个恢复适应的过程。有利于受精卵生长发育。

妇女在早产、流产后，子宫内膜受到创伤，机体的平衡被突然打破，子宫等器官一时尚不能恢复正常，立即受孕容易再度流产而形成习惯性流产。所以首次流产或早产后，为使子宫等各个器官组织得到充分的休息，恢复应有的功能，至少要过半年后再受孕，这样让子宫内环境有一个

完全恢复的过程，并为下一次妊娠提供良好的条件。

葡萄胎摘除后，原已隐蔽在静脉丛中的滋养层细胞，经过一段时间后(多在1~2年)，可重新活跃甚至发生恶性变化。因此，对葡萄胎手术后的病人，为防止其发展成恶性葡萄胎或毛膜上皮癌，至少要定期随访两年，在这段时间内绝对不能受孕。

接触放射性物质和剧毒性物质后 一般来说，接受过X射线透视的妇女，过4周后怀孕较安全。X射线是一种波长很短的电磁波，它能穿透人体组织，使人体的组织细胞产生物理与生物化学变化，引起不同程度的损伤。医学X射线虽然对人体每次照射量很少，但它却能杀伤人体内的生殖细胞，即使是微量，也可使卵细胞的染色体发生畸形变化或基因突变。

如果曾反复接触农药和有毒化学品，也需要等1个月后再怀孕才较为妥当，以免生出畸形胎儿。

炎热和严寒季节 因为怀孕早期，正是胎儿的大脑皮质初步形成的阶段。酷暑高温，孕妇妊娠反应重，食欲不佳，蛋白质及各种营养摄入量减少，机体消耗量大，会影响胎儿大脑的发育。另外，严寒季节孕妇多在室内活动，新鲜空气少，接触呼吸道病毒的机会增多，容易感冒而损害胎儿。

饮酒后 酒精对生殖细胞的损害并不会随酒精代谢物排出体外而消失，只有排除受损的生殖细胞才可避免胎儿畸形的形成。卵子在成熟分裂过程中，易受到酒精的影响。卵子从初级卵细胞到成熟卵子约需14天，根据卵细胞的成熟时间来看，如果女子饮用了较多的酒，那么最好在停止饮酒1个月后再受孕。

4.孕妈妈小心过敏食物

孕妇食用过敏食物不仅会导致流产或胎儿畸形，还可导致胎儿患病。过敏体质的孕妇可能对某些食物过敏，这些过敏食物可妨碍胎儿的生长发育，或直接损害某些器官，如肺、支气管等，从而导致胎儿畸形或患病。

❶ 如果以往吃某些食物发生过过敏现象，在怀孕期间应禁止食用这类食物。

❷ 不要吃过去从未吃过的食物或霉变的食物。

❸ 在食用某些食物后，如曾出现过全身发痒、荨麻疹、心慌、气喘、腹痛、腹泻等现象，应注意不要再食用这些食物。

❹ 不吃易过敏的食物，如虾、蟹、贝壳类食物及辛辣刺激性食物。

❺ 少吃异性蛋白类食物，如动物肝、肾、蛋类、奶类、鱼类等。

5.孕妈妈不宜偏食

有些孕妇在孕前有偏食的习惯，等到怀孕后就更加"变本加厉"了，她们往往只吃自己喜欢吃的食物，其实偏食和不合理的营养都会影响胎儿的正常生长发育。

孕前有些女性为了保持体形而很少摄入主食，她们认为主食是体形发胖的主要原因，其实主食可以为人们带来孕期需要的大部分能量和B族维生素、膳食纤维等，放弃主食将使母体严重缺乏能量而使胎儿停止发育。

也有些孕妇为了保障孩子的营养而拼命摄入大量的动物性食物，每天每餐都有超量的鸡鸭鱼肉，同时炒菜用很多油脂，这将大大超过身体的需要而存积为脂肪，结果孕妇体重猛长，胎儿却营养不良。也有有孕妇天天与蔬菜水果为伴，不吃其他食物，结果热能和蛋白质摄入量均缺乏，胎儿也生长缓慢。

很多孕妇每天吃大量的坚果类食物，希望补充必需脂肪酸和优质蛋白质有助于胎儿大脑的发育，其实过多的硬果类食物同时含有极高的热能和脂肪量，将影响其他营养素的吸收。

孕妇应当通过学习营养知识，端正自己的看法，尽量让饮食接近平衡膳食，才能确保母胎健康。

6.胎教的实施原理

新的生命，从一个肉眼都看不清的小小受精卵，逐渐发育成长为一个充满灵性、带着父母双方遗传基因的小人儿，这其中蕴涵的科学道理数也数不清。但有一点很清楚：从受孕的那一刻起，新生命出现的同时，胎教也就不由自主地开始了，直到婴儿呱呱坠地降生。

我国是胎教学说的发源地，古人认为，胎儿在母体中能够受到孕妈妈情绪、言行的感应教化，因此，妊娠期间孕妈妈应当保持平和的心态和持重的行为，避免七情六欲等刺激，从而保证胎儿先天禀赋的充实，有利于胎儿身心健康的发育。

从20世纪50年代起，随着现代医学的发展，优生学迅速崛起并得到了人们普遍关注，胎教学说伴随着研究手段和科学技术革新得到进一步发展，渐渐形成了一门理论。国内外心理学家、行为遗传学家通过众多成功的实验，不断验证胎教的科学合理性、胎教的效果，从客观上验证了胎教的意义和实际价值。

胎教，就是为了促进胎儿身心健康地发育生长，确保孕妈妈母子安全所采取的各种保健措施，同时利用一定的方法和手段，通过母体给予胎儿有利于大脑和神经系统功能成熟发育的有益刺激活动，从而为胎儿出生后的早期教育奠定良好的基础。

7.从形式上了解胎教

胎教包括"胎"和"教"两个方面，前者是指对于受教的胎儿，后者是施教的母亲。从受教的胎儿来说，在母体内就有了惊人的能力，科学家研究发现，胎儿在妊娠6个月时大脑细胞数目已经接近成年人，且各种感觉器官发育并趋近完善，对母体内外的各种刺激能作出相应的反应。

现代胎教，并不是局限于人类传宗接代基础上，而是更进一步认识和了解现代科学技术体系中，人体科学中的一个最基本问题——优生学，这就是广义的胎教。

广义的胎教，指的是为了促进胎儿生理和心理上健康发育成长，确保孕妈妈能够顺利度过妊娠期而采用的精神、饮食、环境、起居等各个方面的保健措施，即"母强子壮"的原理，也称作"间接"胎教。

与"间接"相对应的"直接"胎教，又被称作狭义胎教或直接胎教。

直接胎教，是根据胎儿各种感觉器官发育生长的实际情况，有针对性、积极主动地给予适度合理的信息刺激，使胎儿建立起条件反射，从而促进大脑功能、躯体运动功能、感觉功能和神经系统功能的成长。

换句话说，直接胎教就是在胎儿成长发育的各个阶段，科学地提供视觉、听觉、触觉方面的刺激，采用光照、音乐、拍打、抚摸、对话等物理手段，使胎儿大脑细胞不断增加，神经系统和各器官的功能得到合理开发和练习，最大限度地发掘胎儿的智力功能，由此达到提高人类素质的目的。直接胎教的方法，综合了环境优生学和临床优生学，而组合成为一些方便实施、具体可操作性的措施。

8.胎教何时开始好

胎教是一个循序渐进的过程，实际上，从计划怀孕开始，胎教就已经开始了，只是在不同的阶段，胎教的重点和内容会有所不同。

现在，胎宝宝还没有影呢，但是胎教其实是存在的，你和老公的营养供给以及身体状况会影响精子卵子的质量；你们保持良好的情绪可以让受精在一个充满爱意的气氛中完成。

值得一提的是，从怀孕第5个月开始，胎宝宝的听觉器官以及神经系统就会逐渐发育得比较完善，从那个时候起，要记得每天坚持实施音乐胎教、语言胎教、抚摸胎教，每次30分钟以内为好。

9.准爸爸课堂

■ 准备做个"好爸爸"

知道自己要做爸爸了，你一定会和你的妻子一样兴奋，激动不已。从现在开始，你要做好足够的心理准备，调整好自己的心态，带着感恩的心和孕妈妈一起度过孕育生命的日子，准备好做一个合格的准爸爸，这能让你的妻子有种幸福和踏实的感觉。

■ 多学习孕产知识

新生命的到来，对于准爸爸来说就意味着责任。妻子怀孕是一件大事，这将在很大程度上改变准爸爸的生活。在这段特殊的日子里，作为与她相依相伴的老公要做点什么，才有助于妻子安度这个孕产期呢？其实对我们来说，最没有安全感的就是未知的事物，如果事先对某些事物的发展过程了然于胸的话，也就不可怕了。所以准爸爸如果想要胸有成竹，就要认真充电，学习孕产知识，对胎宝宝的成长和孕妈妈的反应有所了解，这样就会排除很多额外的恐惧，减轻了不少的心理压力，才能在孕期更好地照顾孕妈妈和腹中的胎宝宝。

第2周：让宝宝到来吧

1.孕妈妈和胎宝宝变化

孕妈妈的变化

母体卵巢中的卵子即将成熟，本周周末将发生排卵。因此，月经周期的中间即第14天，是最容易受孕的时间。

"造人计划"实施后，数百万个精子将从孕妈妈的阴道移向输卵管。几百个精子与卵子相遇并释放一种酶，这种酶会使一个精子穿过卵子的保护层，这就是受精的瞬间。受精一旦发生，立即产生化学变化，防止其他精子再进入卵子。

胎宝宝的发育

本周胎儿依然不存在。直到本周周末前后，精卵相遇结合成受精卵，新的生命才诞生。

宝宝的性别此时就已经决定了。

2.提高受孕机率的技巧

最易受孕的做爱频率

当有些夫妻想要宝宝时，就会有意识地增加性生活的次数，认为这样可以尽快怀孕，但结果往往适得其反。

因为夫妻性生活频率过高，会导致精液量减少和精子密度降低，使精子活动率和生存率显著下降，精子并没有完全发育成熟，与卵子相会的"后劲"大大减弱，受孕的机会自然降低了。

如果想要宝宝，夫妻的性生活以每周1~2次为适中，在女性排卵期前后可以适当增多。

放松心情、减轻紧张

性交时，夫妻双方的注意力要集中，排除其他无关意念和事情的干扰。

夫妻双方都有性交的要求，并为此感到轻松愉快，而不仅仅是单方面需要，或者将性交视为负担和痛苦。夫妻双方要在高度的兴奋、愉悦、舒坦、满足中完成性行为，而不是索然无味。

不要有因为造人而性交的想法，要采取一种"无所求"的心态，认真对待，做好准备就好。

性高潮可以提高受孕几率

女性出现性高潮更容易受孕，因为精子的存活和运动需要以"水"为载体，而女人在性高潮中会分泌大量的液体，有助于精子顺利到达输卵管外1/3处和卵子结合。另外，女性出现性高潮还更容易得到优秀的胚胎。阴道分泌物为精子提供丰富的营养，分泌物越多，精子越容易存活和强壮，由此产生的受精卵的质量也更好。

3.最佳受孕时刻

◇ 最佳季节——7~9月

在受孕季节的选择上，我们建议你选择在7月上旬到9月上旬之间受孕。这样，当早孕反应出现的时候正值秋季，可以避免炎炎夏日对食欲的影响，而且此时水果、蔬菜大量成熟，可以给你更好的营养。而分娩期则到了次年的春末夏初，坐月子最舒服，宝宝也不用怕流感威胁。

◇ 最佳日子——排卵当天及前3天后1天

上文有讲到如何自测排卵日，准备怀孕的女性只需要按照上面的方法自测自己的排卵日，然后在排卵日当日及前3天或后1天进行性生活，这时便是一个月中受孕的最佳时期。

◇ 最佳时刻——晚上9~10点

科学家根据生物钟的研究表明，人体的生理现象和机能状态在一天24小时内是不断变化的，早7~12时，人的身体机能状态呈上升趋势；13时末至14时，是白天里人体机能的最低时刻；下午5时再度上升，晚11时后又急剧下降，普遍认为晚9~10时同房受孕是最佳时刻。除此之外，同房后女方长时间平躺睡眠有利于精子游动，增加了精卵接触的机会。

4.有助怀孕的性爱姿势

后面插入式 当男性从后面插入，无论躺下还是跪着，都可以使精子接近子宫颈，有助于受精。

侧卧式 男性和女性并排侧卧，这是最放松的姿势(能提高性快乐)，而且对肥胖或者背痛者有益，这种姿势也有助于受精。

胸膝位 女方俯身跪于床上，胸贴床垫，两手置于头部前方，大腿与腿稍屈曲，两大腿分开，男方也跪于床垫上然后交接。这种体位可使精液较好地停留于女方阴道里不易流出。

抬高臀部 女方仰卧，臀部稍抬高，两腿屈起，性交后继续仰卧20~30分钟，使精液不致立即外溢，如此可增加受孕机会。此种方法适用于子宫后位、阴道过短或阴道后穹隆较浅的不孕患者。

不管哪种体位，为了避免性交后精液外溢，性交前应养成良好的习惯，最好于性交前排解小便。一般性交后不宜立即排尿，以免精液溢出，减少怀孕的机会。

一些临床医生还认为，性生活之后女性在床上躺半个小时，能进一步提高怀孕的机率。其实，所有的女性在做爱后采取正常平躺姿势时，都会有液体从身体中流出。这时我们可以想办法利用地球重力来阻止精液流出，如果体力允许，做爱后可把你的双腿朝空中举起，如果体力不支，也可以把双腿举起靠在墙上。或者你也可以在做爱时，采取男方在上，女方在下的传统体位，但躺下来的时候千万别忘了在你的臀部下方塞一个枕头，使下半身垫高。这样同样可以利用地球重力，延长精液在阴道存留的时间，从而让精子有更多的机会更快地到达子宫。

5.远离容易致畸的食物

◇ 过多的酸性食物

研究发现，孕妇过多地食用肉类、鱼类、巧克力、白糖等酸性食物，其体液会发生变化，形成一种"酸化"，进一步促使血中儿茶酚胺水平增高，从而引起孕妇烦躁不安、爱发脾气，易伤感等消极情绪。这些不良的消极情绪，可以使母体内的激素和其他有毒物质分泌增加，是造成胎儿腭裂、唇裂及其他器官发育畸形的一个重要原因。

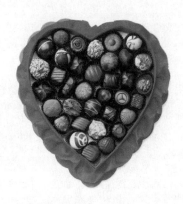

◇ 含有弓形虫的食物

几乎所有的哺乳动物和禽类(如猪、羊、牛、家兔和鸡、鸭、鹅等)都可以传染弓形虫。人类的传染源主要是这些动物的肉类，如火锅的烫涮时间过短、烧烤的温度不够，肉食的弓形虫没有杀死，就有传染的危险；生肉和熟食共用一个切菜砧板，生肉上的弓形虫就会污染熟食；污染的羊奶、牛奶也可以传染。

◇ 动物肝脏

在给牲畜迅速催肥的现代饲料中，添加了过多的催肥剂，其中维生素A含量很高，致使它在动物肝脏中大量蓄积。孕妇过多食用动物肝脏，大量的维生素A便会很容易进入体内。同时，维生素A超量几乎对身体各个部分都会造成损害，包括眼睛、骨骼、血液、皮肤、中枢神经系统、肝脏、生殖和泌尿系统，可出现头昏、呕吐、头痛、皮肤受损、智力障碍和月经失调的现象，严重的甚至会失明和出现生命危险。

◇ 久存的土豆

土豆中含有生物碱，存得越久的土豆生物碱含量越高。过多食用这种土豆，可影响胎儿正常发育，导致胎儿畸形。当然，人的个体差异很大，并非每个人食用后都会出现异常，但孕妇还是不吃为好，特别是不要吃长期贮存的土豆。如果吃土豆时口中有点发麻的感觉，则表明该土豆中还含有较多的龙葵素，应立即停止食用，以防中毒。

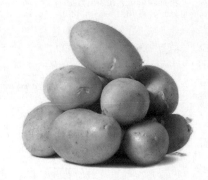

6.胎儿各器官发育所需营养表

孕周	胎宝宝器官、系统发育	所需营养素食物来源
5周	神经系统和循环系统开始分化	脂肪、蛋白质、钙、维生素D、牛奶、鱼、蛋、红绿色蔬菜
7周	面部器官开始发育,手臂和腿萌出嫩芽	蛋白质、钙、铁、铜、维生素C、鱼、蛋、红绿色蔬菜、动物肝、内脏
9周	上肢和下肢的末端出现了手和脚	镁、钙、磷、铜、维生素A、维生素D、鱼、蛋、红绿色蔬菜、牛奶、乳酪
12周	脑细胞增殖,肌肉中的神经开始分布	脂肪、蛋白质、钙、维生素D、牛奶、鱼、蛋、干果
15周	骨骼正在迅速发育,可以做许多动作和表情	钙、磷、维生素D、维生素B_1和维生素B_2、维生素A、胚芽米、麦芽、酵母、牛奶、内脏、蛋黄、胡萝卜、豆类制品
18周	循环系统、泌尿系统开始工作,肺部发育,听力形成	蛋白质、钙、铁、维生素A、牛奶、蛋、肉、鱼、豆、黄绿色蔬菜
20周	视网膜形成,对强光有反应。大脑功能分区	蛋白质、亚油酸、钙、磷、维生素A、动物肝、蛋、牛奶、乳酪、鱼、黄绿色蔬菜、干果
23周	视网膜形成,乳牙的牙胚开始发育	维生素A、维生素D、钙、磷、动物肝、蛋、牛奶、乳酪、黄绿色蔬菜
26周	听力发展,呼吸系统正在发育	蛋白质、钙、维生素D、蛋、牛奶、海产品、豆、鱼、红绿色蔬菜
28周	外生殖器官发育,听觉神经系统发育完全,脑组织快速增殖	蛋白质、维生素A、B族维生素、动物肝、蛋、牛奶、乳酪、黄绿色蔬菜、鱼
32周	肺和消化系统发育完成,身长增长趋缓,体重迅速增加	蛋白质、脂肪、碳水化合物、B族维生素、蛋、鱼、肉、牛奶、绿叶蔬菜、糙米
36周	各组织器官发育接近成熟,长出一头胎发	蛋白质、脂肪、碳水化合物、蛋、肉、鱼、牛奶、马铃薯、玉米
40周	双顶径大于9厘米,足底皮肤纹理清晰	铁、动物肝、蛋黄、牛奶、内脏、绿叶蔬菜

7.胎教的目的

胎教并不是要教会胎儿做什么，不是直截了当的胎儿教育。

胎教是要为胎儿提供优良的环境。如果母亲以轻松的心情生活，腹中的胎儿也会因为情感良好而生长发育稳定。而过度的紧张，则会影响到胎儿脑部的发育，因此在整个妊娠期间要尽可能地避免造成紧张的因素，包括噪声刺激、心神干扰，也包括乙醇(酒精)、香烟、药物、食物的刺激，也包括母体规律性的起居和生活。

良好的胎教，是以正常的孕妈妈和正常的胎儿双方作为先决条件的。正常的孕妈妈，要求母亲在孕前要做健康检查，孕期做好孕期保健、产前检查和诊断、围生期保健，分娩监护，新生儿保健等，这些都是临产优生学的内容。而在孕期，在保障营养摄取的基础上，给胎儿语言、音乐、触摸的反复刺激，则属于环境优生学的内容。而由临床优生学和环境优生学相结合构成的胎教，最终目的是要孕育出体能和智力更加优秀的个体。

8.受孕瞬间的胎教

每对父母，都希望自己的孩子能继承父母的优点。那么，把握好受孕瞬间的胎教是生一个强壮、聪慧、俊美的宝宝的重要前提。

医学上认为，男女交合时必须心情愉悦，才能为优生打下良好的基础。从广义上说，这就是胎教。

因此，在选择好的最佳受孕日里，夫妻在和谐愉快的气氛中共进晚餐。饭后最好单独呆在一起，再放上一曲轻音乐，一边听一边进行感情交流。可以体会对方的情感和需求，可以表达自己的感受，也可以共同回忆恋爱中的趣事，憧憬未来家庭和孩子的美好，当夫妻双方在情感、思维和行为等方面都达到非常和谐统一的境界时再进行同房。在同房的过程中，夫妻双方都应有好的意念，可把一些好的意念转化为具体的形象，想象大自然中一切美好的东西，引导准爸爸以最饱满的激情进入"角色"，极大限度地发挥自己的潜能。

掌握好受孕瞬间的心理状态其实就是胎教，这并非无稽之谈。为孕育健康的孩子，做父母的要最大限度地作出各种努力，这样才能生一个健康、聪明的优秀宝宝。

9.准爸爸课堂

和妻子一起写孕期日记

孕妈妈从怀孕到生育是一个幸福而漫长的过程，会经历许多的喜怒哀乐。对于人生这也是难得的经历，准爸爸不妨和妻子一起记录在孕期的心情感受和美好的经历。

准爸爸可为妻子建立健康档案，按时记下妻子的身体健康状况和每次产检的结果等。不仅可以为以后的查找提供方便，同时还加深和爱妻的互动，这份特殊的日记，会让你们在孕期充满欢笑。所以，准爸爸们要记得经常把日记本放在床头，和妻子一起写日记。

第3周：种子开始萌芽了

1.孕妈妈和胎宝宝变化

孕妈妈的变化

这个时候，如果制作了基础体温表，基础体温表中从低温期向高温期过渡的日期就是排卵期。如果排卵后没有怀孕，高温期大约2周后会转为低温期，这时就会来月经。但是，如果怀孕了，高温期将持续14周左右。

本周，孕妇虽然没来月经，但会像感冒一样，全身乏力，并持续发低烧，这就表示妊娠开始。大约15%左右的女性排卵时下腹部会出现轻微疼痛，有的女性还会出现轻微出血症状。

胎宝宝的发育

每次进入女性身体的精子数以亿计，其中只有200个精子进入输卵管，而能与卵子结合的却只有一个精子。这个时候，你的一个卵子在排卵期被释放出来，在向下通向子宫输卵管中遇到这个精子，从而完成受精过程。这个最初的受精卵呈盘形，被厚厚的胚叶暖暖地包裹着，被称为卵细胞，它开始迅速地分裂再分裂，形成一串细胞。之后，受精卵开始变大，但不是马上附着在子宫壁上，而是先在子宫内自由活动三天左右，准备着床。

2.家电辐射不可小视

辐射污染对孕期的胎儿有着显著的负面影响。如果是在胚胎形成期受到电磁辐射，有可能导致流产；如果是在器官形成期，正在发育的器官可能产生畸形；即使在胎儿的发育期，若受到辐射，也可能损伤中枢神经系统，导致婴儿智力低下。所以，为保护母婴的身心健康，妊娠期妇女，特别是在妊娠的前3个月，要远离电磁辐射源。下面就给孕妈妈一些远离辐射的建议。

电磁炉 孕期最好不要使用电磁炉。如果要用，则要同时使用电磁炉专用的铁或钢制具，因为这类材料的能量转换率高，电磁外泄相对较少，或使用能够盖住整个炉面的大锅，以阻隔电磁波发出的能量，用完之后要及时切断电源，然后再把锅拿开。

手机 手机在拨出但还未接通时辐射最强，此时要使它远离你的身体。接听手机时尽量佩戴耳机并且长话短说。建议孕妈妈在孕早期不要使用手机，可改用固定电话。

电脑 电脑辐射最强的部位是键盘，其次是鼠标、屏幕和主机。如果你在工作中必须使用电脑，则要使身体与屏幕保持30厘米以上的距离，还要避免在其他的电脑背面作业。用完之后最好洗洗脸，去除吸附在皮肤上的电磁辐射颗粒。

复印机 孕妈妈在工作中也许会用到复印机，它也有很强的电磁辐射。使用时身体不要贴着复印机，至少要保持30厘米以上的距离。

电吹风 电吹风在运作时产生的辐射量非常大，尤其是在开启和关闭的瞬间，且功率越高辐射也越大，为保险起见，还是不要用了。洗完头后，你可以使用其他的干发方法，如尽量将头发擦干，然后再用干毛巾将头发包起来，这样既可以加速头发变干，又可防止受凉。

电视机 电视机的背面辐射较强，尽量不要朝向有人的地方。不要关灯看电视，与电视机距离不要低于2米，且连续看电视不要超过2小时。

微波炉 质量好的微波炉只有在门缝周围有少量的电磁辐射，30厘米以外就基本检测不到了。

3.尽早穿上防辐射服

◇ 早点穿上防辐射服

妊娠的前3个月是胎宝宝各个器官分化的重要阶段，比较敏感脆弱，对电磁辐射的抵抗能力也较差。因此，如果你在生活和工作中常常会接触到上文中的辐射源。那么最好是在确认怀孕后，就穿上防辐射服。

◇ 防辐射服不可不离身

当你穿上防辐射服后，胎宝宝就像被关在了一个没有窗户的黑屋子里，时间长了也不利于胎宝宝的健康成长。因此，你没必要时时刻刻穿上防辐射服，在脱离辐射环境后，应尽量脱下防辐射服，让肚子里的胎宝宝"透透气"。另外，孕妈妈要谨记晒太阳时不要穿着防辐射服。

◇ 选购效果好的防辐射服

目前市售的防辐射主要有涂层、金属纤维和银离子三种类型，但因为国家还没有专门针对防辐射服的标准，所以质量也参差不齐。但防辐射服最重要的是效果和安全性，如果防辐射的效果不好，而且还会对人体产生其他损害，那就得不偿失了。

(1)涂层防辐射服

优点：新的时候防电磁辐射效果较好。

缺点：不透气、不能水洗；一旦穿着，会在短时间内失去效果；含铅、汞、铬等有害成分，被人体吸收后会产生副作用。

(2)金属纤维防辐射服

优点：较透气，可以水洗；纤维含量达到了屏蔽高低频电磁辐射的效果；不含对人体有害成分。

缺点：颜色单调、发灰，浅色的面料还能看到着色不好的黑；纤维含量无法检测，质量好坏不易区分。

(3)银离子防辐射服

优点：轻薄、柔软、透气、抗菌、除臭、能水洗；防辐射效果好。

缺点：价格稍贵，一般在几百元左右。

4.远离"二手"危害

孕妈妈都知道不能吸烟，但往往容易忽略或者难以避免"二手烟"。看看 "二手烟"的危害吧：

① 可能增加孕妈妈患胃病的几率，还可能会引起厌食情绪。

② 烟尘中的有害物质可能引起胎宝宝畸形、流产。

❸ 烟雾中含有的尼古丁可以引起子宫动脉收缩,使母体不能顺利地给胎宝宝供氧,从而可能导致胎宝宝氧气不足、营养不良。

为了自身及胎宝宝的安全,孕妈妈一定要远离"二手烟"。

"二手烟"的危害人们都知道,但还有一种"二手"污染却较隐蔽,被很多人忽视,那就是"二手香"。

"二手香"是指从环境中被动吸入不良香味。香味的来源主要包括香味过浓的化妆品(如香水、护肤品),空气芳香剂(如卫生间、车内的空气芳香剂)。味道过于浓烈的香气,会严重威胁人体健康,尤其是孕妇和婴幼儿。

很多人对"二手香"都有过敏反应,尤其是在封闭的环境里,味道过于强烈容易使喷洒香水的人和吸入"二手香"的人出现头痛、头晕、打喷嚏、流泪、胸闷等症状。对孕妇和婴儿来说,"二手香"可能比"二手烟"更令人担忧,由于孕妇体内激素水平变化较大,闻到香水更易过敏。由于香水成分会在体内积蓄,女性在怀孕前也不宜使用过浓或者劣质香水。

专家建议,如果出于礼仪需要喷洒香水,一定要选择取得卫生许可证、标识规范的香水,并尽量选择清香淡雅、天然香料配制的香水。

5.孕1月营养要点

❶ 如果孕妈妈的身体状况一直很好,营养供给均衡,也没有节食的经历,那么在怀孕第1个月的营养供给和饮食选择问题上,可以不必太费心思。就按照以前的饮食习惯,保证自己的食品选择是多样的、充足的就可以了。

❷ 孕前营养不良的孕妈妈,如为了减肥而节食、体重过轻、长期素食、有贫血症状等,进入孕期后,一定要及时调整饮食习惯,尽快使自己的身体状况恢复到最佳状态。

❸ 注意补充叶酸。除了遵照医嘱服用叶酸片外,还可以多吃些富含叶酸的食物,如深绿叶蔬菜(苋菜、菠菜、油菜、小白菜、蘑菇等);动物的肝脏(鸡肝、猪肝、牛肝等);谷类食物(全麦面粉,大麦、米糠、小麦胚芽、糙米等);豆类、坚果类食品(黄豆、绿豆、豆制品、花生、核桃、腰果等)以及新鲜水果(枣、柑橘、橙子、草莓等)。

❹ 三餐定时,并且要合理搭配。建议夫妻双方每人每天摄入肉类150~200克、鸡蛋1~2个、豆制品50~150克、蔬菜500克、水果100~150克、主食400~600克、植物油40~50克、硬果类食物20~50克、牛奶500毫升。

❺ 部分孕妈妈在本月末会有晨起恶心的症状,这往往是由空腹造成的,你可以早晨醒来先吃一些含蛋白质、碳水化合物的食物,如温牛奶加苏打饼干,再去洗漱,就会缓解症状。

❻ 每天饮用8杯水的量。因为孕期孕妈妈体内的液体将大幅增加,需要足够的水分来补充体液。切勿口渴后才喝水,口渴说明体内水分已经失衡,脑细胞脱水已经到了一定程度,应及时地补充水分,平均每2小时1次。

6.孕1月营养食谱

◇ **肉末炒豌豆**

原料 鲜嫩豌豆100克,猪肉50克,葱姜各适量。

调料 酱油、料酒、食盐各少许。

做法

(1)豌豆洗净,猪肉剁成肉糜,待用。

(2)油温热后,放入葱、姜煸炒出香味,放入肉末,喷入少许料酒,加酱油煸炒,然后放入豌豆,加入食盐调味后,用旺火快炒,炒熟即可。

功效:每100克豌豆中含叶酸82.6毫克,是蔬菜中叶酸含量较高的品种。

◇ 鲜奶四蔬

原料 花椰菜、西兰花、生菜、甜椒各50克,椰汁20毫升,鲜奶50毫升。

调料 糖、盐各适量。

做法

(1)把所有原料切成小块,用滚水焯熟,沥干待用。

(2)素上汤煮开,加入面粉慢火搅匀,再加入糖、盐、椰汁、鲜奶,煮滚即离火。把制作好的奶汁淋在鲜蔬菜上即可。

功效 西兰花、生菜都含有丰富的叶酸。

◇ 花式海鲜羹

原料 鲜虾仁100克,蟹柳5条,西芹半根,红萝卜半根,鸡蛋1个,姜片2片。

调料 食盐2茶匙,白糖半茶匙,椰汁2罐,上汤1杯,色拉油1汤匙。

做法

(1)将鲜虾仁开边,去肠,飞水至熟;蟹柳、西芹、红萝卜分别切菱形粒鸡蛋打入碗中,取其蛋清待用。

(2)起锅爆香姜片,放入虾仁、西芹粒、红萝卜粒略炒,注入上汤煮沸。

(3)放蟹柳粒略煮,加食盐、白糖调味烧沸,勾芡,推入蛋清,倾入汤碟即可。

功效 益气养血,清热解毒。

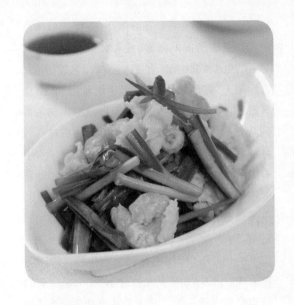

◇ 韭菜虾仁炒鸡蛋

原料 虾仁200克,韭菜200克,鸡蛋1个。

调料 淀粉、香油、花生油、盐各适量。

做法

(1)虾仁洗净,韭菜洗净切段,鸡蛋打碎加入淀粉、香油调成蛋糊,把虾仁倒入拌匀。

(1)起锅热油,下虾仁翻炒,蛋糊凝住虾仁后放韭菜,待韭菜炒熟,放盐、香油起锅即可。

功效 韭菜有调中、下气、止痛的功效,可用于治疗痛经、腰膝酸软、尿频、遗尿等症。这道菜能补肾阳、固肾气。

7.胎教的基础

母体与胎儿之间,不仅仅是血脉相通的关系,还具备心灵、情感相通的联系。

母体和胎儿能够分别通过不同的途径,彼此之间传递生理、行为、情感信息,这也正是进行胎教的基础。

一方面，胎儿开始在母体存在，促进母体分泌维持妊娠所需的激素，使母体产生孕育胎儿必需的生理变化，如子宫变大、变软，乳腺增生、乳房增大，基础代谢加快、激素活动增加，全身各器官的生理功能增强等，来自胎盘分泌的一系列激素不断输送给母体，刺激母体相应反应，维持妊娠的进行。总之，自从胚胎在母体子宫中着床后，就会积极地发挥分泌物质功能，协助和促使母亲来维持自己的小生命——别看小东西小得微不足道，却已经能够对自己的生存施加一定的影响。

另一方面，母体也在积极地向胎儿传递各种生理信息。孕妈妈如果情绪不安，分泌出来的激素会使血液中的化学成分发生变化，通过胎盘会对胎儿的生长发育产生影响。如果孕妈妈有嗜烟、酗酒、滥用药物、暴饮暴食甚至遭受外界伤害等情况，会使胎儿的生长环境发生有害的变化，使胎儿产生恐惧，表现出胎动异常、胎心动过速等。

孕妈妈的情感，如怜爱胎儿、喜欢胎儿，还有恐惧不安等信息，也会通过相关途径传递给胎儿，产生潜移默化的影响。有研究证明，孕妈妈在绿叶成荫的环境中散步，心情舒畅愉悦的时候，信息很快传递给胎儿，体察到孕妈妈恬静心情的胎儿会随之安静下来。而孕妈妈如果愤怒，胎儿也会迅速捕捉到来自母体的情感信息，变得躁动不安。统计表明，有不少毫无医学原因的自然流产发生，正是由于母亲的心理因素造成的。

迄今，人类科学研究还不能完全破译母亲与胎儿之间是如何进行情感沟通的方式之谜。

然而，事实已经证明，但凡生活幸福美满的母亲，所生的孩子大都聪明伶俐，性格开朗，而孕期遭受不幸的母亲所生的孩子，容易出现反应迟钝，产生自卑、怯懦等心理和人格缺陷。

8.胎教的要素

要在40周的妊娠期中成功实施胎教，孕妈妈有健康的身体是基础，当然，还需要准爸爸也有健康的身体，为健康的受精卵形成提供两性生殖细胞。

具体地说，成功实施胎教的要素包括：

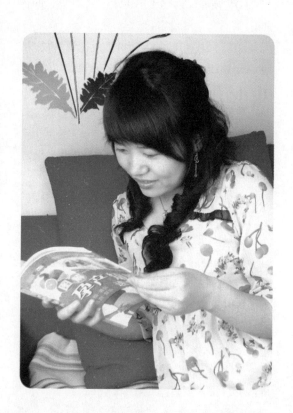

怀孕前的准备 选择适当的天时、地利、人和三大基本条件受孕，确保身心健康，精子和卵子质量优良。

及早确诊妊娠 及早确定怀孕之后，可以避免有害因素，如X线、同位素、农药、病毒感染、无意识地服用有害药物等不良因素对胎儿可能造成的伤害。

定期产前检查 按照妇产科医生的指导，定期定时进行必需的产前检查，避免孕期发生意外，及早发现合并症如心脏病、糖尿病，发现并发症如妊娠高血压综合征，及时在医生的监护下实施相应的保健措施和治疗。

积极学习孕产知识 如何进行孕期保健，如何进行胎教，如何做称职的父母，这些问题都可以从妇幼保健机构组织的孕产学习班中学习到，免得孩子出生后手忙脚乱、疲于应付，忽视了胎教与早教的有效衔接和跟进教育。

安全分娩 分娩时，积极配合，争取自然生产，尽量不采取剖宫产。这对于母子平安健康都有益。

继续跟进早教 孩子出生后，就不失时机地跟进全方位的感觉教育培养，巩固胎教的成果。

9.准爸爸课堂

■ 经常给妻子拥抱

妻子的情绪变坏，是因为体内的生理变化，如血糖、血压、激素、水和电解液等发生的变化造成的，知道了这点，准爸爸应该就可以更加理解妻子了。在妻子无理取闹的时候，给她一个拥抱，让她暂时安静下来，等她平静了，再好好沟通，消除误会。不过还需要在此提醒的是：如果你发现妻子过度哭泣或异常安静、孤僻而冷漠时，她可能正经受着抑郁的折磨，这时，应及时向医生咨询，帮她改变这种不良症状。

■ 为妻子做爱心早餐

孕期里的妻子需要小心呵护，而贴心的一天，就应该从早餐开始。准爸爸每天应该早起一些，简单地洗漱过后，精心地为妻子准备一份爱心早餐。适合孕妈妈的早餐不需要那么丰富，但也不能过于单一，尤其要注意营养的均衡搭配。既要让孕妈妈吃得合口，又要营养科学搭配，以免孕妈妈营养补充不足而出现各种孕期并发症，甚至影响胎宝宝的正常发育。

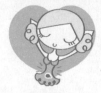

第4周：躺在自己的小床上

1.孕妈妈和胎宝宝变化

孕妈妈的变化

本周，若月经停止，基础体温14天以上持续高温，孕妈妈要意识到自己怀孕了。如果确认怀孕，在黄体酮的影响下，孕妈妈会感到肚子不适，并出现呕吐。这是因为，在体内黄体酮的作用下，孕妇从食道到胃的括约肌松弛，呕吐、肚子不适或者下腹部隐痛等症状就会出现。现在，孕妈妈的子宫内膜受到卵巢分泌的激素影响，变得肥厚松软而且富有营养，血管扩张，水分充足。受精卵不断分裂，移入子宫腔后形成一个实心细胞团，称为"桑胚体"，这时的受精卵就叫胚泡。另外，大便后应清洗肛门，但不要先洗肛门再洗外阴。

胎宝宝的发育

本周，胚泡称胚牙，它在子宫中就像种子一样。胚胎细胞的发育特别快。这时，它们有三层，称三胚层。三胚层是胎体发育的始基。三胚层每一层都将形成身体的不同器官。在头两侧有两片折叠的组织，它们将来会发育成耳。三胚层最里层形成一条原始管道，它以后发育成肺、肝脏、甲状腺、胰腺、泌尿系统和膀胱。中层将变成骨骼、肌肉、心脏、睾丸或卵巢、肾、脾、血管、血细胞和皮肤的真皮。最外层将形成皮肤、汗腺、乳头、乳房、毛发、指甲、牙釉质和眼的晶状体。这三个细胞层分化成一个完整的人体。

2.谨防药物伤害胎儿

大部分的药品，即使是无害的，也会对处于某个发育阶段的胎儿产生影响。但是，也不能走向极端，生病了拒绝接受治疗，可能会引起其他感染，这些有可能会有损于妊娠的正常进行。如发烧会引起子宫收缩。

许多抗菌素(不是所有的)都是没有危险的，孕妈妈应谨遵医嘱，否则，孕妈妈的病可能会给胎儿或自身带来危害。

◇ 最常用的药品

① 阿司匹林会穿过胎盘。除了在某些特殊情况下由其他一些比较温和的药品代替外，在妊娠期间是禁止服用通常药量的这种药品的。

② 镁经常会以不同的形式的药开给有些神经质或者神经肌肉兴奋的孕妇：它的作用是十分有益的。也建议孕妈妈喝一些含镁丰富的水。

③ 除非在特殊情况下，镇静药(镇静的或催眠的)可以少量并且在一个极短的期间里服用，只要是在医疗监控之下。某些抗抑郁的元素如锂等是绝对禁止服用的。

④ 合成维生素不能经常服用。有些合成维生素可以适当地开一些，比如在痉挛的情况下可以开一些B族维生素。通常来说，最好是服用天然维生素，而不要服用合成维生素。

⑤ 某些激素，像天然黄体酮或者它的合成衍生物在妊娠初期医生可能会给孕妈妈开一些来支持妊娠的发展。之后，是为了维持子宫肌的休息。

⑥ 防疟疾药品：在去有疟疾病的地区旅行时，建议孕妈妈一定要服用合成防疟疾药品来预防疟疾。事实上，这种病非常可怕，有些预防性的抗疟疾药品对妊娠并没有危险。

⑦ 防抽搐药品在癫痫的情况下可以使用。在怀孕期间，必须在其中一些防抽搐药品中添加叶酸或者维生素K。在妊娠最后两个月里，维生素D也是可以的。

⑧ 皮质激素：持续不断地服用皮质激素在妊娠期间不是禁忌。它们不会增大畸形率，但是会延缓胎儿的成长，使新生儿体重很轻。在有早产危险的情况下，通常会使用这些皮质激素来治疗。

⑨ 由口腔通道进入的凝固剂，在妊娠的某些时期(初期和末期)是禁忌，因为它们可能会导致流产。相反，肝素或者它的衍生物(低分子量的肝素)通过皮下注射可以在整个妊娠期间使用。

⑩ 非类固醇防炎症药品在闭经26周后不应该再服用。

3.使用外用药要慎重

妇女在妊娠期对外用药也应慎用，因为一些外用药能渗透皮肤被吸收进血液，引起胎儿或乳儿中毒，造成胎儿或婴幼儿神经系统器官的损害。

杀癣净 杀癣净的成分是克霉唑，多用于皮肤黏膜真菌感染，如体癣、股癣、手足癣等，它不仅有致胚胎毒性的作用，哺乳期妇女外用，其药物成分还可以分布入乳汁，虽然临床上未见明显不良反应和畸变报道，但为了健康生育，此药应该慎用。

达克宁霜 含硝酸咪康唑。一般均有局部刺激，如果皮肤局部很敏感，易发生接触性皮炎，或者因局部刺激发生灼感、红斑、脱皮起疱等。用药时如出现上述反应，应及时停用，以免皮损加重或发生感染。

百多邦软膏(莫匹罗星) 是一种抗生素外用软膏，在皮肤感染方面应用较广泛。但有不少专家认为，妊娠期最好不要使用该药，因为此药中的聚乙二醇会被全身吸收且蓄积，可能引起一系列不良反应。

阿昔洛韦软膏 属抗病毒外用药。抗病毒药物一般是抑制病毒核糖核酸的复制，但同时对人体细胞的核糖核酸聚合酶也有抑制作用，从而影响人体核糖核酸的复制。所以，妊娠期在使用各种抗病毒外用药时应慎重。

皮质醇类药 应用于皮肤病较多。这类药具有抗炎、抗过敏作用，如治荨麻疹、湿疹、药疹、接触性皮炎等。但是，妊娠期妇女大面积使用或长期外用时，可造成胎儿肾上腺皮质功能减退，并能透过皮肤吸收，小剂量分布到乳汁中。

总之，在孕期的妇女无论是使用口服药物，还是外用药物都应该在医师的指导下进行，才能保证用药安全有效。

4.孕期用药十项铁律

孕期用药是件大事。对于孕妈妈及其家属，了解孕期用药原则是非常必要的。只要掌握以下十项铁律，面对多变的情况也不会出差错。

用药的十项铁律

让医生知情	有受孕可能的妇女用药时，需注意月经是否过期；孕妇看病就诊时，应告诉医生自己已怀孕和妊娠时间，而任何一位医生在对育龄妇女问病时都应询问末次月经及受孕情况
用药目的明确	用药有明确的指征和适应证，既不能病情不明滥用药，也不能有病不用药。有病不用药，疾病同样会影响胎儿
保守原则	能少用的药物决不多用，可用可不用的尽量不用。尤其是在妊娠的头3个月，能不用就不用，能暂时停用就暂停使用
选优原则	当两种以上的药物有相同或相似的疗效时，就考虑选用对胎儿危害较小的药物
避免未知风险	能单独用药就避免联合用药，能用结论比较肯定的药物就不用比较新的药。试验性用药，包括妊娠试验用药，就更要谨慎
权衡已知风险	已肯定的致畸药物应禁止使用。但如果孕妇病情严重，则应慎重权衡利弊和风险后，方可考虑使用
时间及剂量控制	用药必须注意孕周，严格掌握剂量、持续时间。尽量缩短用药疗程，病情控制后及时停药
切忌自选自用	切忌自选自用药物，或听信偏方、秘方，以防发生意外。自己用药一定要在医生的指导下使用已证明对胚胎和胎儿无害的药物
遵循用药说明	服用药物，注意包装上的"孕妇慎用、忌用、禁用"字样
是否终止妊娠	孕妇误服致畸或可能致畸的药物后，应找医生根据自己的妊娠时间、用药量及用药时间长短，结合自己的年龄及胎次等问题综合考虑是否要终止妊娠

5.吃酸、吃辣要科学

怀孕后，胎盘分泌的人绒毛膜促性腺激素会抑制胃酸分泌，使消化酶活性降低，影响胃肠的消化吸收功能，使孕妈妈产生恶心、呕吐、食欲下降等早孕反应。而酸辣味道能刺激胃液的分泌，提高消化酶的活性，促进肠胃蠕动，增加食欲。

还有一种说法是怀孕后体内酸碱不平衡，体质偏碱性的孕妈妈喜欢吃酸，偏酸性的孕妈妈则喜欢吃辣，以此来平衡酸碱度。

下面这些酸辣食物孕妈妈要忌口：

酸菜 酸菜清爽可口又下饭，许多孕妈妈都爱吃。但经过腌渍后的蔬菜，不但没有营养，还会产生很多对身体有害的化学物质。而且为了提味，酸菜中往往加入大量的盐、味精等调味品，这些东西对孕妈妈和胎宝宝都是有害的。

辣椒 吃太多辣椒会刺激肠胃，导致消化功能紊乱，引起消化不良、便秘、痔疮等，影响胎宝宝的营养供给，严重的还可能导致流产、早产。所以孕妈妈还是要少吃辣椒、辣酱、咖喱等辛辣食物。但这也要看平时的习惯，如果平时一直吃辣椒，影响也不大。

酸辣粉、麻辣烫 多见于街边的小吃摊，环境糟糕，卫生不过关，尤其是原材料和调料里，含有多种致癌物。喜欢吃这些东西的孕妈妈，可不能再贪嘴了。

喜欢吃酸味食物的孕妈妈，可以吃一些杨梅、成熟的橘子、猕猴桃、西红柿等，这些水果或蔬菜都含有充足的水分、酸汁和粗纤维，不但可以增加食欲，帮助消化，还可以避免由于便秘对子宫和胎宝宝造成的压力。

6.孕期多吃粗粮好

孕妈妈的日常饮食，对于宝宝发育十分重要，那么这是不是意味着孕妈妈只能吃精制的细粮，而对于粗粮置之不理呢？这种观点是错误的。因为有些营养素更多是包含在粗粮里，此外粗粮还有意想不到的食疗作用，比如玉米、红薯、糙米，就是粮食中的上等佳品。

玉米 黄玉米含有丰富的不饱和脂肪酸、淀粉、粗蛋白、胡萝卜素、矿物质、镁等多种营养成分，它的每个部位都富含人体所需的营养成分，比如玉米子，其中的黄玉米子，富含镁，能够舒张血管，加强肠壁蠕动，促进身体新陈代谢，加速体内废物排泄，它还富含谷氨酸，能促进脑细胞的新陈代谢，排除脑组织中的氨。而红玉米子，则富含维生素B_2，如果经常食用，可以预防并且治疗舌炎、口腔溃疡等因缺乏核黄素而引发的病症。

红薯 红薯富含淀粉、钙、铁等矿物质，而且其所含的氨基酸、维生素A、B族维生素、维生素C都要远远高于那些精制细粮。红薯还含有一种类似于雌性激素的物质。孕妈妈经常食用，能令皮肤白皙、娇嫩。

糙米 每100克糙米胚芽就含有3克蛋白质、1.2克脂肪、50毫克维生素A、1.8克维生素E以及含锌、铁各20毫克，镁、磷各15毫克，这些营养素都是孕妈妈每天都要摄取的。

孕妈妈们一定要注意饮食的合理搭配，全面摄取营养，这样，你的宝宝才会长得更聪明、更漂亮，也更可爱。

7.胎教的十大方法

胎教的实施方法很多，如果对其进行系统、科学地分类，应该分为下面十种。所有具体的胎教方法和措施，无论是早期的还是晚期的，单一的还是综合的，都基本属于这十种胎教的范畴。例如，斯瑟蒂克夫妇的胎教方法，是以子宫对话即语言胎教为主，并综合其他的胎教方法。

胎教的十大方法是：1.营养胎教，2.环境胎教，3.情绪胎教，4.语言胎教，5.音乐胎教，6.运动胎教，7.抚触胎教，8.意念胎教，9.美育胎教，10.光照胎教。

◇ 营养胎教

营养胎教是根据妊娠期胎儿发育的特点，合理指导孕妇摄取食品中的各种营养素，以促进胎儿的生长发育。

营养是胎儿生长发育的物质基础，大脑的发育需要特定的营养素，所以科学合理的营养供给也是胎教的前提。合理营养并非只是填饱肚子或者吃得越多越好。营养要全面，食品要多样，饮食要有规律，进食要适量。必须补充的营养素有：蛋白质、谷物类、维生素类、微量元素和无机盐类及必须脂肪酸。

适宜的实施时间　得知怀孕开始到整个孕期结束。

◇ 环境胎教

环境胎教是指为胎儿营造一个良好、健康的内外生活环境，确保胎儿能够健康、愉快地成长。

胎儿所处的环境可分为内环境和外环境，内环境指的是胎儿居住于母体内的环境，外环境是孕妈妈所处的生活环境、工作环境及心理环境。

外界环境的优劣能通过孕妇的感受传递给胎儿，因此孕妈妈居室要安静、舒适、幽雅，还要经常到室外去散步，接触美好的自然环境。

适宜的实施时间　得知怀孕开始到整个孕期结束。

◇ 情绪胎教

情绪胎教，是通过对孕妈妈的情绪进行调节，使之忘掉烦恼和忧虑，创造清新的氛围及和谐的心境，通过孕妈妈的神经递质作用，促使胎儿的大脑得以良好的发育。

现代生理学研究发现，孕妈妈的情绪和智力活动直接影响内分泌的种类和量，而内分泌物质经血液流到胎儿体内，使胎儿受到或优或劣的影响。孕妈妈心情稳定，因而会产生好的激素，这些好的激素会经由内分泌系统传输到胎盘，因而影响胎儿潜能的开发。

适宜的实施时间　得知怀孕开始到整个孕期结束。

◇ 语言胎教

孕妈妈及家人用文明礼貌、富于哲理和韵律的语言，有目的地对子宫中的胎儿讲话，给胎儿的大脑新皮质输入最初的语言印记，为后天的学习打下基础，此种方式称为语言胎教。

胎儿不断接受语言波的信息，使其在空白的大脑上增加"语音符号"。优美的语言不但可以刺激胎儿大脑的生长发育，而且可使孕妇自身调节，进入愉快和宁静的状态。怀孕晚期胎儿已具备了听力和感觉能力，对父母的言行会作出一定的反应，似乎有种"心理感应"，而且出生后在脑子里形成了记忆。

适宜的实施时间　怀孕第16周开始。一般早上醒来，或者午睡醒来，以及晚上临睡前都可以进行语言胎教。

◇ 音乐胎教

通过对胎儿有规律地传输优良的乐性声波，促使其脑神经元的轴突、树突及突触的发育，为优化后天的智力及发展音乐天赋奠定基础，称为音乐胎教。

音乐的节奏作用于孕妈妈，也能影响胎儿的生理节奏，使胎儿从音乐当中受到教育。

通过健康的音乐刺激，孕妈妈从中获得安宁与享受，分泌酶和乙胆碱等物质，发送胎盘供血状况，同时使胎儿心律平稳，对胎儿的大脑发育进行良好的刺激。

适宜的实施时间　在得知怀孕后到妊娠第16周，孕妈妈可以通过自己听音乐改善心情，达到胎教的效果。妊娠16周后可以直接对胎儿进行音乐胎教。

◇ 运动胎教

运动胎教是指，孕妈妈适时、适当地进行

体育锻炼和帮助胎儿活动，以促进胎儿大脑及肌肉的健康发育。研究表明，凡是在宫内受过"体育"运动训练的胎儿，出生后翻身、坐立、爬行、走路及跳跃等动作的发育都明显早于一般的宝宝。

此外，运动有利于孕妈妈正常妊娠及顺利分娩。

【适宜的实施时间】 从得知怀孕到整个孕期结束孕妈妈都可以通过适当的运动，达到胎教的效果。妊娠20周~36周孕妈妈可以对胎儿进行运动训练。

◇ 抚触胎教

父母用手轻轻抚触胎儿或轻轻拍打胎儿，通过孕妇腹壁传达给胎儿，形成触觉上的刺激，促进胎儿感觉神经和大脑的发育。

经过抚触训练出生的婴儿，肌肉活动力较强，对外界环境的反应较灵敏，在生后翻身、爬行、站立、行走等动作的发展上都能提早些。

在抚触时应注意胎儿的反应，可诱发胎儿"胎动应答"，但如胎儿用力踢腿，应停止抚触，宫缩出现过早的孕妇不宜使用抚触胎教法。

【适宜的实施时间】 怀孕第17周开始。

◇ 意念胎教

意念胎教是指，孕妈妈积极展开美好的联想，在意识中形成令人愉悦的意念，从而对胎儿的生长发育产生积极的影响。

母亲与胎儿具有心理与生理上的相通，从胎教的角度来看，孕妇的想像是通过母亲的意念构成胎教的重要因素，转化、渗透在胎儿的身心感受之中。同时母亲在为胎儿形象的构想中，会使情绪达到最佳的状态，而促进体内具有美容作用的激素增多，使胎儿面部器官的结构组合及皮肤的发育良好，从而塑造出自己理想中的胎儿。

意念胎教其实很宽泛，凡是将良好的心理感受传递给胎儿的有益过程，都属于这一范畴。例如美学胎教，其实属于意念胎教，由于其从审美感受的角度进行胎教，自成体系、蕴涵丰富，所以专门独立出来。

【适宜的实施时间】 从得知怀孕到整个孕期结束。

◇ 美学胎教

美学胎教是指，通过孕妈妈的身心感受，将美的教育通过生化神经递质传输给胎儿，这样不仅可以促进胎宝宝大脑细胞和神经系统的发

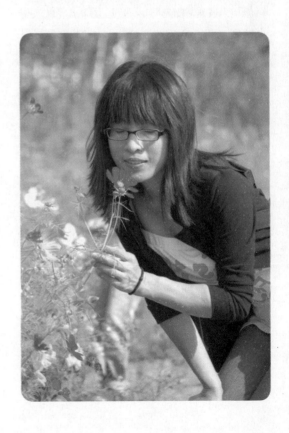

育, 同时, 也陶冶了孕妈妈的情感, 促进了孕妈妈和胎儿的心理健康。

美学胎教是根据胎儿意识的存在, 通过孕妈妈对美的感受而将美的意识传递给胎儿的胎教方法。美的意识主要源于三个方面: 形象美、自然美和艺术美。

适宜的实施时间 从得知怀孕到整个孕期结束。

◇ 光照胎教

光照胎教是指, 在胎儿期适时地给予光感刺激, 促进胎儿视网膜光感受细胞的功能尽早完善。

光照对视网膜以及视神经有益无害, 利用彩色超声波观察, 光照后, 胎儿立即出现转头避光动作, 同时, 心率略有增加, 脐动脉和脑动脉血流量亦均有所增加, 这表明胎儿可以看到射入子宫内的光亮。胎儿的感觉功能中视觉的发育最晚, 7个月的胎儿视网膜才具有感光功能。

适宜的实施时间 怀孕第24周开始

8.准爸爸课堂

■ 饮食上细心照料妻子

孕早期, 由于会有妊娠反应, 孕妈妈可能会没有食欲, 准爸爸应为妻子准备一些清爽、易消化并富有营养的食物, 如面包、牛奶、稀粥、蜂蜜、各种水果及梅子、柠檬、薄荷等小零食; 各种果汁、果酱、肉类清汤都具有开胃作用; 各种小吃小菜可以增强妻子的食欲。如果妻子呕吐得厉害, 可给她适量吃些咸食, 如酸甜可口的小咸菜, 酱豆腐等, 以免身体脱水, 造成酸中毒。

■ 平时要多担当家务活

家务琐事很多、很碎, 夫妻间有时难免发生冲突。但在妻子怀孕阶段, 准爸爸应主动多做家务, 尤其是较重的活, 应尽量不让孕妈妈做, 这样不仅能减少夫妻之间的摩擦, 还能使孕妈妈的心理得到满足。

二、怀孕第2个月

◎本月要事提醒

1.如果月经期过7天，就应到医院确诊是否怀孕。

2.少量多餐，均衡饮食，多吃高蛋白、高纤维素、高铁、高维生素、高矿物质类食物，并摄取充足的水分。

3.避免感冒、受凉，避免出入拥挤的公共场所，也避免与宠物接触。

4.勿过度劳累、逛街或参加长途步行旅游等活动。也不要从事打高尔夫球、日光浴、泡温泉、三温暖、针灸、按摩、长程开车等活动。

5.每天增加1小时睡眠时间。

6.每天到绿地或林荫中散步1小时。

7.严禁烫头发或过度刺激乳头。

8.勿亲密接触患有癌症正在接受放射线治疗或化疗的亲朋好友。

9.不吸烟，拒绝饮用咖啡、浓茶、烈酒等饮品。

10.严禁服用镇静剂或安眠药。失眠时，可于睡前饮用温牛奶或听轻柔音乐以促进睡眠。

11.避免用力的动作(如搬家、搬晒厚重棉被等)。

12.最好理俏丽的短发。

13.丈夫要关心、体贴、照顾妻子，不要过性生活。

14.在医生的指导下继续补充叶酸。

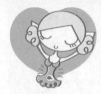

第5周：享受怀孕的喜悦

1.孕妈妈和胎宝宝变化

■ 孕妈妈的变化

怀孕第5周，别人还很难看出幸福的孕妈妈已经有可爱的小宝宝了。但是，在温暖的子宫里，胚胎却在迅速地生长发育。这时，逐渐增大的子宫会压迫膀胱，使孕妇频繁产生尿意。乳白色的阴道分泌物也逐渐增加。另外，由于荷尔蒙的影响，肚子或者腰部常处于紧绷状态，肠管的蠕动变得非常缓慢，从而容易引起便秘。乳房变化显著，乳头变得敏感，并伴的刺痛感，乳头的颜色加深，乳房下方的血管越来越鲜明。这周后的孕妈妈在体形上变化会逐渐明显。

■ 胎宝宝的发育

从形状上看，胎体可以分为躯体和头部。胎儿的背部有一块颜色较深的部分，这个部分将发展为脊髓。心脏开始有规律地跳动及开始供血。这时候的胚胎长度约0.6厘米，有苹果籽那么大，外观像个"小海马"。

本周，胚胎细胞迅速分裂，主要的器官如肾脏和肝脏开始生长。连接脑和脊髓的神经管也开始工作，原肠开始发育。胚胎的上面和下面开始形成肢体的幼牙，将来形成宝宝的手和腿。将来形成嘴巴的地方的下方有些小的皱褶，它将来会发育成宝宝的脖子和下巴。本周面部器官开始形成，鼻孔可清楚地看到，眼睛的视网膜也开始开成了。

2.怀孕的生理征兆

现在，你或许已经感到身体上的一些不适，你是不是又惊喜又忐忑，因为这些不适可能就是怀孕的征兆，你盼望的幸福时刻真的要来了。

停经 月经周期规律的妇女，月经推迟1周以上，基本可以确定为怀孕。但环境变化或精神刺激也会引起月经推迟或闭经，所以不要急于下结论。

恶心呕吐 怀孕早期最常见的症状是恶心，大多数妇女在怀孕5～6周时感到恶心，但是也有人在怀孕2周时就感到恶心。这种现象被称为"早孕反应"，在一天当中任何时候都可发生，并且可能是从偶尔乏力的感觉到剧烈的恶心和呕吐。通常，恶心、呕吐的症状于怀孕的第14～16周自行消失。

尿频 孕早期孕妇常感小便次数增多，孕中期自行消失。这是由于增大的子宫压迫膀胱引起的，是胎儿生长的信号。

乳房胀痛 孕早期，孕妈妈的乳房即开始变化，妊娠8周起，乳房就逐渐膨大，孕妈妈会感觉乳房发胀或刺痛。

疲倦 怀孕时身体易困乏劳累，睡眠也会增加，这是受雌激素变化的影响。尤其在怀孕的前3个月里，你的身体会强迫你睡觉。这种异常的疲倦通常过了前三个月就会消退。

基础体温上升 如果怀孕，即使到了月经预算日，基础体温也不会下降，反而继续升高。36.7℃～37.2℃的低热状态会一直持续到怀孕13

～14周，所以，高温状态持续3周以上，可以确定为怀孕了。

(白带增多) 白带是一种无味、有韧性的乳白色黏液，怀孕时白带开始增多。但如果白带太多，颜色深如巧克力色，同时有脓，则可能患有阴道真菌性炎症或滴虫性炎症。如果白带颜色深或呈红色出血状，一定要向专家咨询。

(口味和嗅觉的改变) 如果孕妇突然对某种食物感到厌烦、恶心，或特别喜爱某种特定的食物和气味，不要惊奇。这时口中还会有一种奇怪的金属味道。

(便秘) 便秘是怀孕早期的一种普遍现象，这是由于高水平的孕激素使得肠道肌肉松弛、消化能力降低而引起的。

(情绪不稳) 在怀孕早期，体内大量激素使孕妇的感情更丰富，有时会情不自禁地流泪。

3.进一步确认怀孕

受孕后两周，胎儿仅仅是一个细胞团，并不比针头大多少，开始在子宫内膜内发育。这时，胎盘正在形成，并开始分泌一种促绒毛膜性腺激素(HCG)，从停经第一次开始，这种激素就开始进入血液和尿液。

◇ 在家自己检测

可以从药房买到验孕试纸，通过测定尿液中HCG的含量来确定是否怀孕。这种测验很准确。如果出现并发症，比如说担心流产，通常医生仅仅是重复这项测验。如果在测验中得到一个阳性结果，这就需要与医生预约，应用专门药物进一步检测。

◇ 怀孕的血液检查

如果尿液检测不能确定的话，医生可以用验血的方法来确定是否怀孕及怀孕的日期。这项检测仅提供一个阳性或阴性结果，或者根据被检测者的身体症状和病史来测定HCG水平。更加准确的验血方法在受孕两周之后进行，可检查出是否怀孕。如果测定HCG水平，将有助于确定受孕日期，因为这种激素的水平随着怀孕时间的长短而不断变化。超声波检查仍然是确定怀孕日期的最好的方法，所以在做第一次产前检查时，医生会做超声波检查。

担心流产或者怀疑是宫外孕时，就应做妊娠血液检测。在这两种情况下，HCG在血液内的水平通常不但不会像正常受孕那样快速上升，甚至有些下降，这种现象表明怀孕失败。

◇ 内诊检查

受孕4～6周后，如果必要的话，医生将为孕妇做内诊检查，以确定是否怀孕。内诊检查可以观察到怀孕的迹象，如子宫变软，子宫颈充血水肿；阴道壁增厚，分泌物增多；子宫增大得很快。到怀孕第8周时，子宫像一个小橘子那么大了，据此医生就可以确定受孕的时间了。但实际上，如果自己知道怀孕日期，检查结果是阳性，医生就没有必要再做内诊检查了。

4.学会计算预产期

一旦确定怀孕，孕妈妈最想知道的事情就是宝宝何时出生。根据内格利预算法则(见下表)，从最后一次月经的第一天起开始推算，怀孕期为40周。

如果月经周期是有规律的28天，并且知道最一次月经的第一天，那就可以通过内格利法则算出孩子的出生日期。

推算方法是从最后一次月经的第一天开始

算起，月份加上9个月，再加上7天也就是280天。同样的方法，如果月经周期是26天，从最后一次月经的第一天开始算起，月份加上9个月，再加5天也就是278天。如果月经周期是32天，月份加上9个月再加11天，即284天，以此类推。

5.孕2月营养要点

❶ 这个月是胎宝宝生长发育非常关键的时期，宝宝的神经系统、内脏、五官、四肢等器官，都会在这个月内形成雏形，妈妈在这个月尤其要注意补充叶酸及其他维生素、矿物质、蛋白质、脂肪等营养素。

❷ 出现早孕反应的妈妈应选择易消化、易吸收的食物，如烤面包、饼干、大米或小米稀饭及营养煲粥等。正餐时若没有胃口可以少量多餐，一天5～6餐，甚至可以想吃就吃。不过一定要吃早餐，而且要保证质量。

❸ 这一阶段孕妈妈可以考虑以植物蛋白代替动物蛋白，豆制品、蘑菇、坚果等食品也可以多吃一些。对于蛋白质的摄入，不必刻意追求一定的数量，但一定要注意保证质量。

❹ 碳水化合物及脂肪是为人体提供能量的重要物质，如果缺乏容易造成低血糖、能量不足、体重下降。妈妈可以吃一些五谷杂粮(如：大米、高粱米、小米、玉米、薯类等)和动物脂肪来补充所需的碳水化合物和能量。

❺ 虽然各种新鲜的蔬菜、谷物、水果等都可以提供各类维生素，但妈妈要注意不要用水果代替蔬菜来补充维生素。维生素和矿物质如钙、铁、磷等微量元素不足时，可在医生的指导下用保健药物补充。此外，妈妈在整个孕期都要保证足量叶酸的摄取。

❻ 烹调过程中要尽量减少营养素的损失，洗菜、淘米的次数不能过多，不能用热水淘米。不要切后洗菜、泡菜，蔬菜在烹调过程中应急火快炒，与动物性食物混合烹调时应加少量淀粉，因淀粉中有还原型谷胱甘肽，对维生素C有保护作用。

6.孕2月营养食谱

◇ **五花东坡肉**

原料 五花肉300克，花生80克，葱2条，姜10克。

调料 老抽5克，食盐、糖各适量。

做法

(1)将五花肉放入滚水中煮5分钟，捞起后涂上老抽。

(2)烧镬，下油50克，放入五花肉，用中火煎香，取起放入冷水中洗净，滤干水分后切成厚1厘米的块状，待用。

(3)将五花肉、花生、姜、葱、300克水及调料一同放入煲内，用中火煲至水快干时上碟便成。

功效 花生能健脾和胃，猪肉含优质蛋白质。孕妇常食此菜有很好的滋润作用，对胎儿的生长发育较有益处。

◇ **冬笋焖鱼腩**

原料 冬笋250克，鱼腩250克，姜片5片，葱段3段。

调料 食盐2茶匙，蚝油1茶匙，上汤半杯，花生油2汤匙，白糖少许。

做法

(1)将冬笋切小片，去皮，飞水至熟，漂洗；鱼腩斩件，用姜片、食盐、葱段略腌。

(2)起锅爆香姜片、葱段，放入鱼腩件略炒，注入上汤，放入冬笋片中火焖5分钟至熟。

(3)待收汁，加食盐、白糖、蚝油调味即可。

功效 冬笋含纤维素，能促进肠道蠕动，帮助消化、防止便秘。

◇ **豆苗烧银耳**

原料 银耳200克，豆苗200克。

调料 盐、料酒、水淀粉、鸡油各适量。

做法

(1)将银耳用温水充分泡发，去跟洗净，用沸水烫一下，捞出。

(2)豆苗取其叶，洗净，焯水。

(3)锅内放入适量清水、盐、料酒和银耳炒2~3分钟，用水淀粉勾芡，淋上鸡油，翻炒后撒上豆苗即可。

功效 银耳含有17种氨基酸和多种维生素及糖苷，具有补肾、润肺、生津、提神、益气、健脑等功效，有利于胎儿中枢神经系统发育，提高母体免疫功能。

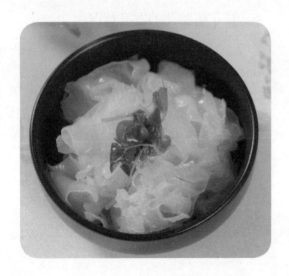

◇ **茄汁煎鸡扒**

原料 鸡腿300克，洋葱、番茄各1个，生菜叶1块。

调料 甜茄汁50克。

做法

(1)将鸡腿去骨后放入碗中，腌料拌匀后倒入鸡腿内，腌10分钟。

(2)把洋葱，番茄洗净，切片，放在碟边，生菜放在碟底。

(3)烧镬，下油50克，放入鸡腿用中慢火煎熟，取起滤油，切块排入碟中，上面淋上甜茄汁即成。

功效 此菜能增进食欲，防病强身，有利于胎儿大脑及各器官的发育。

7.斯瑟蒂克胎教法

斯瑟蒂克夫妇培养出4个天才儿女，4个孩子的智商均在160以上，究其原因，他们把这样的成果归功于他们从受孕就开始认真进行的胎教。根据这对夫妇的名字此胎教法被称为斯瑟蒂克胎教法。斯瑟蒂克胎教法的中心思想是，只要以父母对孩子的爱为基础制订完全的怀孕计划，并积极地将其付诸实践，无论是谁都可以生下聪明伶俐的宝宝。

◇ **胎教成功的秘诀是爱和耐心**

斯瑟蒂克在《胎儿都是天才》一书中写道："胎教成功的秘诀就是爱和耐心"。他们总结出了"斯瑟蒂克"胎教法：即孕妈妈在妊娠中把听到的、看到的、想到的事情，通过自己的声音、身体变化、心理状态等传递给胎儿，而接受了这一切的胎儿在出生时就会具有某种素质，这就是"天才儿童"诞生于寻常百姓家的谜底。

◇ 不要为了生一个"天才"而胎教

4个孩子的妈妈——实子·斯瑟蒂克在书中反复强调，他们并不是为了要生一个"天才"才进行胎教，而是想让孩子今后过得更幸福、更有意义，因此，在孩子未出世时，就让她们对某些事物感兴趣，并培养她们理解这些事物的能力。提醒读者在胎教时绝不能忘记对孩子的爱和对孩子的祝福。如果以生一个"天才"为目的而进行胎教，就会使腹中的胎儿感到是被迫的，并由此不愿倾听父母对他讲述的一切。

8.斯瑟蒂克胎教要点

夫妇密切配合 胎教实施需要夫妇密切配合，需要夫妇对胎教有一致的认识、共同的兴趣和坚持不懈的毅力。

注重智力开发 实子夫妇的胎教，可以说是纯人性化的。他们将胎儿作为一个人对待，对胎儿进行各种知识的讲解，其中包括英文字母、平假名、数数方法、加法、减法，一直到自然界的万物及社会常识。

强调子宫对话 胎教方法很多，实子夫妇也采用了听音乐、讲故事、学习知识、涵养性情等方法，但这些方法在具体操作过程中，他们用的则主要是子宫对话这一方式。听音乐时要对话、讲故事、学习知识、涵养性情。因此，实子夫妇十分强调子宫对话的重要性。

从学术角度来看，斯瑟蒂克式胎教法不仅

有丰富的优生学内容，在教育学、生理学、心理学、社会学等方面都有深刻的思想、精辟的见解，特别在美学和美育方面，能给人以一定的启示。但它并不深奥，相信胎教者不管懂不懂美学和美育，只要她实施胎教，就自然会运用到美学和美育的观点、方法。

9.准爸爸课堂

■ 不宜过度保护妻子

妻子怀孕了，准爸爸会特别关心她。什么也不让妻子干，甚至有的还不让妻子上班。殊不知，孕妇活动过少会使体质变弱，不仅会增加难产的发生率，还不利于胎儿的生长发育。另外胎儿生长发育需要新鲜空气和阳光照射，而长期关在室内对母子健康不利。所以准爸爸不应对孕妈妈保护过度，要鼓励孕妈妈适当到室外活动，这样对孕妈妈和胎宝宝的健康都非常有利。

■ 了解胎儿的发育状况

妻子从计划做妈妈开始就会找来各种与怀孕和育儿有关的图书杂志，没事就捧着看。那么你是否想过在听新闻看报纸的间隙随手拿过一本，大概翻几页。了解一些与怀孕有关的知识和胎儿的发育状况，可以使"怀孕"这件事情对你来说显得更加真实，即便是在她的肚子还没有隆起的时候。这样准爸爸就可以随时想象宝宝在腹中快乐成长的模样，也可以和孕妈妈一起感受宝宝的成长，这必将是一件幸福的事。

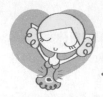

第6周：心脏开始跳动

1.孕妈妈和胎宝宝变化

孕妈妈的变化

孕妈妈的妊娠反应开始明显。由于雌激素与孕激素的刺激作用，孕妈妈的胸部会感到胀痛、乳房增大变软、乳晕有小结节突出且颜色渐渐变深。在月经逾期不至的10多天后，多数女性会时感困倦、排尿频繁，常在清晨起床后感到恶心或频繁呕吐，同时出现头晕、食欲不振、厌油腻食物等现象，但对酸性食物有了兴趣，或是突然非常想吃某种东西，且欲望难以遏止。这就是早孕反应，一般在怀孕12周后自行消失。

胎宝宝的发育

小胚胎正在子宫里迅速成长。心脏已经开始有规律地跳动，初级的肾和心脏等主要器官都已形成，神经管开始连接大脑和脊髓。脑下垂体腺和肌肉纤维也开始发育。眼杯、听泡、鼻窝一一出现。四肢的变化也越来越明显。血液循环建立起来，形成胎盘雏形。"胎宝宝"已开始像蚯蚓那样蠕动了。不过这一切奇妙而微小的变化，孕妈妈无法感受到。

2.克服妊娠呕吐反应

妊娠呕吐反应会持续1个半月到2个月，妊娠呕吐反应开始的时间，每个人都不同，但一般情况下从怀孕第6周左右开始，到第4~5个月时，就会自然平息。但也有人持续到孕晚期。然而，重要的不是妊娠呕吐反应的程度和持续的时间，而是如何去克服它，从而营造胎儿健康生长的环境。

◇ 改掉懒惰毛病

对孕妇过分呵护反而会加重妊娠呕吐反应。只躺着不动倒不如采取积极的生活方式，也只有这样，才能愉快地度过妊娠呕吐反应期。

◇ 多餐少食

无论什么时候，只要有食欲，就吃一点儿，但尽量延长咀嚼时间。如果一次吃很多，新陈代谢就会加快，产生的毒素也会随之增加，由此可能导致再一次的妊娠呕吐。

◇ 多摄取水分

必须补充因呕吐而失掉的水分，要多喝牛奶、汤、果汁、大麦茶，多吃新鲜的蔬菜和水果。最好吃清淡的食物，以免刺激胃黏膜。

◇ 调节便秘

由便秘引起的腹胀会使妊娠呕吐反应更加严重，这时最好每天早晨喝一杯冷水或牛奶。多食用水果、富含纤维素的蔬菜、海藻类食品、脂肪类食品。

◇ 用食醋开胃

酸味有开胃的作用。把酸泡菜、柠檬或放了醋的凉菜、酸奶等冰过后再吃，比较爽口。拌面条、凉的荞麦面条、寿司、果酱、烤面包等是妊娠呕吐时宜吃的食品。

◇ 放下精神包袱

妊娠初期，由于妊娠呕吐反应引起恶心呕吐是很正常的，一定时间后会自然消失。要平心静气地接受它，而不是把它当作病，更不要为它伤神费力。只有这样才能轻松地度过妊娠呕吐反应期。

◇ 培养兴趣

妊娠呕吐反应很大程度上是由精神方面的原因引起的，做些手编织、十字绣等能集中精力且有兴趣的事，也不失为一种忘掉妊娠呕吐的好方法。

3.防治妊娠剧吐

早孕反应一般于妊娠3个月左右会自然消失。但有些孕妇反应严重，呈持续时间较长或剧烈呕吐，甚至不能进食、进水，则可称为妊娠剧吐。

妊娠剧吐的临床表现，按其程度可分为轻症和重症两类。轻症患者可有反复呕吐、择食、厌食、疲倦头晕、大便秘结等症状，但体重、体温、脉率均无改变，尿酮体阴性，重症患者则呕吐剧烈，不能进食和进水，吐出物除食物、粘液外，甚至可有胆汁或咖啡色血水，并感全身乏力，明显消瘦，小便少，常出现酮体。同时，还可发现患者全身皮肤粘膜干燥、眼球凹陷、脉搏细弱而迅速(每分钟100~120次)、脱水、电解质紊乱和酸中毒的症状。严重时可出现肝肾功能损害，血压下降，体温升高，黄疸，嗜睡和昏迷，还可出现视神经炎和视网膜出血。

妊娠剧吐的原因目前尚未完全了解。一般认为可能与胎盘激素有关，其中主要是指绒毛膜促性腺激素。另外，临床上往往见到精神紧张而敏感的孕妇，易发生妊娠剧吐，故又认为妊娠剧吐与孕妇的神经类型、身体素质有关。

妊娠剧吐的诊断一般并不困难，但需与病毒性肝炎、溃疡病等消化系统疾病相鉴别。为辨别病情的轻重，可检查尿酮体、血二氧化碳结合力和钾、钠、氯等电解质，必要时作非蛋白氮、胆红素测定及眼底检查。

现代医学对妊娠剧吐的治疗，一般常用维生素B$_6$、维生素C和镇静止吐药如鲁米那和氯丙嗪等。重症患者需注意补充水分，增加营养，纠正脱水、酸中毒和电解质紊乱。孕妇应消除顾虑，保持心情舒畅，保证充足的睡眠和休息，这些都有助于减轻妊娠剧吐带来的不良反应。饮食以少量多餐、食物以清淡而富有营养为宜。若孕妇发生频繁呕吐，应适当禁食，待呕吐症状缓解后再进食。进食时宜先给少量流食(菜汤、稀粥等)，在此基础上再逐渐增加进食量，使孕妇有个逐渐适应阶段。但若极个别患者经治疗不见好转，体温高达38℃以上，脉率快于120次/分，并出现黄疸时，应考虑中止妊娠。

4.缓解孕吐的饮食疗法

本周，孕妈妈可能会感到早孕反应越来越明显了，也会因为孕吐而烦恼，其中饮食调理是缓解孕吐最简单安全的方法。下面介绍5个饮食方案帮孕妈妈缓解孕早期的恶心、呕吐。

方案一 食欲不振时投胃口所好，一般孕早期的孕妇都喜欢吃酸性口味的食品，如橘子、梅子干或泡菜等。因此，准爸爸和家人应多准备一些这类食品。由于孕早期胎儿生长缓慢，并不需要太多的营养。孕妇在口味上可以尽量选择自己想吃的东西,多喝水,多吃富含维生素的食物,可以防止便秘,因为便秘会加重早孕反应。另外,尽可能多地变换孕妇就餐环境,这样能激发孕妇的食欲。

方案二 孕妇的进食方法以少食多餐为好。每2~3小时进食一次。妊娠恶心呕吐多在清晨空腹时较重,为了减轻孕吐反应,可多吃一些较干的食物,如烧饼、饼干、烤馒头片、面包片等。如果孕妇孕吐严重,要注意多吃蔬菜、水果等偏碱性的食物,以防酸中毒。

方案三 这个时期孕妇的膳食原则上应以清淡、易消化为主。应吃些如面包、饼干、牛奶、藕粉、稀粥、蜂蜜及各种新鲜水果等食物。

方案四 家人要鼓励孕妇进食。孕妇进食后如果呕吐,千万不要精神紧张,可以做做深呼吸动作,或听听音乐,或室外散散步,然后再继续进食。进食以后,孕妇最好卧床休息半小时,这样可使呕吐症状减轻。晚上反应较轻时,食量宜增加,食物要多样化,必要时睡前可适量加餐,以满足孕妇和胎儿的营养需要。孕吐的饮食调理十分重要,因为怀孕最初3个月,是受精卵分化最旺盛,胎儿各种器官形成的关键时期。

方案五 汤类和油腻类食物最容易引起恶心或呕吐,在进餐时不要过多喝汤、饮料和开水,避免吃油炸或难以消化的食物。

5.孕妈妈自律训练法

怒对人体健康的影响是很不利的。国内外的学者都认为,如果孕妈妈的情绪易于激动,经常大发雷霆,会对胎儿产生很大的影响。

孕早期由于早孕反应容易使孕妈妈心烦意乱,恶心呕吐,为了一点小事就会生气,此时你可要知道,胎宝宝与你的感觉是相通的,因此孕妈妈为了胎宝宝也要保持开朗、愉悦的心情,而且研究也发现,良好的心理状态有利于胎儿的健康发育,现阶段孕妈妈要积极调整好自己的心态,使自己的心理处于最佳状态。这种心情应持之以恒才能使胎儿的身体和心理健康成长。可见孕妈妈平和、宁静、愉快而充满爱的心理,也是此阶段胎教的主要内容。

此时,如果孕妈妈还有妊娠反应的不适感,可以试着学用"自律训练法",在缓解妊娠反应的同时,也会让你的胎宝宝感受到你的轻松与愉快。具体方法是:

首先拉上窗帘,或将灯光调弱,让房间里的光线变得柔和,找到一个让你感到舒服的姿势,闭上眼睛,做2~3次深呼吸。

然后把下面这些话缓缓地在心里默念,每句话各重复两遍:心情放松→手臂放松→心情放松→双腿放松→心情放松→手臂温暖→心情放松→双腿温暖→心情放松。

结束之后,两手相握,或弯曲双肘,还原。

6.孕吐期适合听的音乐

怀孕2个月时,大多数孕妇会有呕吐、眩晕等妊娠反应,将孕妇折腾得心情郁闷、烦躁。孕妇情绪的不宁和心理的不平衡会影响胎儿的生长发育,所以这时孕妇最好听那些轻松愉快、诙谐有趣及优美动听的音乐,使孕妇由于早孕反应产生的不安心情得到缓解、放松,精神上得到安慰,从而有利于胎儿的健康成长与发育。

优美细腻、音律柔和，带有诗情画意的音乐有镇静作用；节奏明快、轻松悠扬的动人乐曲，有抒解心情、使人愉快的作用，所以此时孕妇宜多听这一类的音乐，如《摇篮曲》、《春之声圆舞曲》等。孕妇不宜听过分激烈的现代音乐，因为这类音乐音量较大，节奏紧张激烈，声音刺耳嘈杂，可引起胎儿躁动不安，而且可促使母体分泌一些有害的物质，危及孕妇和胎儿的健康。另外孕妇还可以听一些活泼有趣的儿歌、童谣，也可随着轻轻哼唱，通过母体振动将音乐传递给胎儿。

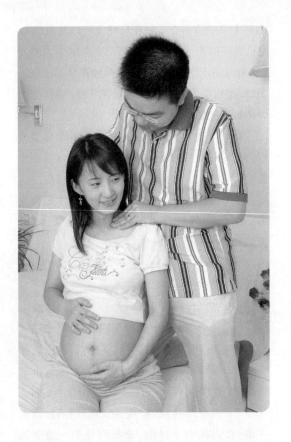

7.准爸爸课堂

■ 帮妻子克服孕吐反应

大多数孕妇都会有妊娠反应，准爸爸应鼓励妻子克服恶心、呕吐等反应，坚持进食，做到少吃多餐，多吃清淡、易消化的食物，多吃富含蛋白质、糖类、维生素的食物，如蛋类，蔬菜、水果、牛奶及豆浆等。

■ 学会安慰、包容妻子

妊娠期间由于体内激素的改变，孕妈妈的情绪变化有时让准爸爸难以忍受。但你应尽量理解、包容孕妈妈，加以开导、安慰，随时递上几句贴心话，如"你受苦了，亲爱的"或"怀孕后你变得更可爱了，"随时想到，自己是解决孕妈妈不良情绪的一剂良方。这有助于胎宝宝的健康生长发育以及顺利分娩。

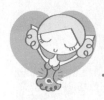

第7周：谨防异常妊娠

1.孕妈妈和胎宝宝变化

孕妈妈的变化

现在孕妈妈的外表还看不出有什么大的变化，但是体内的变化却是翻天覆地的。这段时间里，大多数孕妈妈在早晨醒来后会感到难以名状的恶心，嘴里还有种说不清的怪味道。孕妈妈随时可能有饥饿的感觉，甚至会饥不择食地吃掉很多种食物——所以用不了多久，孕妈妈就会发现自己的体态有所改观。此时切不可过多地考虑体形，因为目前这几周是"胎宝宝"发育的关键时期，维持胎儿生命的器官正在生长，一定要保证营养的供给。

胎宝宝的发育

胚胎细胞仍在快速地分裂。到本周末时，胚胎的大小有1.2厘米左右，形状就像一颗蚕豆。这段时期，胚胎的鼻孔开始形成，消化系统也在生长着，耳朵部位有些凹陷；四肢继续成长，手指也开始发育；心脏开始划分成左心房和右心室，每分钟的心跳可达150次；脑垂体也开始发育。

2.阴道出血不可小视

据统计，至少有20%的孕妈妈在怀孕初期有过出血情况。这种情况可称为"妊娠月经"，但这并非是真正的月经，很多女性因为妊娠月经而不知道自己已经怀孕了，这是很危险的。

出血状况不是自己所能判断的，诊断怀孕后，一旦出现，就应该到医院及时检查和治疗。假如是先兆性流产，医生会采取措施进行保胎；假如是宫外孕，那是越早治疗对身体的伤害越小；如果是妇科疾病，那么采取适当的治疗，并不会影响到孩子在母体内的生长发育。

如果不及时就医，按照经验来处理这类情况，弄不好便会出现无法挽回的伤痛。

3.谨防孕早期宫外孕

宫外孕是指由于某种原因，受精卵在子宫腔以外的其他地方着床(正常怀孕应该是受精卵在子宫内着床发育成胎儿)。由于子宫腔以外的地方没有良好的生长环境，胎儿成长至某一程度后即会死亡或将着胎部分撑破，产生大量腹内出血，造成大出血，引起休克，甚至危及孕妈妈的生命。以输卵管妊娠最多见。发生宫外孕的孕妈妈一般会有以下症状，孕妈妈应予以重视。若情况严重应立即送医院救治。

宫外孕的症状表现

停经	多数人在发病前有短暂的停经史，大都在6周左右。但有的人因绒毛组织所产生的绒毛膜促性腺激素，不足以维持子宫内膜，或因发病较早，可能将病理性出血误认为是月经来潮，以为自己并没有停经史
剧烈腹痛	这是输卵管妊娠的主要症状，发生率为95%，常为突发性下腹一侧有撕裂样或阵发性疼痛，并伴有恶心呕吐。刺激膈肌时，引起肩胛部放射性疼痛，盆腔内有积液，肛门有坠胀和排便感，它对诊断宫外孕很有帮助
阴道不规则出血	多为点滴状，深褐色，量少，不超过月经量。阴道出血是因子宫内膜剥离，或输卵管出血经宫腔向外排放所致。腹痛伴有阴道出血者，常为胚胎受损的征象。只有腹痛而无阴道出血者多为胚胎继续存活或腹腔妊娠，应提高警惕
晕厥与休克	由于腹腔内急性出血和剧烈疼痛所致。出血愈多愈快，其症状出现愈迅速、愈严重。可引起头晕、面色苍白、脉细、血压下降、冷汗淋漓，因而发生晕厥与休克等危象

4.及早发现葡萄胎

葡萄胎是一种妊娠期的良性肿瘤，是指胚胎的滋养细胞绒毛水肿增大，形成大小不等的水泡，相连成串，像葡萄一样，故称葡萄胎。

发生葡萄胎的孕妈妈，一般表现为闭经后的6~8周不规则阴道出血，最初出血量少，为暗红色，后逐渐增多或继续出血。可伴有阵发性下腹痛，腹部呈胀痛或钝痛。一般能忍受，常伴有阴道流血和妊娠呕吐。

患有葡萄胎的孕妈妈，在孕早期就有妊娠高血压疾病的征象，如高血压、下肢水肿和尿中有白色絮状沉淀。在妊娠4个月左右，临近自行排出时可发生大出血，并可见到葡萄样组织。

一旦发现以上症状，应及时将孕妈妈送医就诊。葡萄胎一旦确诊后应及早手术，以求保留子宫，避免其发生远处转移。

5.适量增加热量和脂肪

怀孕期间，适当补充热量和脂肪，才能满足孕妈妈和胎宝宝对能量的需求，并且脂肪分解得到的脂肪酸是对生长发育很重要的物质，孕早期要形成良好的胎盘及丰富的血管也特别需要脂肪酸，这样才能保证胎儿的营养需求，但是如果摄入过量，会使腹中宝宝长得过大，不利于以后的分娩。

6.能量食品大聚会

为了满足孕妈妈对能量的需求，又能做到少食多餐。这就要求孕妈妈所吃的食物个个都要"精明强干"。以下介绍10种孕期高能量食品。

麦片 为了让自己有一个充满活力的早晨，孕妈妈应把早餐的烧饼、油条换成麦片粥。因为麦片不仅可以让你保持一上午都精力充沛，而且还能降低体内胆固醇的水平。不要选择那些口味香甜、精加工过的麦片，最好是天然的，没有任何糖类或其他添加成分在里面。可以按照自己的口味和喜好在煮好的麦片粥里加一些果仁、葡萄干或是蜂蜜。

脱脂牛奶 孕期需要从食物中吸取的钙大约比平时多1倍。多数食物的含钙量都很有限，因此孕期喝更多的脱脂牛奶就成了你聪明的选择。孕妇每天应该摄取大约1000毫克的钙，只要3杯脱脂牛奶(200克)就可以满足这种需求。

瘦肉 铁在人体血液转运氧气和红细胞合成的过程中起着不可替代的作用，孕期血液总量会增加，以保证能够通过血液供给胎儿足够的营养，因此孕期对于铁的需要就会成倍地增加。如果体内储存的铁不足，会感到极易疲劳。通过饮食补充足够的铁就变得尤为重要。瘦肉中的铁是供给这一需求的主要来源之一，也是最易被人体吸收的。

柑橘 尽管柑橘类的水果里90%都是水分，但其中仍然富含维生素C、叶酸和大量的纤维素。能帮助你保持体力，防止因缺水造成的疲劳。

香蕉 香蕉可以快速地提供能量，帮你击退随时出现的疲劳。而且在你时常被呕吐困扰的时候，很容易被你的胃所接受。你可以把它切成片放进麦片粥里，也可以和牛奶、全麦面包一起做早餐。

全麦面包 把每天吃的精粉白面包换成全麦面包就可以保证每天20~35克纤维的摄入量。同时，全麦面包还可以提供丰富的铁和锌。

绿叶蔬菜 菠菜含有丰富的叶酸和锌。甘蓝是很好的钙的来源。把沙拉的原料改革一下，加入一些深颜色的莴苣，一定会提高这道菜的营养价值，因为颜色越深的蔬菜往往意味着它的维生素含量越高。也可以在汤里或饺子馅里加入一些新鲜的蔬菜。

鸡蛋 很多孕妈妈一看见肉就觉得恶心，那么鸡蛋就成了孕期蛋白质的最佳来源，而且鸡蛋中还含有人体所需的各种氨基酸。煎个鸡蛋再配点儿蔬菜会让你的早餐既简单又丰盛。如果受不了煎鸡蛋的味道，也可以煮个鸡蛋吃。

花椰菜 吃这种蔬菜真是好处多多，它不仅营养丰富，而且健康美味，富含钙和叶酸，而且还含有大量的纤维和抵抗疾病的抗氧化剂，内含的维生素C，还可以帮助你吸收其他绿色蔬菜中的铁。

干果 干果是一种方便、美味的零食，可以随身携带，随时满足孕妈妈想吃甜食的欲望。可以选择像杏脯、干樱桃、酸角一类的干果，但是不要吃香蕉干，因为经过加工的香蕉干，脂肪含量很高。

7.情绪胎教的独特作用

医学研究表明，孕妇在情绪好的时候，体内可分泌一些有益的激素，以及酶和乙酰胆碱，有利于胎宝宝的正常生长发育。而孕妇在情绪不良的情况下，如在应激状态或焦虑状态中，会产生大量肾上腺皮质激素，并随着血液循环进入胎宝宝体内，使胎宝宝产生与孕妈妈一样的情绪，并破坏胚胎的正常发育。

好的情绪胎教有以下独特作用：

❶ 让孕妈妈的身体处于最佳状态，十分有益于胎盘的血液循环供应，促使胎宝宝稳定地生长发育，不易发生流产、早产及妊娠并发症。

❷ 使胎儿的活动缓和而有规律，组织器官

进行良好的分化、形成及生长发育, 尤其是脑组织的发育。

❸ 宝宝出生后, 性情平和, 情绪稳定, 不经常哭闹, 能很快地形成良好的生物节律, 如睡眠、排泄、进食等, 一般来讲智商、情商较高。

8. 情绪胎教的基本方法

情绪胎教体现了父母之爱, 情绪胎教也即为爱的胎教。要做好情绪胎教, 最重要的就是孕妈妈要始终保持良好的心境和愉快的心情。其基本方法有以下几种:

❶ 胸怀宽广, 乐观舒畅。多想孩子远大的前途和美好的未来, 避免烦恼、惊恐和忧虑。

❷ 把生活环境布置得整洁美观, 赏心悦目。还应挂几张健美的娃娃头像, 孕妈妈可以天天看, 想象腹中的孩子也是这样健康、美丽、可爱。多欣赏花卉盆景、美术作品和大自然美好的景色, 多到野外呼吸新鲜空气。

❸ 饮食起居要有规律, 按时作息, 行之有效地劳动和锻炼。衣着打扮、梳洗美容应考虑有利于胎儿和自身健康。

❹ 常听优美的音乐, 常读诗歌、童话和科学育儿书刊。不能看恐惧、紧张、色情、斗殴的电视剧、电影、录像和小说。

9. 准爸爸课堂

■ 不要让妻子在厨房久留

研究表明, 空气污染并不是在外周环境中, 而主要是在家中的厨房。厨房中的煤气或液化气燃烧后, 在空气中产生多种有害气体, 如二氧化碳、二氧化硫、二氧化氮、一氧化碳等, 特别是煎炒食物产生的油烟会使得污染更加严重, 对孕妇健康非常不利。如果久留在厨房, 怀孕的妻子会吸入大量有害于胎儿生长发育的气体和有毒物质。

准爸爸应做到:

❶ 如果情况允许, 在这个特殊阶段准爸爸不宜再做 "甩手掌柜", 而应主动地多承担一些做饭等家务, 最好让爱妻远离厨房, 至少接触得越少越好。

❷ 如果情况不允许, 可以在厨房里安上质量可靠的抽油烟机或排风扇, 也可适当地多使用电炊具。

❸ 一定要保证厨房有良好的通风条件, 尽量减少有害气体和有毒物质的对妻子的危害。

■ 准爸爸要剃掉胡须

准爸爸的胡须, 特别是浓密的胡须, 会吸附并收容许多病菌和空气中的污染物质, 如酚、苯、甲苯、氮、铅等。当准爸爸与妻子亲吻时, 胡须中的污染物就会顺便进入妻子的呼吸道和消化道。这样, 不仅会加大胎儿发育畸形的几率, 还容易引起呼吸道或消化道的感染, 从而不能保证胎儿能够正常地生长发育。

准爸爸应做到:

❶ 准爸爸最好在妻子准备怀孕的前半年, 就把胡须刮掉。

❷ 妻子怀孕后, 准爸爸更要注意经常刮胡须。

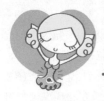# 第8周：宝宝开始快速成长

1.孕妈妈和胎宝宝变化

孕妈妈的变化

孕妈妈在这时候会发现自己的乳房胀大，腰围也增大了。有的孕妇在此时会第一次出现腹痛，原因是子宫在迅速地扩张。很多孕妇在怀孕初期会出现昏沉乏力、身体不适、恶心呕吐等症状。由于子宫扩张压迫膀胱导致尿频；激素分泌增多导致情绪烦躁。这个阶段是胚胎腭部发育的关键时期，如果你的情绪波动过大会影响胚胎，同时会导致腭裂或唇裂。孕妈妈要会调整自己的情绪，千万别因小而失大。

胎宝宝的发育

进入第8周后，胚胎已初具人形，但是小尾巴还没有完全消失。心脏和大脑已经发育得非常复杂，眼睑开始出现褶痕，鼻子部位也渐渐挺起，牙和腭开始发育，耳朵也在继续成形，小胳膊在肘部变得弯曲。手指和脚趾之间隐约有少量蹼状物。到第8周末，"胎宝宝"长到3厘米左右、体重约有4克。眼、耳、鼻、口已可辨认，胎盘和脐带形成。并会做踢腿、伸腿、抬手、移动双臂的小动作了。

2.保护自己避免流产

怀孕不足28周，胎儿体重不足1000克就终止妊娠者，称为流产。流产发生在孕12周以前，叫早期流产；发生在12周至不足28周的叫晚期流产。

导致流产的原因很多，遗传基因缺陷、孕妇本身有疾病、不良生活习惯、有害的环境等，都有可能导致流产。

◇ 流产危险信号

流产的主要症状是阴道流血和腹痛。早期流产阴道出血往往出现在腹痛之前；而晚期流产则是先有阵发性下腹疼痛，然后出现阴道流血。

◇ 先兆流产该如何休养

流产有一个过程，如果出血很少，也没有胚胎组织从阴道内掉出来，小肚子疼和腰酸很轻微，就叫先兆流产。

如果出现了先兆流产，一定要保证卧床休息。如果出血很快就停止了，肚子也不疼了，还需要再休息一个星期左右的时间，然后一定要到医院去检查。如果经医生检查后，确定胎宝宝在宫内继续生长发育，就可以继续保胎治疗。如果医生检查胚胎已停止发育了，那就没有必要保胎了。因为少数情况下，死胎还可以产生一种物质，被母体吸收后，会引起母体凝血功能障碍，造成出血不止。

如果发生先兆流产，医生建议需绝对卧床休息的，则应遵医嘱绝对卧床休息。但不是24小时都躺在床上不动，甚至连大小便都不敢下床，这样过分的精神紧张，反而会引起流产。

◇ 预防流产六项注意

① 充分的休息，切勿过度劳累：不要做过重的体力劳动，尤其是增加腹压的负重劳动，如提水、搬重物等。

② 防止外伤：出门最好穿平底鞋；孕期尽量不要外出旅游；避免振动的工作环境；做家务时避免危险性动作。

③ 摄取均衡的营养：远离烟酒，清淡饮食，不吃辛辣的食物，尽量少食多餐，必须保持大便通畅，避免肠胃不适。

④ 防寒保暖，预防感冒，禁用妊娠禁忌药物。

⑤ 保持心情愉快，情绪稳定：保持心情舒畅，避免各种精神刺激，消除紧张、烦闷、恐惧心理，调和情志。

⑥ 保持身体特别是会阴部的清洁：生殖道炎症也是诱发流产的原因之一。怀孕期间，阴道分泌物增多，因此外阴清洁工作显得非常重要，孕妇每晚都应坚持清洗外阴，必要时一天清洗两次。

3.孕早期暂停甜蜜性爱

孕早期(1~3个月)，胚胎和胎盘正处在形成时期，胎盘尚未发育完善，如果此时进行性生活，容易引起子宫收缩，加上精液中含有的前列腺素对产道的刺激，使子宫发生强烈的收缩，很容易导致流产。因此，在孕早期，孕妈妈和准爸爸都需要克制一下，尽量暂停性生活。

准爸爸对性的要求可能要比孕妈妈强烈一些，但为了胎宝宝的健康，准爸爸只能牺牲一下，暂时忍忍了。但只要找到好的替代方式来释放多余的"精力"，准爸爸依然能安然快乐地度过孕妈妈的"不便"期。

准爸爸可以主动帮孕妈妈承担一些家务，或者经常从菜谱中学几道营养菜做给孕妈妈吃，再不然就替孕妈妈看一些孕产类的图书，总之要让自己忙碌起来，这样才能够转移注意力，"忘记"很多事情。

准爸爸也可以通过温柔的亲吻、拥抱和爱抚孕妈妈来重温性爱甜蜜。但一定要注意卫生，尤其是要对双手进行彻底的清洗，并勤剪指甲。动作一定要轻柔，还要避免过度刺激孕妈妈的乳头、阴部等性敏感部位，以免引起子宫收缩。

4.孕早期"慢"运动

◇ 慢、慢、慢

头3个月里，由于胚胎正处于发育阶段，特别是胎盘和母体子宫壁的连接还不紧密，很可能由于动作不当使子宫受到震动，使胎盘脱落而造成流产。尽量选择慢一些的运动，像跳跃、扭曲或快速旋转这样的运动千万不能做。

◇ 散步、慢跑、打沙弧球或台球

除了保证足够的睡眠，一定要安排些运动。千万别闷坐在家里或躺在床上，出来散散步吧，或者慢跑也是可以的。这是非常适合孕早期妈妈的运动，宝宝还不是很大，你也不会太辛苦。散步和慢跑可以帮助消化、促进血液循环、增加心肺功能，而打沙弧球和台球是调节心情的运动方式。运动的目的是让孕妇在身体和心理上适应孕期环境，保证母胎健康和平安。

5.易导致流产的食物

妊娠期间，孕妇应注意营养的摄入，但同时也应该注意到有些饮食会对自己或者胎儿产生不良影响。在此，我们介绍四种易导致孕妇流产的食物，以供大家参考：

螃蟹 螃蟹味道鲜美，但其性寒凉，有活血祛瘀之功，故对孕妇不利，尤其是蟹爪，有明显的堕胎作用。

甲鱼 虽然甲鱼具有滋阴益肾的功效，但是甲鱼性味咸寒，有着较强的通血络、散瘀块的作用，因而有一定堕胎之弊，尤其是鳖甲的堕胎之力比鳖肉更强。

薏米 薏米是一种药食同源之物，中医认为其质滑利。药理实验证明，薏仁对子宫平滑肌有兴奋作用，可促使子宫收缩，因而有诱发流产的可能。

马齿苋 马齿苋既是草药又可作菜食用，其药性寒凉而滑利。实验证明，马齿苋汁对子宫有明显的兴奋作用，能使子宫收缩次数增多、强度增大，易造成流产。

6.孕妈妈不宜多吃山楂

山楂开胃消食，酸甜可口，很多人都爱吃，妇女怀孕后常有恶心、呕吐、食欲不振等早孕反应，更愿意吃些山楂调调口味，增强食欲。山楂虽然可以开胃，但对孕妇不利。

研究表明，山楂对孕妇子宫有兴奋作用，可促进子宫收缩，倘若孕妇大量食用山楂和山楂制品，就有可能刺激子宫收缩，从而导致流产。尤其是以往有过自然流产史或怀孕后有先兆流产症状的孕妇，更应忌食山楂和山楂制品。

7.孕妈妈不宜多吃桂圆

桂圆能养血安神，生津液，润五脏，是一味良好的食疗佳品。由于桂圆味甘温，所以对内有痰火者及患有热病者不宜食用，尤其是孕妇，更不宜进食。

妇女怀孕后，阴血偏虚，阴虚则滋生内热，因此孕妇往往有大便干燥、小便短赤、口干、肝脏郁热等症状。如果这时再食用性热的桂圆，非但不能产生补益作用，反而增加内热，容易发生动血动胎、漏红腹痛、腹胀等先兆流产症状，严重者可导致流产。

8.开始写妊娠日记

妊娠日记需记录的内容：

末次月经日期 医生可以根据末次月经日期计算宝宝的预产期，并依此判断胎宝宝的生长发育状况。

早孕反应 记录你早孕反应开始的时间和反应程度，以及进食情况等。

接受放射等有毒有害物质的情况 各种放射线均对胎宝宝不利，你在孕期如果做过X检查或接触过其他放射物质，应记录照射部位、剂量和时间。另外，如果在化学制剂污染严重的环境中工作，也应记录。

阴道出血 妊娠期出现阴道出血，大多是先兆流产，也可能是异常妊娠等原因。如果你有类似的情况，应记录血色、血量及有无其他物质排出。

第一次胎动日期 胎动是判断胎宝宝生长发育良好与否的重要依据。你要记录首次出现胎动的日期和以后每天胎动的详细情况，包括发生时间、持续时间、两次胎动的间隔时间和胎动强度等。

体重 你要密切关注并记录自己的体重变化，供医生参考，并依此调节饮食和活动量。

性生活情况 在孕早期和孕晚期是禁止性生活的，在孕中期性生活次数也不要过频，每次性生活都应有记录。

产前检查情况 你要将每次产前检查的日期、项目和结果记录下来，如血压、尿蛋白、血红蛋白、有无水肿及宫底高度等。

其他 你还可以记录孕期生活、工作和心理上的变化，内容可以是你认为非常重要的事情，也可以是家庭生活中的小事，还可以和自己的胎宝宝进行角色对话，总之随心所欲就好。当然，写妊娠日记主要还是出于个人习惯和爱好，并不是非写不可。如果你平时没有写日记的习惯或嫌麻烦懒得去写，那大可不必强迫自己，如果因此给自己造成太大的精神压力和负担，影响到胎宝宝的发育，那可就得不偿失了。

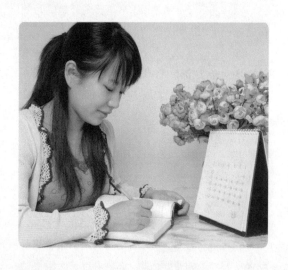

9.准爸爸课堂

■ 理解妻子的"性"担扰

孕妈妈在怀孕期间，性欲可能会有所减退，加上早孕反应带来的不同程度的不适感，一天下来孕妈妈会感觉特别疲劳，对性生活的兴趣自然也会降低，性生活容易陷入困顿和不和谐的境地。

这时准爸爸不要有不满和抱怨，而是要通过其他的方式来调节两人的关系，比如陪孕妈妈听听歌、散散步，这也可以成为你们很好的交流方式。

■ 让妻子远离洗涤剂

研究显示，家用洗涤剂造成的化学污染，对人体健康有一定的损害作用，特别是在不恰当使用时。

比如，把洁厕剂与消毒剂一起混合用，洁厕剂中的氯含量很高，当把它与含氨类清洁剂合用时，会产生刺激眼、鼻、咽喉等部位的氯气，甚至损害肺部。喷雾型的消毒剂、清洁剂与除臭剂、空气清新剂混用时，也会产生有损人体健康的化学反应，特别是对妻子和胎儿更有害。

◇ 准爸爸需要做什么

① 凡是要亲手接触各种洗涤剂，包括洗衣粉在内的工作，最好别让妻子做，准爸爸一定要一马当先。

② 不要把洗涤剂、消毒剂混合起来使用，浴室洗涤类、洁厕类、厨房洗涤类用品一定要分开使用。

三、怀孕第3个月

◎本月要事提醒

1.要避免过度劳累或激烈运动。避免攀高取重物或提担重大物件。

2.孕妇情绪暴躁、易怒、容易激动，宜进行适度的户外活动或参加自己有兴趣的文艺活动，以调适心情。

3.气温适宜时应每天到公园、绿地散步一小时。

4.每天至少有8小时的睡眠，每天中午最好睡1~2小时。

5.勿穿紧身衣裤，选择穿低跟及止滑的鞋子。

6.选择做轻松的家务活，一次不要做太多。

7.勿暴饮暴食。食物要清淡、爽口，多吃蛋白质含量丰富的食物及新鲜水果、蔬菜等。如果呕吐得厉害，要去医院检查，输液治疗很有效。

8.饮食以低盐为主，每日的摄盐量以7~10克为宜。

9.坚持早、晚认真刷牙、漱口。

10.蚊虫叮咬后，切忌涂用清凉油。

11.在医生的指导下继续补充叶酸。

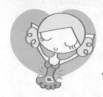

第9周：宝宝初具人形

1.孕妈妈和胎宝宝变化

孕妈妈的变化

从怀孕到第9周，子宫已增大了2倍。随着子宫逐渐增大，孕妇会感觉到整个身体都在发生变化。尽管从身体外观上还看不出怀孕的迹象，但是自己已经能感觉到腰部越来越紧。常感觉到腿部紧绷发疼，腰部酸痛。如果还伴有出血，就必须向医生咨询。同时，由于大量荷尔蒙的分泌，使孕妇皮肤粗糙，也是由于激素的影响，导致乳房肿大，摸起来发硬、发痛。请不要过分担心，这都是孕期的正常现象。但是，如果下腹痛同时还伴有出血，就必须向医生咨询。

胎宝宝的发育

本周胎宝宝的小尾巴已经完全消失了，而且所有的神经器官都开始工作了。从本周开始，曾经的"胚芽"已经是一个五脏俱全、初具人形的小人儿了，也就是"胎儿"。妊娠9周以后的时期，称为"胎儿期"。

2.远离日常的危险

为自己和正在发育的宝宝营造健康的环境，还应包括日常行为对身体的影响。

◇ 家庭用品

日常的家用清洁剂不会伤害宝宝，但应尽量避免使用有毒物质，例如炉灶清洁剂。如果不得不使用会产生大量烟尘的产品的话，就应当确保屋内通风良好，并且不时地停下来去呼吸一下新鲜空气。

如果很想装饰婴儿房间，一定要等到妊娠期的最后一周，或者请别人帮忙粉刷墙壁。孕妇应避免接触油漆，因为其中可能含铅，而有些乳胶漆可能含汞。大多数用水调和的涂料都可以使用，不过一定要看清涂料标签上注明的有害物质。粉刷时要保持屋内有良好的通风。

◇ 杀虫剂

偶尔接触杀虫剂不会伤害孕妇和胎儿，但在一段时期内反复接触这些化学物质就有危险。大量接触杀虫剂会造成胚胎发育缺陷。如果不希望在家中见到昆虫，尽量避免使用喷雾杀虫剂，可能的话最好用非化学制品替代。

◇ 气泡浴、桑拿浴和蒸气浴

研究表明，在怀孕的前7周内，如果孕妇体温在38℃以上超过10分钟，就容易流产，或者生出的孩子患有神经管缺陷(例如脊柱裂)。因此，在妊娠期间避免体温过高意义重大。但是在妊娠3个月后，偶尔的气泡浴、桑拿浴或蒸汽浴只要不超过10分钟则是合理的、安全的。

◇ 污染

空气质量对于孕妇尤其是那些住在城市里的人来说是一个大问题，怀孕期间可能会突然强烈地意识到被污染的空气是多么脏。虽然还没有证据表明城市生活对胎儿有什么危害，但最好的办法是尽量少在高污染地区。值得注意的是，室内空气质量比室外糟糕2~5倍。所以，要尽量少使用家用有毒产品清理霉菌和防潮，还要检查供暖设施以防止一氧化碳泄漏。

3.孕期感冒巧治疗

◇ 药物不能乱吃

抗感冒药：常见的有速效伤风胶囊、感冒通、康必得、康泰克、白加黑、快克等，这些大多是复合制剂，含多种成分，且治标不治本，孕期不宜服用，尤其是孕1月前。吃点中成药如感冒冲剂是可以的，以防感冒加重、发热。

◇ 缓解感冒小妙招

❶ 刚刚感觉喉咙痛痒：用浓盐水漱口和咽喉，每隔10分钟1次。

❷ 鼻子不通气：在保温杯内倒入42℃左右的热水，将口鼻部贴近茶杯口内，不断吸入热蒸气，每天3次。

❸ 感冒伴有咳嗽：用1个鸡蛋打匀，加入少量白糖和生姜汁，用开水冲服2~3次即可止咳。

◇ 严防感冒

❶ 勤洗手，不用脏手摸脸、嘴巴和鼻子。

❷ 单独使用毛巾、餐具；每次刷完牙要将牙刷清洗干净，并将刷毛朝上，以加速其变干。

❸ 尽量少去人多的公共场所，外出乘公共交通工具时尽量戴口罩。

❹ 保持室内通风透气，并可放置水盆或加湿器，提高相对湿度。

❺ 注意足部保暖，否则脚部受凉容易引起鼻黏膜血管收缩，易受感冒病毒侵扰。

❻ 多吃蔬菜水果，少吃盐。钠盐对上皮细胞功能有抑制作用，会降低抗病因子的分泌。

4.发烧要及时降温

发烧常常是由于病原体侵入引起的，有些病原体会影响胎儿发育，引起胎儿畸形。同时，发烧对胎儿的危害有时会超过病原体对胎儿的危害。

研究发现，如果孕妈妈持续24小时以上体温比正常体温高1℃，即有致畸的可能。据测定，孕妈妈体温比正常人高1.5℃，胎儿脑细胞发育就可能停滞；如果升高3℃，就可能杀死胎儿脑细胞，造成永久性损害。

孕早期胚胎如果生活在高温环境下，极易受到伤害。物理性的有害因子会杀死那些分裂的细胞，使该细胞停止发育，特别是胎儿的中枢神经系统最易受到损伤，造成畸胎，严重者可导致胚胎死亡。

孕妈妈发烧要积极降温，发烧对胎儿的影响与发烧程度及持续时间有关，体温越高，持续时间越长，对胎儿影响越大。所以加强孕期保健，预防孕早期发烧性疾病很重要。孕妈妈一旦患上感染性发烧疾病，应积极采取物理降温。

5.孕3月营养要点

❶ 到了这个月，胎宝宝进入快速生长发育期，孕妈妈在这个月仍然要注意补充叶酸及其他维生素、矿物质、蛋白质、脂肪等营养素。蛋白质含量丰富的食品有瘦肉、肝、鸡、鱼、虾、奶、蛋、大豆及豆制品等，蛋白质的摄入量宜保持在每日80~100克。

❷ 维生素B6可帮助抑制孕吐。维生素B6在麦芽糖中含量最高，每天吃1~2勺麦芽糖不仅可

防止妊娠呕吐，还能使孕妈妈精力充沛。不过不能多吃，一是因为麦芽糖有回乳作用，二是因为麦芽糖含糖高，吃了对孕妈妈的健康不利。

富含维生素B₆的食品还有香蕉、马铃薯、黄豆、胡萝卜、核桃、花生、菠菜等植物性食品。动物性食品以瘦肉、鸡蛋、鱼等含量较多。

④ 镁不仅对胎宝宝肌肉的健康至关重要，而且也有助于骨骼的正常发育。孕早期的3个月，如果镁摄入不足，会影响到胎宝宝以后的身高、体重和头围大小。孕妈妈可以多吃绿叶蔬菜、坚果、大豆、南瓜、甜瓜、香蕉、草莓、葵花籽和全麦食品等，来保证镁的摄入。

⑤ 维生素A参与了胎宝宝发育的整个过程，对胎宝宝皮肤、胃肠道和肺部发育尤其重要。由于孕早期的3个月内，胎宝宝自己还不能储存维生素A，因此孕妈妈一定要及时补充足够的维生素A。建议孕妈妈多吃甘薯、南瓜、菠菜、芒果等补充维生素A。

⑥ 现阶段的妈妈每天钙的补充量应在800毫克左右。要多喝牛奶，一袋250毫升的牛奶可补充250毫克的钙。所以建议妈妈每天喝2袋牛奶即可。其中一袋应该在晚上睡前喝，这样可以维持半夜血钙正常，防止腿抽筋。

⑦ 妈妈每天需碘量应在175微克左右，最好食用加碘盐。同时也应在食物里增加碘的含量，因为胎儿脑的发育必须依赖母体内充足的碘，碘是制造甲状腺素的主要原料，而甲状腺素是促进大脑、身体发育的重要原料。在这一时期孕妈妈应多食用含碘的食品，如：海带、紫菜、海蜇、蛤蜊等。

6.孕3月营养食谱

◇ 凉拌五彩鸡丝

原料 熟鸡脯肉150克，胡萝卜、金针菇、黄瓜各100克，红椒丝50克。

调料 精盐、胡椒粉、白糖、麻油各适量。

做法

(1)熟鸡脯肉撕成丝。

(2)胡萝卜、黄瓜分别洗净切成丝，加精盐略腌，金针菇洗净，与红椒丝一起焯熟。

(3)所有原料放入碗中，加精盐、胡椒粉、白糖拌入味，淋上麻油，即可装盘。

功效 本品鲜脆爽口，含有丰富的蛋白质、脂肪、糖类、钙、磷、铁、维生素B₂、烟酸、维生素C、维生素E，营养价值高，适宜孕早期的孕妇经常食用。

◇ 桂花肉

原料 瘦肉250克，鸡蛋2个，糯米粉100克。

调料 生抽、糖、醋、酒、盐、麻油各适量。

做法

(1)瘦肉切约3厘米厚大片，用刀背敲捶，使肉质松开，切成小块用糖、盐、酒略腌一下。

(2)鸡蛋打散与糯米粉调和成蛋糊，然后把腌好的肉拌入。

(3)炸油烧至八成热，将肉块逐个放入，略炸捞起，待油温回升后复炸至金黄，捞起滴干油。加入糖、醋、盐、麻油生粉即可。

功效 此菜含有丰富的优质蛋白质、脂肪、碳水化合物等营养素。

◇ 山药芝麻粥

原料 大米60克，山药15克，黑芝麻120克，鲜牛奶200克。

调料 玫瑰糖6克，冰糖120克。

做法

(1)大米淘净，浸泡1小时，捞出沥干；山药切成细粒；黑芝麻炒香，一起倒入搅拌器，加水和鲜牛奶搅碎，去渣留汁。

(2)锅置火上，放入水和冰糖烧沸溶化后倒入浆汁，慢慢搅拌，加入玫瑰糖，继续搅拌至熟即成。

功效 本品香甜可口，滋阴补肾、益脾润肠，孕妇在孕早期食用，有利安胎。

◇ 黄豆炖猪蹄

原料 猪蹄1只，黄豆200克。

调料 葱花、醋、盐各适量。

做法

(1)猪蹄洗净多块，焯水，捞出备用。

(2)黄豆在水肿浸泡半个小时，捞起备用。

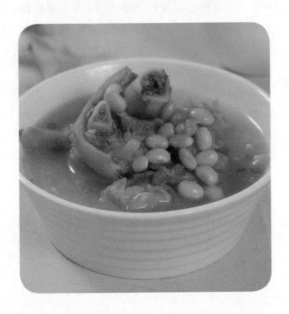

(3)在高压锅内放黄豆、猪蹄、姜同煮，20分钟后，放入葱花、醋、盐调味即可。

功效 猪蹄中含有碳水化合物、胶原蛋白、脂肪、维生素A、维生素C及钙、磷、铁等营养物质，对胎宝宝和孕妈妈都有非常好的作用。

7.环境胎教——优境养胎

环境对胎儿前三个月的生长发育影响很大，这早已引起古今中外医学家的重视，并成为传统胎教和现代胎教的重要论题。但实际上，环境在整个胎儿期都起作用，环境对胎儿的影响一刻也没有停止。

当孕妇的精神、情绪发生变化时，其神经递质和内分泌也发生改变，这种改变又通过胎盘进入胎体到胎脑，从而影响胎儿的身心发育，而孕妇的精神、情绪又会受到环境的影响。胎儿所处的内环境会通过母体受到外环境的影响，使得胎内环境和胎外环境关系十分密切。那么，怎样让孕妇拥有优美的环境呢？或者说，什么样的环境才是优美的呢？

优境是相对劣境而言的。劣境是被物理类、化学类、生物类有害物质污染过的客体环境，也包括母体患病、营养不良、嗜好烟酒、情绪波动的主体环境。优境就是客体环境和主体环境都很良好的环境。一般说来，优境包括以下三个方面：

◇ 家庭优境

家庭优境一是要有宁静而愉快的家庭气氛。夫妻相亲相爱、关系和睦、彼此谅解，就能形成良好的家庭气氛。孕妈妈都希望准爸爸能理解自己的处境，多体贴自己，平时多操持家务，对自己温存并富有幽默感。准爸爸如果能勤快地做好家务，上下班不忘记向妻子和胎儿亲吻问好，必将使母子都感到满足和惬意。二是要有整洁、舒适而雅致的孕妇居室。新婚要布置新房，有了胎儿也要精心布置婴儿房，屋中挂的图片和器物陈设，都要使孕妇感觉赏心悦目，并使其产生一种将为人母的意识。

◇ 社会优境

养育后代是每一对夫妇的责任，也是社会的责任，因此社会要尽可能地为孕妇创设优境，如医院、妇幼保健院应专门为孕妇开辟环境优美的胎教乐园，让孕妇们有一个学习和交流的地方。孕妇的工作环境也要尽可能优化。

◇ 自然优境

孕妇可以欣赏名山大川的壮美与秀丽，也可以徜徉于街心花园，感受自然美景，激发孕妇孕育的快感，也可以漫步于小桥流水，麦田菜畦，欣赏农家风景。

8.带胎宝宝走进大自然

人疲倦的时候，总喜欢到大自然中走走。人类生存、繁衍奔流不息，时时刻刻在大自然中感受它的广阔、神奇、美丽、富饶和温馨。走进大自然，感受这个清新的世界，对一个新生命来说，也是必要的，它可以说是促进胎儿智力开发的很重要的胎教基础课。

我们都知道，阳光能使人体产生维生素D，进而促进体内的重要营养元素钙、磷的正常吸收，以满足母体在孕期对钙、磷元素的较大需求。同时，太阳光还可以促进血液循环，阳光中的紫外线还具有杀菌消毒的作用。因此，孕妈妈常晒太阳可达到消毒防病的作用。

新鲜的空气与充足的阳光同样重要，可以说是孕妈妈及胎儿的另一种营养素。大自然中新鲜的空气有利于胎儿的大脑发育，树林中的氧大部分是以一种带负电的离子氧状态存在的，这种负离子对人体极为有益，具有调节神经系统和改善血液循环系统的功能。负离子氧是孕妈妈和胎儿的"空气维生素"。

孕妈妈可每天清晨和傍晚到公园、草地、树林等阳光充足、空气清新的地方去散步。在散步的过程中，一边享受温暖的阳光，一边呼吸清新的空气，同时，自然界中的鸟鸣蝉歌还可以对大脑神经起到调节作用，使孕妈妈精神放松，修身养性。

9.准爸爸课堂

■ 为妻子营造良好的环境

许多准爸爸在照顾孕妈妈时，常常会把心思放在未出生的宝宝身上，却忽略了去关心孕妈妈自身的感受，特别是居家环境的环节。一个好的居家环境不但应该对胎儿没有负面的影响，还应该让大腹便便、体型日趋臃肿的孕妈妈感到舒适和便利。不论住房的条件是宽敞舒适还是狭小拥挤，都需要掌握几个重点，即色调要尽量淡雅优美、卧室内的家具应尽量靠墙边摆放、棱角不要突出太多，保持适当的室温和湿度。适当放置绿色植物都可以让空间更舒适。除此之外，还要注意以下几点：

1 保持室内阳光充足。

2 保持室内干燥。

3 排除安全隐患。

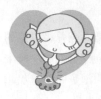

第10周：安全度过危险期

1.孕妈妈和胎宝宝变化

孕妈妈的变化

本周，孕妈妈的肚子越来越大，身体开始变化，情绪波动也会很大，神经特别敏感，会常因一点小事而大动肝火。而大部分孕妇都会经历这样的心理变化过程，这是孕期的自然现象，主要是受孕激素作用的结果。

孕妇在这时候会发现自己不但乳房胀大了，而且腰围也增大了，这时候，就要换上大的胸衣和宽松的衣服。

胎宝宝的发育

本周，胎宝宝长到4厘米左右，外形像一只小豆荚，体重约10克。这时候，宝宝的手腕和脚踝发育完成，并清晰可见。宝宝的手臂更长，肘部更弯曲。胎儿的眼皮粘合在一起。胎盘已经很成熟，可以支持产生激素的大部分重要功能。

这时候你还不能通过医学仪器辨认宝宝的性别，但是，宝宝的生殖器官已经在生长了。

2.孕妈妈洗澡有讲究

洗澡沐浴不仅是个人的良好卫生习惯，同时也是一种享受。沐浴以后神清气爽，通体舒畅，女性尤应坚持这个有益身体健康的习惯。尤其是怀孕后的妇女，由于机体内分泌的改变，新陈代谢逐步增强，汗腺及皮脂腺分泌也会随之旺盛，更需要定期沐浴。

孕妇的沐浴毕竟与常人有所不同，是马虎不得的，如果不注意方法，有可能对孕妇及胎儿的健康带来不利影响。那么孕妇沐浴应注意什么问题呢？

◇ 要注意水的温度不可过高

据近代医学研究表明，水温过高会损害胎儿的中枢神经系统。据临床研究测定，孕妇较正常体温上升2℃，就会使胎儿的脑细胞发育停滞；如果上升3℃，则有杀死脑细胞的可能。脑细胞一旦受损害，多为不可逆的永久性伤害，胎儿出生后可以出现智力障碍，甚至可形成胎儿畸形，如小眼球、唇裂、外耳畸形等，有的还可导致癫痫发作。一般来说，水的温度越高，损害越重。所以，孕妇沐浴时水的温度应掌握在38℃以下，最好不要去温水池或盆堂沐浴，避免腹部长期浸在热水中。

◇ 冬季不宜在浴罩内沐浴

有些家庭为了避寒保暖，冬天喜欢在卫生间支起浴罩沐浴。常人尚可应付，但孕妇就不太适应，很快会出现头昏、眼花、乏力、胸闷等症状。这是因为浴罩相对封闭，浴盆内水较热，罩内水蒸汽充盈，经过一段时间的呼吸，其中氧气便会逐渐减少，加上温度又较高，氧气供应相对越来越不足；另外，由于热水浴的刺激，会引起全身体表的毛细血管扩张，使孕妇脑部的供血不足，加上罩内缺氧，更易发生晕厥。同时胎儿也会出现缺氧,胎心心跳加快等现象,严重者还可使胎儿神经系统发育受到不良影响。

◇ 洗澡应采用淋浴的方式

妇女怀孕后机体的内分泌功能发生了多方面的改变,阴道内具有灭菌作用的酸性分泌物减少,体内的自然防御机能降低,此时,如果坐浴,水中的细菌、病毒极易随之进入阴道、子宫,导致阴道炎、输卵管炎等;同时,立位洗澡不用弯腰,尤其适合妊娠晚期弯腰困难的孕妇。若没有洗淋浴的条件,可以擦澡或用脸盆、水桶盛水冲洗。

◇ 避免滑倒

孕妇身重,行动不灵便,为确保安全,洗澡时应注意扶着墙边站稳,防止滑跌。特别是在妊娠晚期,由于行动不方便,或合并妊娠高血压、水肿等,最好请家属帮忙协助。

◇ 洗澡时间不宜过长

孕妇洗澡时间过长,会造成胎儿缺氧,胎儿脑缺氧时间如果过长,则会影响神经系统的生长发育。因此,孕妇一般要控制自己洗澡时间不宜超过15分钟,或以孕妇本身不出现头昏、胸闷为度。

3.孕妈妈不宜做的检查

◇ X射线检查

研究表明,孕妇在妊娠第2~25周期间接触大剂量X射线(2.5戈),可能引起胎儿先天畸形。最多见的畸形有生长迟缓、小头畸形、智力低下、小眼畸形等。

那么孕妇在怀孕期间是否绝对不能做X线检查呢?根据现有资料,目前临床上使用的各种X线放射诊断方法基本上都是低频并经过滤的放射线,人体所接受的放射剂量较低,一般来说,孕妇接受这一剂量范围的剂量照射时引起胚胎发育异常的危险度是很低的。

但是有足够的证据表明,孕妇在妊娠期间接受腹部放射性治疗或诊断,可能对胚胎产生有害的影响。如果确实需做X线检查,一定要请有经验的放射科医生和专科医生会诊,准确地确定孕妇所受照射的总剂量,并估计胚胎所吸收的总剂量。

因此孕妇在孕期一定要慎重接受X线检查,最好不接触X线。

◇ CT检查

CT是利用电子计算机技术和横断层的组织,它具有很高的密度分辨力,要比普通X线强。所以,做一次CT检查X线照射量比X光检查大得多,对人体的危害也大得多。因此,孕妇做CT检查会产生严重的不良后果。所以,如果不是病情需要,孕妇最好不要做CT检查。

4.孕妈妈不宜睡电热毯

专家指出,孕妈妈睡觉时使用电热毯可导致胎儿畸形。这是因为电热毯通电后会产生电磁场,这种电磁场可能影响母体腹中胎儿的细胞分裂,使其细胞分裂发生异常改变。

胎儿的骨骼细胞对电磁场最为敏感。现代医学研究证实,胚胎的神经细胞组织在受孕后的15~25天开始发育,心脏组织于受孕后20~40天开始发育,四肢于受孕后24~26天开始发育。因此,孕妇如果在这段时间内使用电热毯,最易使胎儿的大脑、神经、骨骼和心脏等重要器官组织受到不良的影响。由此可见，为了宝宝的健康，在寒冬季节中，孕妇睡觉最好不要使用电热毯。

5.热性香料不利宝宝发育

香料属调味品，人们在日常生活中经常食用。八角、茴香、花椒、胡椒、桂皮、五香粉、辣椒粉等都属于热性香料，孕妇如果常食用这些热性香料，会对健康不利。

妇女在怀孕期间，体温相应增高，肠道也较干燥，而香料性大热，且有刺激性，很容易消耗肠道水分，使胃肠腺体分泌减少，造成肠道干燥、便秘或粪石梗阻。

当肠道发生秘结后，孕妇必然用力屏气解便，这样就会引起腹压增大，压迫到子宫内的胎儿，容易造成胎动不安、胎儿发育畸形、羊水早破、自然流产、早产等不良的后果。

6.孕妈妈服用人参要慎重

体弱的孕妇在孕早期可适当进补人参，提高自身免疫力。抵御外来病菌的侵入，并能增进食欲。

研究表明，人参可明显增加机体红细胞膜流动性，具有明显的抗缺氧作用，对血液循环有改善作用，还能增强心肌收缩力，对胎儿的正常发育可起到促进作用。

在孕早期，中医学主张服用红参，体质偏热者可服用生晒参。孕中晚期。如水肿较明显，动则气短，也以服红参为宜，体质偏热者可服西洋参。总之，应在医生指导下选择服用，千万不要服用过量。

红参、西洋参常用量为3~10克，生晒参为10~15克，蒸煮45分钟左右为佳，服时以少量多次为宜。服人参时忌与萝卜同服，少饮茶。

在临近产期及分娩时，不提倡服用人参，以免引起产后出血。其他人参制剂也应慎服。当出现头胀、头痛、发烧、舌苔厚腻、失眠、胸闷、憋气、腹胀、玫瑰疹、瘙痒、鼻衄等症状时，应立即停服。

7.音乐胎教的独特作用

音乐胎教，是通过对胎儿不断地施以适当的音乐刺激，为优化后天的智力及发展音乐天赋奠定基础。

健康的音乐，对于陶冶情操和性格，和谐精神生活，加强个人修养，增进身心健康，以及激发想象力等方面都具有良好的作用。同样，女性怀孕期间如能选择好的胎教音乐，对孕妇和胎儿都有重要的意义。

在生活中，人们常常把那些适合于孕妈妈和胎儿听的音乐称为胎教音乐。毫无疑问，胎教音乐对于促进孕妇和胎儿的身心健康具有不可低估的影响。

据医学界研究表明，音乐是通过生理作用和心理作用两条途径影响胎儿成长的。所以音乐胎教具有其独特的作用。

◇ 能使母子保持良好的心境

在心理方面，胎教音乐能使孕妈妈心旷神怡、浮想联翩、宁静轻松，从而改善不良情绪，保持良好的心境，并通过各种途径将孕妈妈的感觉信息传递给孩子，使胎宝宝的心理变化与孕妈妈同步。

◇ 与母子的生理节奏产生共鸣

在生理方面，胎教音乐使孕妈妈的心率平稳，呼吸舒畅。这样，胸腹之间横膈膜的运动也相应地平稳，流过大动脉的血流速度不急不缓，这些运动和声响传入胎儿的耳中，使他感到自己的生存环境是平和安逸、和谐而美好的。同时，悦耳动听的胎教音乐，不断传入孕妈妈和胎儿的听觉器官，通过听觉器官的传导，对大脑皮层产生良性刺激，从而调节和改善大脑皮层的紧张度，促使体内一些激素的正常分泌，进而调节全身的健康状况，使孕妈妈和胎儿的身心都保持一种最佳状态。

研究表明，胎教音乐中的节奏还能与母体和胎体的生理节奏产生共鸣，进而促进胎儿全身各器官的活动。

优美的音乐旋律在大脑皮层留下的印记是深刻而久远的，对人从心理到生理的影响，也是深远而不易被其他方式替代的。

8.正确选择胎教音乐

◇ 孕早期宜选用的胎教乐曲

一般在怀孕的前3个月里，妊娠反应比较明显，忧郁和疲劳极为常见，因此孕妈妈宜听轻松

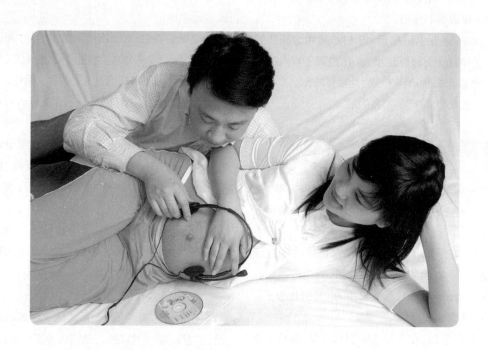

愉快、诙谐有趣、优美动听的音乐。力求将孕妇的忧郁和疲乏消除在音乐中。可以选听《春江花月夜》、《假日的海滩》、《锦上添花》、《矫健的步伐》等曲子。

◇ 孕中期宜选用的胎教乐曲

孕中期，孕妇开始感觉到了胎动，胎儿也已开始有了听觉功能，这时的胎教音乐从内容上可以更丰富一些。通过音乐的欣赏，不仅陶冶了孕妇的情操，调节了孕妇的情绪，同时对胎儿也将产生潜移默化的影响。由于这时孕妇的身子还不是太笨，尚能从事各种家务，完全可以边干家务边听音乐。孕中期除了可继续听孕早期听的乐曲外，还可再增添些乐曲，如柴科夫斯基的《B小调第一钢琴协奏曲》及《喜洋洋》、《春天来了》等乐曲。

◇ 孕晚期宜选用的胎教乐曲

孕晚期，孕妇很快就要分娩，心理上难免有些紧张，况且这时胎儿发育逐渐成熟，体重已达3~4公斤，会使孕妇感到笨重。这时应选择既柔和而又充满希望的乐曲。如《梦幻曲》、《让世界充满爱》、《我将来到人间》，以及奥地利作曲家海顿的乐曲《水上音乐》等。特别是《梦幻曲》是舒曼的钢琴套曲《童年情景》共13首曲子当中最脍炙人口的一支乐曲。

9.准爸爸课堂

■ 包容妻子的"坏脾气"

很多时候，孕妈妈需要把她们的种种不舒服、内心的不良情绪释放出来。这对她们调整心态、从不平衡走向平衡是有好处的。做为准爸爸，应时刻保持宽容、耐心，对孕妈妈的坏脾气视而不见，当个好听众，接纳所有的抱怨，心甘情愿当孕妈妈的出气筒。在孕妈妈的怒气稍稍平息以后，准爸爸不妨搂着孕妈妈温柔地问：
"我能替你做什么？"或者递去一杯水，说几句贴心话。

■ 给妻子食补不宜过量

孕妇对所有维生素、矿物质和微量元素的需要量大约是非妊娠妇女的1.8倍，但对能量的需要仅增加了15%。如单纯靠超过平时80%的膳食摄入，虽微量营养素的需求量得到满足，但脂肪摄入将严重超标，其结果是胎儿长成巨大儿，引起分娩困难以及一系列并发症，妊娠期高血压和糖尿病的发病率也会大大上升。为了更好满足围孕期对于营养素的额外需求，建议准爸爸选择孕妇专用复合维生素加以补充。

第11周：开始轻微的活动

1.孕妈妈和胎宝宝变化

孕妈妈的变化

孕早期就要结束了，胎宝宝已经大得充满了孕妈妈的整个子宫，如果孕妈妈轻轻触摸耻骨上缘，会感觉到子宫的存在。孕妈妈小腹部可能会出现一条浅色的竖线，颜色变深，这就是妊娠纹，不必太担心。阴道分泌物也较前略有增多，呈无色或淡黄色、浅褐色，属于妊娠生理反应，是正常的。但是，当分泌物的量如果增加得太多并有异味时，应马上告诉医生。

早孕反应开始减轻，孕妈妈已经基本摆脱了怀孕初期情绪波动大、身体不适等症状的困扰。再过几天，恶心呕吐、食欲不振的现象就要结束了。

胎宝宝的发育

到本周末，胎儿身长可达4～6厘米，体重增加到14克左右。胎宝宝的头显得格外大，几乎占据了身长大部分。面颊、下颌、眼睑及耳廓已发育成形，颜面更像人脸。尾巴完全消失，眼睛及手指、脚趾都清晰可辨。由于皮肤是透明的，所以可清楚地看到正在形成的肝、肋骨和皮下血管。心脏、肝脏、胃肠更加发达，肾脏也发达起来，输尿管已经形成，这些器官包括大脑以及呼吸器官等维持生命的器官都已经开始工作。

胎宝宝幼小的四肢已经可以在羊水中自由地活动了，双手能伸向脸部，时常会做吸吮、吞咽等小动作，可以把拇指放进嘴里，或是尝尝小脚趾的味道如何。本周末，胎宝宝的性别就可以分辨了。

2.白带异常巧应对

妇女的白带是阴道黏膜的渗出物、宫颈腺体及子宫内膜的分泌物混合而成，内含阴道杆菌及生殖道粘膜的脱落细胞，白带的量及性状与雌激素水平的高低有关。正常情况下，白带呈乳白色，排卵期量多稀薄，呈蛋清样。但在妊娠期阴道分泌物比非孕期明显增多，常呈白色糊状，无气味，这属正常生理变化，无需治疗。如果白带不但多而且有臭味，呈豆渣样或灰黄色泡沫状，并伴有外阴瘙痒，则属异常，应及时就诊。

◇ 应对白带增多的措施

❶ 备好自己的专用清洗盆和专用毛巾。清洗盆在使用前要洗净，毛巾使用后晒干或在通风处晾干，因为毛巾长时间不见阳光，容易滋生细菌和真菌。

❷ 天天晚上轻轻用温水清洗外阴部。

● 最好采用淋浴，假如无淋浴条件，可以用盆代替，但要专盆专用。清洁阴部时用温水最好，水太热容易加剧发炎症状，或用中性、弱酸性或不含皂质清洁用品。不要用消毒药水灌洗阴道，以免破坏阴道的正常酸碱性和菌群。

● 先洗净双手，然后从前向后清洗外阴，再洗大、小阴唇，最后洗肛门四周及肛门。

● 可使用能够去污灭菌的保健性洁阴用品，但正常情况下用清水即可。

③ 大便后养成用手纸由前向后揩试干净，以免肛门细菌传给阴道和尿道，并用温水清洗或冲洗肛门的习惯。

④ 选用绵织面料或至少底部是棉质的、柔和、宽松的内裤。晚上睡觉时穿四角内裤甚至不穿内裤，让阴部呼吸新鲜空气。少穿紧身牛仔裤、皮裤。尽量避免久坐，减少使阴部潮湿闷热的机会。少用含香精、有颜色的卫生棉、护垫、卫生纸，这些可能是阴部接触性皮肤炎的元凶。

⑤ 喝足够的水。平时多喝些果汁、优酪乳，可以预防或舒缓阴道、尿道感染。

3.孕早期尿频怎么办

尿频是孕妈妈最容易产生的症状和困扰，这主要是因为逐渐增大的子宫和胎头挤压到膀胱，让孕妈妈产生尿意，进而发展为尿频。

膀胱位于子宫的前方，怀孕3个月时，子宫增大，从骨盆腔出来，可以在耻骨联合上方触及到增大的子宫，此时，增大的子宫可以刺激前方的膀胱，出现尿频症状。到了孕中期后，子宫在腹腔内慢慢增大，对膀胱的刺激减小，尿频症状随之减轻。

◇ 孕妈妈减少尿频的方法

① 孕妈妈可以调整饮水时间，在白天保证水分摄入，控制盐分。为避免在夜间频繁起床上厕所，可以从傍晚时就减少喝水。切记，万万不可因为尿频就刻意少喝水，这样只会导致身体缺水，进而影响胎宝宝的正常发育。

② 有了尿意应及时排尿，切不可憋尿。如果憋尿时间太长，而影响膀胱的功能，以致最后不能自行排尿，造成尿潴留。

③ 可做凯格尔运动，做此运动不仅可收缩骨盆肌肉，以控制排尿，亦可减少生产时产道的撕裂伤。此外，排尿时身体向前倾，可以帮助你彻底排空膀胱。

4.孕期头晕的调理方法

头晕是孕妇常见的症状。轻者头重脚轻，走路不稳；重者眼前发黑，突然晕厥。孕妇头晕的原因是多种多样的，常由多种疾病引起。

◇ 供血不足，血压偏低

孕妇常常会发生供血不足、大脑缺血的情况，这类孕妇一般在突然站立或乘坐电梯时会晕倒。孕早期，由于胎盘形成，血压会有一定程度的下降。原有高血压病的孕妇，血压下降幅度会更大。血压下降，流至大脑的血流量就会减少，造成脑血供应不足，使脑缺血、缺氧，从而引起头晕。这种一时性的脑供血不足，一般到孕7个月时即可恢复正常。

调理方法 姿势动作(从躺位、蹲位和坐位转为站立位的过程)要缓慢，以免造成大脑突然供血不足；头晕发生时饮食可偏咸，多喝开水，以增加血容量；锻炼时应避免出汗，冲凉时应避免水温过高，以防血管扩张血压下降；头晕发作时应立即坐下或侧卧休息，必要时到医院请医生给予对症处理。

◇ 进食过少，血糖偏低

这类孕妇有时发作头晕，伴有心悸、乏力、冷汗，一般多在进食少的情况下发生。进食少，使血糖偏低，从而导致身体不适。

调理方法 三餐可吃多些、吃好些，尤其是早餐，可多吃些牛奶、鸡蛋、肉粥、蛋糕、糖水和面条等高蛋白、高脂肪和高碳水化合物的食物，必要时可吃第四餐。还可随身携带些方便食品，出现低血糖症状时立即进食，使头晕等低血糖症状得以及时缓解。如随身带些奶糖，一旦头晕发作时，马上吃糖，可使头晕得以缓解。

◇ **体位不妥，压迫血管**

这类孕妇一般在仰卧或躺坐于沙发中看电视时头晕发作。该类孕妇的头晕属于仰卧综合征，是妊娠晚期由于子宫增大压迫下腔静脉导致心脑供血减少引起的。

调理方法 应尽量采取平坐位，如长时间平坐位累了则可改为侧卧位，或在室内或附近户外散步。总之，要尽量避免仰卧位和半卧位。一旦仰卧综合征发生，应立即侧卧，或侧卧后缓缓平坐，以减轻子宫压迫心脏和下腔静脉，恢复大脑血液供应。

◇ **贫血**

妊娠后，为适应胎儿的生长需要，孕妇血容量增加，血液就相对稀释了，形成生理性贫血。

调理方法 应多进食富含铁质的食物，如动物血、动物肝脏、猪瘦肉、鸡蛋黄、鹅肉、菠菜、菜花、苋菜、海带、黑木耳和花生等；平时煮菜应少用铝锅，多用传统的铁锅，以便使铁离子溶解于菜肴中随菜食入；必要时可在医生的指导下补充铁剂。

5.孕期如何科学补水

水约占人体体重的65%，是人维持生命的必需品。对于孕妈妈来说，怀孕的时候水比任何时候都显得更为重要。怀孕后女性的血容量比未怀孕时增加了40%，其中以红细胞为主的成分增加了20%，而以水为主的成分则增加了50%。这就是说女性在怀孕后血液中水分大量缺少了，需要及时补充水分。孕早期是胎宝宝快速发育的时期，此时胎宝宝活动量很大，也急需水分。所以孕妈妈平时要注意及时补水，不要等到口渴明显了再喝水。

◇ **孕妈妈补充水分应注意的事项**

水要喝够 孕妈妈每天摄入的水分，以1000～1500毫升为宜。因为孕妈妈需要足够的水分可供循环和消化需求，并保持皮肤健康。如果水分摄入过少，血液浓缩，血液中代谢废物的浓度也相应升高，会增加尿路感染的机会，对胎儿的新陈代谢不利，对孕妇的皮肤护理和养颜也不利。

定时定量 早上起床后饮用一杯水，上午10点左右一杯，午餐后1小时补充一杯，下午4点一杯，晚餐后1小时补充一杯。

果汁不能代替水 除了水分，果汁还含有果糖、葡萄糖、蔗糖，具有很高的热量，不但会增加体重，还易引起高脂血症。建议孕妈妈每天饮用果汁量不应超过300～500毫升。

必要时减少饮水量 如果孕妈妈出现水肿，就应该注意控制饮水量，每天在1000毫升以内为宜，以免加重妊娠水肿。

6.孕期不宜喝的饮料

◇ **可乐类饮料**

其所含的咖啡因能迅速通过胎盘作用于胎儿，使胎儿受到不良影响。咖啡因可使实验动物发生腭裂、趾或脚畸形，甚至脊柱裂、无下颌、无眼、骨化不全、发育迟缓等。

◇ **浓茶**

浓茶中含有较多的咖啡因和鞣酸。孕妇常喝浓茶对胎儿骨骼发育有影响，鞣酸还会妨碍铁的吸收，导致孕期贫血或贫血治疗困难。

◇ **汽水**

汽水中的磷酸盐进入肠道后会与食物中的铁发生反应，产生对人体无用的物质。孕妇饮大量的汽水会消耗一些铁质，可能导致贫血。

◇ **冰镇时间过长的饮料**

太冷的饮料可使胃肠血管痉挛、缺血，出现胃痛、腹胀、消化不良。胎儿对冷刺激敏感，使胎儿躁动不安。

孕妇在孕期应该以喝白开水为主，矿泉水、淡茶水可适当喝。因为白开水经过煮沸消毒，清洁卫生，是孕妇水分补充的主要来源；矿泉水中含有许多微量元素；而适量的淡茶水，特别是淡绿茶，含有丰富的茶多酚和微量元素锌，可帮助消化，改善心肾功能，促进血液循环，预防妊娠水肿，促进胎儿生长发育。

7.意念胎教的独特作用

有研究表明，孕妈妈如果经常想象胎儿的形象，那么未来宝宝的相貌就会和妈妈想象中的样子比较像。因为孕妈妈与胎儿有心理和生理上的联系，孕妈妈的想象通过意念构成胎教的重要部分，并转化、渗透到胎儿的身心之中。另外，孕妈妈在做构想时，情绪达到最佳状态，能促进良性激素的分泌，使胎儿面部结构及皮肤发育良好。

也许平时的你总是忙忙碌碌，很少有时间静下心来独处。那么，从现在开始，你不妨每天利用10分钟时间与胎儿"独处"一会儿，让自己纷繁的思绪完全沉静下来，享受一下宁静带给你的释然与超脱吧。

以舒服的姿势让整个身体放松下来，自由地深呼吸，想象你的整个身体都是新鲜的。慢慢地呼气，把紧张、压力与不快统统吐出去，你会进入更放松的状态。然后，想象最令人愉悦和安宁的场景，这种想象能够提高孕妈妈的自信心，并最大限度地激发宝宝的潜能，对克服妊娠抑郁症也很有效果。

人在轻松的环境下，学习东西会非常快，胎儿也是一样。通过这些美好的想象，孕妈妈必然会感到舒适，在这个基础上，只要胎儿是醒着的，就可以分享孕妈妈所看到和听到的一切。

8.意念胎教的基本方法

施行意念胎教，大致可分为两个阶段：

第一阶段 孕妈妈处于松、静、空、自然的心境及思维状态中，集中注意力，大脑意想胎儿，好似胎儿的形象浮现在脑海里(如没有这种感觉，胎教可照样进行，只是效果要差点)，通过孕妈妈的意识波沟通与胎儿的联系，将信息逐一的、若有若无地通过意念并可以配合语言同时传导给胎儿，逐步激发胎儿的脑细胞活力，挖掘并强化胎儿的潜意识功能，使胎儿具有接受外界信息的功能。

如你想让胎儿知道什么是花，你轻轻闭上双眼，先在头脑中浮现或想一下胎儿的形象，接着在头脑中浮现或想像一种或多种花的样子，同时说：这就是花；接下来，你可以用意念并配合语言告诉胎儿，花的种类、颜色、香味等各种花的知识。你想培养胎儿勤劳的品德，在你做家务活时，大脑时时意想小宝宝，并将自己的动作像放电影一样，时时在头脑中过一过，同时对胎儿讲，人为什么应该勤劳。逐渐地，你可以将各种期望以及科学知识由浅入深、由感性到理性灌输给胎儿。

在这一阶段，每次以十分钟的时间为宜，一天1~2次，根据大人的精力情况及胎儿的反应情况决定是否逐步延长胎教时间。

第二阶段 孕妈妈偕同胎儿一起练气功。功法的选择，以内养功、益智功为主，孕妈妈练气功，可以增强体质，增强意念胎教时发出的意识波。气功本身就是人类开发智力行之有效的好方法。通过练气功，可以进一步巩固和增强胎儿接受孕妈妈发出指令的功能，并挖掘胎儿的特异功能能力。在此阶段，要与第一阶段的方法交叉进行，对胎儿传导意念可以以理性知识为主，每次胎教时间40分钟到1个小时，每天1~2次，直到胎儿出生为止。

9.准爸爸课堂

■ 烹调以妻子口味为主

怀孕后很多孕妈妈饮食习惯发生了变化，有的孕妈妈喜欢吃酸的，有的喜欢吃辣的，因此要根据孕妈妈的口味，选择烹调方法。怀孕后多数孕妈妈不喜欢油腻的煎炸食物，所以烹调以炒、炖和清蒸为主。

■ 适应妻子的情爱转移

就要做妈妈了，二人世界的幸福生活，即将因为小宝宝的出生而改变，其中最为突出的就是妻子对准爸爸的爱的转移。过去温柔体贴的妻子似乎对准爸爸关心不够了，过去经常说的情话减少了，甚至对性生活也有些淡漠了，如此等等。这主要是因为妻子把注意力转移到宝宝身上的原因，并不是因为妻子不爱你了，准爸爸应该适应妻子的这种情爱转移，要理解妻子是在为你们而受苦，是妻子给你带来了新生命的喜悦，要对妻子更体贴。

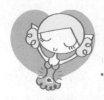

第12周：水上芭蕾舞蹈家

1.孕妈妈和胎宝宝变化

孕妈妈的变化

孕3月末，大多数孕妈妈孕吐已有所缓解，疲劳嗜睡阶段也已经过去。与前段时间比，孕妈妈会感到精力已经恢复了。孕妈妈可以时常真切地感觉到胎宝宝的存在；还可能会经常习惯性地轻抚你的小腹，与腹中正忙着或闲着的小家伙"交流"。也许你的皮肤会有些变化，比如脸和脖子上不同程度地出现了黄褐斑，你还可能注意到小腹部的妊娠纹渐渐变成黑褐色，不用担心，这是孕期的正常特征，待小宝宝出生后，它们就会逐渐消退。

胎宝宝的发育

本周，胎宝宝身长大约6.5厘米，大脑的体积越来越大，几乎占了整个身体的一半。小手小脚上的蹼状物消失，手指和脚趾已经能完全分开。一部分骨骼开始慢慢变得坚硬起来，出现了关节的雏形。膝盖、脚后跟清晰可见。为了适应出生后的生活，胎宝宝已经在忙着锻炼身体了，小小的脑袋会动了，抬起小脚的动作甚至可以和出生后的动作媲美。这时，肾脏、输尿管已经形成，胎宝宝可以排泄了；其他关键器官的发育也将在本周与下周内完成。现在胎盘基本形成，胎宝宝与孕妈妈的联系进入稳步发展阶段，发生流产的机会相应减小了。胎宝宝已经开始进入

脑细胞迅速增殖的第一阶段——"脑迅速增长期"，即妊娠4~6月。

2.产检项目的作用和意义

大家都知道产前检查很重要，但不同地方、不同医院，产前检查的时间、次数和项目往往不同，确实容易让人产生困惑。没关系，只要了解了各个产检项目的作用和意义，困惑就可迎刃而解了。孕妈妈花点时间和精力了解一下吧。

◇ 量身高

最初做检查时测一次即可。医生将通过身高和体重的比例来估算你的体重是否过重或过轻，以及盆骨大小。

◇ 测体重

每次检查的必测项目。通过孕妈妈的体重可以间接检测胎儿的成长。整个孕期体重增加约为12.5公斤，每周约增加350g~500g。

体重增得太多易出现并发症，心脏负担过重；体重增得太少又会导致胎儿营养吸收得不够，影响胎儿的正常生长。

◇ 量血压

每次检查的必测项目。一般标准值不应超过130/190mmHg，或与基础血压(孕前血压)相比增加不超过30/15mmHg。血压高是妊娠高血压疾病的症状之一，一般发生在20周以后，它将影响胎儿的发育成长。

◇ 测宫高与腹围

妊娠早、中期，每月的增长是有一定标准的，而到后期通过测量宫高和腹围，可以估计胎儿的体重。同时根据宫高妊娠图曲线以了解胎儿宫内发育情况，是否发育迟缓或巨大儿。

如果连续2周宫高没有变化，须立即去医院咨询医生。

◇ 浮肿检查

怀孕后，尤其是5~6个月以后，胎儿的增大和羊水的增多，宫体对下肢血管的压迫使下肢血液回流不畅造成脉压增高，下肢容易出现浮肿。这虽然算不上是一种病症，但浮肿也是妊娠期高血压疾病的表现之一，所以要区分清楚属于哪种情况——是妊娠期的水肿还是妊娠高血压疾病所引起的浮肿。

如果浮肿现象严重，必要时就要进行利尿治疗。

◇ 血液检查

通常在第一次产检最为细致，包括很多项目，如肝功能、肾功能、血型(ABO)、巨细胞、风疹、弓形体病毒感染、梅毒筛选等，如果要保留脐血还要做HIV检查，即艾滋病毒检查。

◇ B超

一般3次。第一次在20周以后，重点在于排畸，过早看不清；第二次检查在34周左右，目的是监测羊水量、胎盘位置、胎盘成熟度及有无畸形，了解胎儿发育与孕周是否相符；第三次在37周后，查看有无畸形、有无脐带绕颈、脐脑动脉的血流好不好，并了解发育情况、确定胎位，为确定生产方式提供依据。

◇ 心电图

一般在初诊和32~34周时分别做一次心电图。初诊时，主要是了解一下孕妈妈的心脏功能，排除心脏疾病，以确认孕妈妈是否能承受分娩，有问题的话要进内科及时治疗。另外，孕期心脏的负担会经历两个高峰时期，第一个高峰是妊娠32~34周，第二个高峰是分娩时，所以第一个高峰时要做一下心电图，看看心脏负担情况。

◇ 内诊

也叫阴道检查，快到预产期时做。主要是对宫颈、阴道、外阴进行检查，从外而内，先是看外阴，然后检查阴道和宫颈。阴道内的检查，主要看是否有湿疣、血管扩张、阴道畸形、阴道横格、阴道纵格、双阴道等与分娩相关的情况。

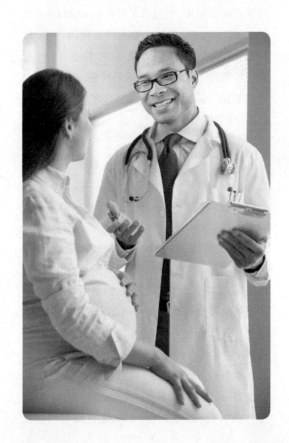

3.产前检查计划项目表

◇ 孕早期产检项目

月份	1~3个月
周数	12周内
检查次数	早孕建卡
常规检查	妇科检查
化验检查	血常规 尿常规 白带 梅毒筛查

◇ 孕中期产检项目

月份	4个月	5个月	6个月	7个月
周数	13~16周	17~20周	21~24周	25~28周
检查次数	初查	每4周1次		
常规检查	身高 体重 血压 宫高 腹围 浮肿检查 胎心多普勒听诊	体重 血压 宫高 腹围 浮肿检查 胎心多普勒听诊		
化验检查	尿常规 血常规(筛查唐氏儿) 内诊(子宫颈防癌图片检查)	尿常规 血常规(根据医生的建议)		
辅助检查	心电图	B超2次(17~20周、23周左右)		

◇ 孕晚期产检项目

月份	8个月	9个月	10个月
周数	29~32周	33~36周	37~40周
检查次数	每2周1次		每周1次
常规检查	体重 血压 宫高 腹围 浮肿检查 胎心多普勒听诊		体重 血压 宫高 腹围 浮肿检查 胎心多普勒听诊
化验检查	尿常规 血常规(根据医生的建议)		尿常规 血常规(根据医生建议)
辅助检查	骨盆内诊、心电图、B超(36周左右)		胎儿监护

4.安全使用家用化学用品

有了胎宝宝后，孕妈妈就要多加注意了，特别要注意家里一些常用的化学用品，它们看起来是日常用品，其实也对胎宝宝的健康存在着危胁，孕妈妈一定要安全使用它们。

◇ **家里的常用化学用品**

洗浴用品：洗发水、沐浴露、香皂、洗手液。

洗涤剂：洗衣液、柔顺剂、洗洁精、洁厕剂。

◇ **常用的不一定就安全**

既然是化学用品，就多多少少对身体有一定的危害。比如几乎所有的清洗剂(包括洗发水、沐浴露)中都含有一种叫做"聚氧乙烯烷基硫酸钠"的化学物质，它可以使清洗剂产生泡沫，但同时也有致癌的作用。洗洁精、洗衣粉等的主要成分烷基磺酸钠，不仅具有协同致癌的作用，还对胎宝宝有潜在的致畸作用。

◇ **安全使用化学用品**

双手经常接触洗涤剂，其有害化学成分会经皮肤渗透或进食时随食物进入孕妈妈体内。这就需要孕妈妈在使用化学品时通过一些办法，来尽量减少身体与它们接触的机会。

戴手套 在清洗衣物和餐具时，孕妈妈可以戴上橡胶手套，避免洗涤剂直接接触皮肤。用洗涤剂清洗过的衣物、餐具，要用清水多冲洗几遍，减少其中有害化学成分的残留，还要将双手彻底洗干净。

减少用量 使用洗涤剂时要牢记"能不用就不用，能少用不多用"的原则，尽量减少使用量。用吃剩下的米汤或者米饭清理餐具，可去除餐具上的大部分油渍；对于没有油污的餐具，只要在沸水中浸泡杀菌即可。

选购性质温和制品 在购买洗涤剂时，最好先看看它的成分，选择那些添加剂少、性质温和的，然后打开盖子闻一闻，气味清淡的为佳，如果气味刺鼻，则尽量不要购买。

5.有利大脑发育的食物

◇ **鸡蛋——促进胎儿的大脑发育**

鸡蛋所含的营养成分全面而均衡，七大营养素几乎完全能被身体所利用。尤其是蛋黄中的胆碱被称为"记忆素"，对于胎宝宝的大脑发育非常有益，还能使孕妇保持良好的记忆力。所以，鸡蛋也是孕妇的理想食品。除此之外，鸡蛋中的优质蛋白可以储存于孕妇体内，有助于产后提高母乳质量。提醒一点，多吃鸡蛋固然有益于孕妇和胎儿的健康，但不是多多益善，每天吃3~4个为宜，以免增加肝肾负担。

◇ **海带和碘盐——避免胎儿智能低下**

怀孕3~5个月时，胎儿的脑发育需要依赖母体供给充足的甲状腺素。如果孕妇缺碘就会使体内的甲状腺素合成受到影响，使胎儿不能获得必需的甲状腺素，导致脑发育不良，智商低下。出生后即使补充足够的碘，也难以纠正先天造成的智力低下。所以孕妇一定要在孕期注意补碘。除了摄取碘盐以外，最好从食物中加以补充富碘食物，特别是缺碘地区。常见的食物以海带的含碘量最丰富，是孕妇最理想的补碘食物。只要保证每周吃1~2次海带，即可满足胎儿发育的需要。

◇ **苹果——促进胎儿脑发育**

苹果中含有丰富的锌，而锌与人的记忆力关系密切。锌有利于胎儿大脑皮层边缘部海马区的发育，有助于胎儿后天的记忆力，因此苹果素有"益智果"之美称。

◇ 鱼类——避免胎儿脑发育不良

营养学家指出，鱼体中含有的DHA是一种必需脂肪酸，这种物质在胎儿的脑细胞膜形成中起着重要作用。一些研究专家对数万名孕妇进行调查，发现在怀孕后经常吃鱼有助于胎儿的脑细胞生长发育，吃得越多胎儿脑发育不良的可能性就越小。如果孕妇在整个孕期都不吃鱼，出现胎儿脑发育不良的可能性会增加1/8。专家建议，孕妇在一周之内至少吃1~2次鱼，以吸收足够的DHA，满足胎儿的脑发育需求。

6.豆类食品可以健脑

豆类食品是重要的健脑食品，孕期孕妈妈应该适量地多吃些豆类食品，这对胎儿脑的发育十分有益。

◇ 大豆——高级健脑品

大豆中含有相当多的氨基酸，正好弥补米、面中营养的不足。这些营养物质都是脑部所需的重要营养物质，可见大豆是很好的健脑食品。

大豆中蛋白质含量占40%，不仅含量高，而且是适合人体智力活动需要的植物蛋白。因此，从蛋白质角度看，大豆也是高级健脑品。

大豆脂肪含量也高，约占20%。在这些脂肪中，亚油酸、亚麻酸等多种不饱和脂肪酸又占80%以上，这也说明大豆是高级健脑食品。

◇ 豆豉——可提高记忆力

豆制品中，首先值得提倡的是发酵大豆，也叫豆豉，含有丰富维生素B_2，其含量比一般大豆高约1倍。维生素B_2在谷氨酸代谢中起着非常重要的作用，而谷氨酸是脑部的重要营养物质，多吃可提高人的记忆力。

◇ 豆腐——健脑非常好

豆腐是豆制品的一种，其蛋白质含量占35.3%，脂肪含量占19%，是非常好的健脑食品。如冻豆腐、豆腐干、豆腐片(丝)、卤豆腐干等都是健脑食品，可搭配食用。

◇ 豆浆——比牛奶更健脑

豆浆中亚油酸、亚麻酸等多不饱和脂肪酸含量都相当多，是比牛奶更好的健脑食品。孕妇应经常喝豆浆，或与牛奶交替食用。

7.掌握胎儿的"动态"

孕妈妈进行胎教时，应配合胎儿在子宫内的生理成熟度。其大致可以分为下列几个阶段：

胎儿2个月时 胎儿的脊柱已经形成，而且他的皮肤也有了"感觉"，这时的孕妈妈可以通过抚触肚子、散步以促进子宫收缩的方式，传达对宝宝的感情。

胎儿3个月时 胎儿会出现吸吮手指或是脐带、手臂的现象，吸吮的能力显示胎儿有皮肤的感觉，此时他的脑部也发育完成了，但要如何增加脑神经轴突的多网连结，成为聪明的小宝宝，则要靠孕妈妈接下来在胎教上的努力了。

胎儿4个月时 胎儿的听觉已经成型，可以听见子宫外的声音，所以此时正是音乐胎教的最佳时机，但是孕妈妈要避免剧烈且吵杂的声音，以免惊吓胎儿，而且这段时期孕妈妈应能感觉到胎动了。

胎儿5个月时 开始有了脑部的记忆功能，这时不论是孕妈妈为宝宝读书或是对他说话的声音，都能使宝宝记下来，这些都具有安全感与安抚心情的作用。

胎儿7个月时 胎儿能分辨出音调的高低与强弱了，且明显地反应出"喜欢"或者"不喜欢"，孕妈妈可借此来了解胎儿在腹中的反应，他的视网膜细胞也完全形成了，但胎儿并不是睁开眼去看，而是通过母体来区分白昼和黑夜，这是因为人脑中的"松果腺素"发生作用。当眼睛在接收到光线时，就会分泌较少的激素，相反地，在眼睛接受到无光的黑暗时，就会分泌较多的激素，而母体中的分泌讯号，则会传至胎儿脑中，而孕妈妈本身正常的作息就十分重要了，早睡早起的胎儿，会比其他的孩子更活泼、健康。

胎儿8个月时 味觉系统已经健全。

胎儿8个月后 胎儿已能对妈妈的情绪作出反应，实际上，从孕妈妈怀孕开始，宝宝的情绪就已经和孕妈妈本身的感觉息息相关了，而孕妈妈怀胎十月也是一直在与胎儿共同分享着对生活的感觉与爱的存在。

8.微笑也是胎教

有人说，微笑是开在嘴角的两朵花，我们都喜欢看见微笑的脸。腹中的胎儿虽然看不见孕妈妈的表情，却能感受到孕妈妈的喜怒哀乐。

人的情绪变化与内分泌有关，在情绪紧张或应激状态下，体内一种叫乙酰胆碱的化学物质释放增加，促使肾上腺皮质激素的分泌增多。在孕妇体内这种激素随着母体血液经胎盘进入胎儿体内，而肾上腺皮质激素对胚胎有明显破坏作用，影响某些组织的联合，特别是前3个月，正是胎儿各器官形成的重要时期，如孕妇长期情绪波

动，就可能造成胎儿畸形，所以，孕妈妈每天都要开心一点，不要吝啬你的微笑。

每天清晨，可以对着镜子，先给自己一个微笑，在一瞬间，一脸惺忪转为光华润泽，沉睡的细胞苏醒了，让人充满朝气和活力。

9.准爸爸课堂

■ 按时陪妻子做产检

孕妈妈怀孕期间，准爸爸的角色十分重要，要让孕妈妈感受到关怀和支持，实际行动实在不可或缺。况且在和孕妈妈一起去进行产前检查时，你也可以听到宝宝的心跳声，通过超声波看到宝宝在子宫里的情况，那份即将成为人父的兴奋心情，实在是不能言喻。而准爸爸也可通过产检、产前班及产前讲座获得最新的生产及育儿资讯，对照顾孕妈妈和新生儿有莫大的帮助。同时，倘若有什么疑问，也可即时得到咨询。所以准爸爸无论工作多忙，都应抽时间参与这些活动，这对你、孕妈妈及胎儿都是十分有益的。

■ 不要给妻子精神压力

准爸爸要注意自己的一言一行，以免给孕妈妈造成精神压力。比如有时你经常唠叨说希望生个男孩，孕妈妈怕自己生的宝宝不能满足你的要求，心里就会产生很大的压力。

不防花点时间计划一下在未来的日子里给孕妈妈什么支持和惊喜。夫妻之间要真诚相处，多体贴、关心孕妈妈，让孕妈妈在你的细心呵护、关怀下平安孕育，这才是作为一个准爸爸应尽的责任和义务。

PART 2 孕期十个月保健与胎教

四、怀孕第4个月

◎本月要事提醒

1."害喜症状"已改善许多，情绪转好，食欲增加。应注意均衡饮食，特别是要多摄取蛋白质、植物性脂肪、钙、维生素等营养物质。不要过多地摄入糖类甜食等，以免影响主食的摄入量。适当限制盐的摄入，每天摄入盐15克左右。

2.由于阴道分泌物增多、新陈代谢旺盛，应勤换内衣裤，每天洗澡，保持身体清洁、舒适。

3.腰腹部渐感沉重负担，甚至会引起酸痛不适，一次不要走太多路。晚上睡觉时腰部垫一小睡枕，可获改善。

4.外出购物时，不要提过重物品。

5.清洗浴厕或下雨天外出时，要格外小心，踏稳每一步，以避免滑倒。

6.准妈妈已能借着超声波听到胎儿的心跳声及感受到胎动，可以和丈夫分享彼此的喜悦，并增进亲密关系。

7.保持轻松愉快的心情，看书、听音乐、公园散步都是较好的选择。

8.可以恢复性生活，但应避免选择压迫腹部的姿势。

9.可以依据自己的体力、精神状况，参加准妈妈辅导班或妈妈教室，学习相关孕产学及新生儿方面的医疗保健知识。

10.服装色系以提高亮度为主，例如湖水蓝、淡紫色等。

第13周：一只粉红的小桃子

1.孕妈妈和胎宝宝变化

孕妈妈的变化

从本周开始孕妈妈就进入孕中期了，孕妈妈的味口变得很好，腹部也开始隆起，原来的衣服开始变得不合体，不久孕妈妈就需要穿孕妇装了，当然，从外表看上去，孕妈妈也更加有"孕"味了。另外，孕妈妈胸部继续变大，乳表皮的下方出现静脉曲张，乳头的颜色继续变深。

胎宝宝的发育

胎儿身长约7厘米甚至更长。眼睛在额上显得更加突出，眼间距逐渐缩小，但眼睑仍然紧紧地闭合。耳朵已经到位，内耳等听觉器官已基本发育完善，对子宫外的声音刺激开始有所反应。胎宝宝的条件反射能力加强，手指开始能向手掌握紧，脚趾与脚底也可以弯曲了。脐带可以进行营养与代谢废物的交换了。肝脏开始制造胆汁，肾脏开始向膀胱分泌尿液。如果你用手在腹部轻轻抚触，胎宝宝会随之蠕动，但因力薄气小你无法感知。

2.做家务注意姿势和动作

孕妇在妊娠期间坚持适宜的家务劳动，对母子健康都有益，适度的家务劳动能增强孕妇体质，提高免疫功能，有效地防止多种疾病的发生。但在做家务的同时也得考虑到宝宝的存在，孕妇做家务应掌握一定的尺度。要在不疲劳的前提下做一些家务，如做饭、收拾屋子、扫地等等。体力劳动时不能太累，时时都要有自我保护意识。具体说来，孕妇应注意以下几方面的情况。

① 不宜登高去打扫卫生，不要在大扫除时搬动沉重的东西，因为这些动作既危险，又压迫腹部。弯腰用抹布擦东西的活也要少干或不干，在妊娠晚期最好不干。同时也别在庭院干除草一类的活，因为长时间蹲住，骨盆充血，也容易导致流产。

② 冬天在寒冷的地方打扫卫生时，不能长时间接触冷水，因为身体着凉可能会导致流产。

③ 做饭时为避免脚部疲劳、浮肿，能坐在椅子上操作的就坐着做。妊娠晚期注意不要让灶台压迫已经突出的大肚子。

④ 出去买东西要选择人少的时候，在人群中，有时腹部会被别人的胳膊肘撞击而发生不测。当感冒流行时，也易被传染上。去大商店尽量别爬楼梯，要利用电梯。一次别买太多的东西，抱着很沉的东西走路不方便，必要时可分几次去买。不要骑自行车出去买东西，特别是在孕晚期，因骑自行车时腿部用力的动作太大，易引起流产。由于孕期动作的敏捷性降低了，反应也比平时迟钝了，所以应该时时处处地多加留心。

⑤ 洗完衣服晾衣服时，因为是向上伸腰的动作，要肚子用力，因此要特别小心才不会发生

诸如流产等问题，也可以把晾衣服的竹杆降低。并且，洗的衣服太多时要干一会儿歇一会儿，才不会因长时间站立造成下半身出现浮肿等。熨衣服要在高矮适中的台上进行，并且是坐在椅子上更合适。抱被子和晾被子之类的事，应由准爸爸去做，因为孕妈妈做这些活会压迫腹部，影响胎儿发育。

⑥ 踏缝纫机时，腹部要用力，也应尽量避免使用；如能使用电动缝纫机，振动不到腹部还可以，但在使用过程中，若感到腹部不舒服，就应该马上停下来。

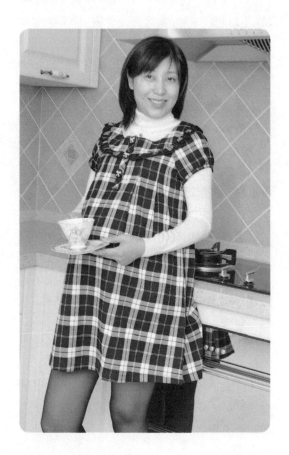

3.孕中期适度进行性生活

怀孕中期(怀孕4~7个月)，孕妇的胎盘已经形成，妊娠较稳定，早孕的反应也已经过去了。此时孕妇的心情开始变得较为舒畅。性器官分泌物也增多，是性欲较为高涨的时期，因此，夫妻可以适当地享受性生活。但是还是必须要有所节制，注意性生活的体位与时间，避免造成对胎儿的影响。此时的的胎盘有羊水作为屏障，可缓冲外界的刺激，使胎儿得到有效的保护，降低意外的发生。

妊娠期的性生活应该建立在情绪胎教的基础上，孕中期的性生活也有益于夫妻恩爱和胎儿的健康发育。也有国内外的研究指出，夫妻在孕期享受愉悦的性生活，生下来的孩子反应敏捷，语言发育早而且身体健康。

不过，值得注意的是，孕妇在这个时期的胎膜里的羊水量增多，胎膜的张力逐渐增加，此时最重要的是维护子宫的稳定，保护胎儿的正常环境。如果性生活次数过多，用力比较大，压迫孕妇腹部，胎膜就会早破。脐带也有可能从破口处脱落至阴道内甚至阴道外。这样势必影响胎儿的营养及氧气的输送，甚至会造成死亡，或者引起流产。即使胎膜不破，没有发生流产，也可能使子宫腔感染。重症感染能使胎儿死亡，轻度感染也会使胎儿智力和发育受到影响。

4.孕4月营养要点

① 从本月起，妈妈将进入蛋白质需求最大的时期，每天蛋白质的供给量应达到75~95克。

应该多吃鱼、肉、蛋、豆制品等富含优质蛋白质的动物性食物。

❷ 这个阶段胎宝宝铁的需求量较大，妈妈一旦发现自己有心慌气短、头晕乏力等贫血症状时，可以去医院咨询医生后合理地补充铁质。尤其是如果孕妈妈孕前就有贫血现象，更应该注意补充铁质。可以多吃瘦肉、猪肝、鸡蛋、海带、绿色蔬菜(芹菜、油菜、苋菜等)、干杏、樱桃等富含铁的食物。

❸ 本月是胎宝宝长牙根的时期，建议妈妈多吃含钙的食物，让宝宝长上坚固的牙根。补钙的同时注意补充维生素D，以促进钙的吸收。每日的维生素D需要量为10毫克/天。

❹ 本月开始，妈妈需要增加锌的摄入量。缺锌会造成妈妈味觉、嗅觉异常，食欲减退，消化和吸收功能不良，免疫力降低。富含锌的食物有生蚝、牡蛎、肝脏、口蘑、芝麻、赤贝等，尤其在生蚝中含量尤其丰富。不过每天的补充量不宜超过20毫克。

❺ 妊娠14周左右，胎宝宝的甲状腺开始起作用，制造自己的激素。而甲状腺需要碘才能发挥正常的作用。妈妈摄入碘不足的话，新生儿出生后甲状腺功能低下，会影响胎宝宝的中枢神经系统，尤其是大脑的发育。鱼类、贝类和海藻等海鲜含碘量最丰富。

5.孕4月营养食谱

◇ 菠菜煎豆腐

原料 菠菜500克，豆腐3块。

调料 植物油、酱油、糖、盐各适量。

做法

(1)锅烧热加油，豆腐切片放入油锅两面煎黄。

(2)加上配料，烧1~2分钟，再加菠菜即可。

功效 补充大量维生素。

◇ 蜜豆炒鱼柳

原料 桂鱼肉250克，蜜豆200克，姜片2片，蒜茸少许。

调料 食盐1茶匙，胡椒粉少许，上汤1汤匙，柠檬汁少许，生粉1茶匙，花生油500克。

做法

(1)将桂鱼肉切条，用柠檬汁、食盐、胡椒粉、生粉腌10分钟；蜜豆撕去老筋，用淡盐水飞水，过冷水，沥干水分。

(2)起油锅烧至六成热，放入鱼柳拉油至微黄，捞起沥干油分。

(3)起锅爆香姜片、蒜茸，放入鱼柳、蜜豆，轻轻翻炒，注入上汤，加少许食盐调味；待收汁，勾芡入碟。

功效 桂鱼含有丰富的蛋白质，钙、磷、铁及维生素B_2、烟酸等。

◇ 酸甜牛肉粒

原料 牛柳150克，红萝卜50克，青瓜50克，哈蜜瓜50克，蒜茸少许，蛋清少许。

调料 食盐1茶匙，番茄酱1汤匙，柠檬汁半汤匙，嫩肉粉少许，上汤2汤匙，花生油2汤匙。

做法

(1)将牛柳切粒；红萝卜、青瓜、哈蜜瓜分别切粒。

(2)将肉粒加食盐、嫩肉粉、蛋清拌匀，用花生油封面腌10分钟；用六成油温将其拉油至熟，捞起沥干油分。

(3)起锅爆香蒜茸,放入番茄酱、柠檬汁再放入牛肉粒、红萝卜粒、青瓜粒注入上汤,加食盐炒匀至收汁,和入哈蜜瓜即可。

功效 牛肉含有丰富的蛋白质,能提高机体抗病能力。

◇ **鸭块白菜**

原料 鸭肉300克,白菜200克。

调料 料酒、姜片、盐各适量。

做法

(1)将鸭肉洗净切块,加水略过鸭块,煮沸去血沫,加入料酒,姜片用文火炖酥。

(2)将白菜洗净,切段,待鸭块煮至八分烂时,将白菜放入,一起煮烂,加盐调味即可。

功效

鸭肉含蛋白质、脂肪、维生素B_1、维生素B_2及钾、钠、氯、铁、钙等成分。鸭肉有滋阴养胃、利水消肿等功效。

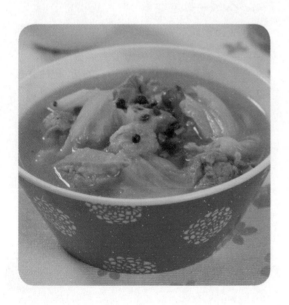

6.语言胎教的独特作用

语言胎教是指根据胎儿具有记忆力,对胎儿进行语言训练的方法。很多人对胎儿实施语言胎教感到不可思议,认为胎儿既不会思考也不会说话,根本无法接收语言信息。其实,语言胎教是一套行之有效的胎教方法,它的训练基础并不是建立在胎儿说话的基础上,而是建立在胎儿具有记忆力的科学基础上。

◇ **语言胎教的独特作用**

① 有助于语言能力的早期开发,使宝宝日后拥有出色的语言能力。

② 促进宝宝大脑发育,使大脑产生记忆,有助于提高宝宝的智力水平。

③ 充满爱意的语言胎教,会使宝宝产生安全感、愉悦感。

④ 增进、加深宝宝出生后与父母的感情,促进健全人格的培养和形成。

7.语言胎教的基本要求

胎儿5个月时,感受器官初具功能,在子宫中能接收到外界刺激,能以潜移默化的形式储存于大脑之中。

尽管胎儿所处的环境与常人不同,他是漂浮于羊水中,外界的声波在传到胎儿时要穿过腹壁、子宫壁和羊水,声波的强度会减弱一些(一般减弱20分贝左右),但声音频率、音调和韵律是不会发生明显的改变的,依旧能传递给胎儿,胎儿依旧能感觉得到。

实践证明，父母经常和胎儿对话，进行语言交流，能促进胎儿出生后的语言和智能发育。具体的语言胎教方法可以参照以下几点：

◇ 语言讲解要视觉化

在进行语言胎教时，不能对胎儿念画册上的文字解释，而要把每一页的画面细细地讲给胎儿听。把画的内容视觉化了。胎儿虽然不能看到画册上画的形象或外界事物的形象，但孕妈妈用眼看到的东西，胎儿用脑"看"即可感受到。孕妈妈看东西时受到的视觉刺激，通过生动的语言描述就视觉化了，胎儿也就能感受到了。

◇ 将形象与声音结合

像看到影视的画面一样，先在头脑中把所讲的内容形象化，然后用动听的声音将头脑中的画面讲给胎儿听。这样的话，就是"画的语言"。这样，你就和胎儿一起进入你讲述的世界。你所要表现的中心内容，也就通过形象和声音输入了胎儿的头脑里。

◇ 把形象和情感融合

干巴巴地跟胎儿讲，自然收不到好效果，要创造出情景相生的意境。例如你到大自然中散步，一边走一边看，感到轻松愉快，有一种安详、宁静的情绪荡漾在心头的感觉。这时，你就用这样的心情把所见所闻讲给胎儿听："宝宝，你看见红花和绿草了吗？它们是那么的美丽，等你长大了和妈妈再一起来这里好吗？"

8. 准爸爸课堂

■ 欣然接受妻子的变化

◇ 妻子皮肤变黑

大多数孕妇在怀孕后皮肤色素加深，乳晕、外阴、大腿内侧都会变黑。这是由于雌激素和孕激素刺激了垂体黑促素的分泌，你应该学会赞美你的妻子，告诉她你非常喜欢她现在的样子。

◇ 妻子呼吸加重

到孕晚期时，你会觉得妻子说话总是上气不接下气。随着子宫的增大，孕妇胸廓活动相应增加，并以胸式呼吸为主，以保持气体充分交换。她的呼吸次数不变，但每次呼出和吸入的量增加，每分钟通气量平均增加3升。你不要在听妻子讲话时表现出不耐烦，要理解妻子。

◇ 妻子体毛变重

准爸爸们常常惊诧于妻子体毛的变化。准爸爸注意不要对此流露出不满情绪，要尽可能地喜欢这种变化。如果你做不到的话，记住它只是暂时性的，是亲爱的宝宝带来的。

◇ 妻子的乳房漏奶

怀孕后，一些孕妈妈只是偶尔沾湿衣服，而另一些则总在漏奶。不要对你的妻子露出嫌弃之情。想象如果是你的身体发生这样的变化，你会是什么感受。

第14周：宝宝开始做鬼脸

1.孕妈妈和胎宝宝变化

■ 孕妈妈的变化

本周，孕妈妈害喜现象消失，食欲增强，极有可能发胖，也可能会出现牙龈炎。另外，由于胎儿的成长需要更多的营养成分及氧气，所以，孕妈妈的心脏负担达到了孕妈妈所能承受的最高值。为了减轻心脏负荷，就需要降低越来越高的血压，舒张手和脚的动脉及静脉。由于孕激素水平的升高，使小肠的平滑肌运动减慢，孕妈妈会遭受便秘的痛苦。同时，扩大的子宫也压迫肠道，影响其正常功能。孕妈妈可以通过多喝水，多吃含纤维素的水果和蔬菜来缓解便秘。

■ 胎宝宝的发育

本周，胎宝宝的身长有7.5~10厘米左右，体重不到30克。现在，胎宝宝的皮肤上覆盖有一层细细的绒毛，这绒毛通常会在出生后消失。头发也开始迅速生长。下颚骨、面颊骨、鼻梁骨等开始形成，耳廓伸出。小家伙已经可以做很多表情了：皱眉、做鬼脸、斜一斜小眼睛。

2.孕期预防便秘

妊娠后胎盘分泌的大量孕激素使胃肠道的平滑肌张力降低，活动减弱，因此孕妇常有消化不良，肠胀气和食物运送延缓现象甚至出现便秘。孕期应对便秘，可注意以下几个方面。

① 早晨起床后，吃些新鲜水果或喝上一大杯食盐水、天然果汁。这些食品会加速大肠的蠕动，不但富含营养，同时可以促进大肠收缩，有助于通便。

② 多摄取富含纤维素的食物。纤维素(含谷类)经过肠道时不被消化，起着像海绵样的作用，吸满液体。水分增加有助于粪便更快地移动，让粪便较轻松地被排出体外。同时多吃蔬菜，如胡萝卜、小胡瓜、黄瓜、芹菜等，以及其他全谷物，如全麦和杂粮面包、豆类和玉米等。为了从水果和蔬菜中得到最多的纤维，尽量生吃或略煮并保留皮吃。

③ 适量吃含有脂肪的食品。适量摄食奶油制品，并饮用蜂蜜。

④ 喝酸牛乳。酸牛乳对于消除便秘也很有效，而且还营养丰富，孕妈妈养成每天喝酸牛乳的习惯，绝对有益无害。

⑤ 增加水分的摄取。如果你增加纤维素的摄取，就一定得随之增加水分的摄取，太多的纤

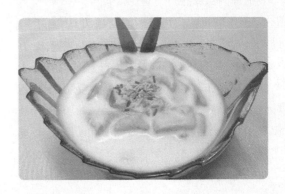

维和太少的液体能使粪便变得硬而使便秘的情况更加严重。因此，如果你喜欢喝果汁，就饮用新鲜果汁(如梅子汁、梨汁和桔汁)，这样不仅增加水分的摄取量，另一方面也同时增加纤维素的摄取量。不过，要确保你每天再补充6～8大杯水才行，避免饮用含咖啡因的饮料。

⑥ 多运动让全身动一动，你的肠道也动一动。经常运动可以让你的生理系统的"运动"更规律，使你的肠道功能不致失衡。

⑦ 定时排便。养成每天定时排便的良好习惯，每次排便时间不宜过长。不要在排便时看书，以免注意力分散延长排便时间，致使肛周静脉长时间处于紧张状态，影响血液回流。

如果已有严重的便秘，可用开塞露滑润通便，或石蜡油30毫升(也可用麻油、花生油代替)或果导片2片，暂时通便，但禁用强烈的泻药，否则肠蠕动剧增，可导致流产、早产。

3.职场妈妈轻松上下班

现在很多职场妈妈怀孕了也要继续上班，有了胎宝宝后，就要以胎宝宝的安全为主。所以孕妈妈带着腹中的胎宝宝上班时，一定要注意路上安全，选择合适的交通工具，安排合适的上下班时间，做到轻松上下班。

◇ 职场妈妈可选用的交通工具

步行 若孕妈妈的住处离单位不远，那真是太幸运了，毫无疑问首选步行上班了。步行上班不仅能让孕妈妈呼吸到新鲜的空气，而且还能预防静脉曲张和痔疮的发生，并且有利于顺利分娩。当然，每次步行时间不宜过长，步行速度不能太快。

公交车、地铁 由于既经济又便利，许多孕妈妈都会选择这两种交通工具，那么需要注意些什么呢？首先最好能避开上下班乘车高峰期，以免人流拥挤，腹部受到挤压撞击；其次车上人多时，应主动向别人要座位，以免紧急刹车时失去平衡而摔倒；最后车到站下车时，要等车完全停稳后再下车。

私家车 自己开车上班的孕妈妈，一要注意系好安全带，以免发生意外；二要注意驾驶姿势，不能过于前倾，以免腹部受到压迫，容易引发流产或早产。

◇ 避开上下班高峰时段

孕妈妈上班时不妨早起，既可避开拥堵交通，又可不迟到，还能呼吸到新鲜空气，是一举几得的好事。如果觉得早起比较疲惫，不如向单位说明情况，采用晚上班晚下班的方式，在不影响工作的同时做到上班安全。

◇ 寻求顺风车

孕妈妈也可以在网上发贴子，征求住在自己家旁边的、目的地基本一致、热心的有车族，搭他的顺风车。他友情让你搭车，你友情赞助油钱，互惠互利，大家都开心。

◇ 搬到单位附近住

如果单位到家的路程实在太长，而打车的费用也是一大笔的话，不如在公司旁边租房，这样还可以把路上的时间争取为休息时间。另外，最好步行就可以上班，既锻炼身体，又不迟到。

4.孕期运动注意事项

◇ 进行时间长短

孕妈妈的运动时间依个人体能状况可连续做20～60分钟不等，但怀孕前未养成运动习惯的孕妇，每次运动应从20分钟开始，待习惯运动的感觉后再逐渐拉长时间。以一堂一小时的运动课为例，在运动半小时后，就要让孕妈妈稍作休息，这里的休息指的是喝点水、上洗手间，但只是1~2分钟的时间，而不会让孕妈妈休息太久，以免体温瞬间降低便接着进行肌力或伸展运动，反而会有危险性。

◇ **穿着透气衣物**

运动时孕妇应选择穿没有束缚、透气的衣裤，以及有弹性的运动鞋，另外也别忘了穿件可以支撑胸部的内衣。提醒孕妈妈，穿的衣服也不要过于宽松，否则有些动作没办法看到体态，无法得知肢体是否正确。

◇ **视状况调整动作**

多数孕妇的有氧运动都是以站姿进行，但没有运动习惯的孕妇，以及怀孕晚期肚子较大的孕妈妈，做站姿的动作可能会感到吃力，此时建议不要逞强，宜改为选择坐姿或侧躺姿的运动，不要让身体承受太大的负担；如果有仰卧姿势时，记得不可超过3~4分钟以免压迫到下腔静脉，怀孕第三期的孕妈妈则不适合做此姿势。

◇ **手不高过肩膀**

由于手臂上举高过心脏位置，连带的会使血压与心跳升高，故孕妈妈在做运动时必须减少双手高于肩膀的动作。

◇ **维持正确姿势**

孕妈妈容易因肚子变大而挺起腰部，或因胸部变大而弯腰驼背，这些不正确的姿势都可能造成孕期腰酸背痛。故孕妈妈在进行肌力与伸展运动时，要特别注意姿势是否正确，并在正确的姿势下完成动作，以帮助身体归位、保持身体延长的感觉。

◇ **运动前，先了解身体状况**

为了孕妈妈的安全考量，有以下情形的孕妈妈是绝对不能进行运动的，包括：进行性心肌疾病、淤血性心脏机能不全、风湿性心脏疾病、血栓静脉炎、肺塞栓症、急性感染病、早产的危险性、多胎妊娠、子宫出血、严重同种免疫症、重度高血压症等。另外，有实态性高血压、贫血或身驱过大、甲状腺疾病、糖尿病、重度肥胖或体重过轻等情况的孕妈妈，也务必先与医师讨论，以判断你究竟适不适合运动。

◇ **运动期间要注意补水**

运动前、运动期间和运动后都需要及时补水，以保持体内的水分平衡。不能感到渴时才喝水，因为感到口渴时，丢失的水分已达体重的2%。补水不应过度集中，若短时间内大量暴饮，虽然可解一时的口渴感，但尿量和汗量的增加，会加重体内电解质的进一步丢失。所以，合理补水应该以少量多次为原则。

补水时间	补水量	注意事项
运动前15~20分钟	400~700毫升	可分次饮用
运动中	每15~30分钟补充100~300毫升运动饮料或水	运动中最好采用含糖和无机盐的运动饮料来补充水分和电解质。因为在热环境下，运动饮料可以迅速地被组织吸收
运动后	及时补水	水分补充量应与汗液丢失量大体一致

5.素食妈妈吃素的讲究

孕妈妈能均衡饮食当然好，不过如果有的孕妈妈必须吃素，在掌握一定的饮食方法后，同样能让肚子里的宝宝健康！

❶ 广泛地选择各类食物，不但要吃得够，而且要均衡。

❷ 如果动物性食品或蛋、奶类均不能食用，必须采用氨基酸食物营养互补的方式，如豆类及豆制品与五谷类(米饭、面食等)配合食用，或坚果类(如花生、腰果)与豆类及豆制品配合食用，或豆类、绿叶蔬菜与全谷类配合食用。

❸ 选择各种不同的蔬菜，特别是深绿色蔬菜，以提供维生素A、维生素C及钙、铁。但草酸含量高的蔬菜，如菠菜，摄取量不能太多，否则体内的钙质与草酸结合将无法被身体吸收。

❹ 每餐要吃水果，尤其是富含维生素C的水果，如柳丁、橘子之类的水果及蕃石榴等，以增加铁质的吸收。

❺ 每天固定2份坚果，补充不饱和脂肪酸的摄入。必要时补充微量元素、矿物质等营养素的摄入。

❻ 多选用未经精制的五谷以及根茎类，例如糙米饭、全麦面包、蕃薯、芋头等，同时摄取量要足够，以获得足够的热量、铁质及B族维生素。

❼ 烹饪用油虽是植物油，但是要控制用量，避免因摄取过多热量，而导致体重增加过多。整个孕期都应注意体重增长不宜过多。

❽ 避免食用加工、腌制或烟熏食物，如腌萝卜、烟熏豆皮、榨菜等。

6.素食妈妈摄取营养素的方法

下面是一些素食妈妈比较容易缺乏的营养素，只要在素食的基础上改变下饮食结构和习惯，就能改善摄取的不足，得到更全面的营养！

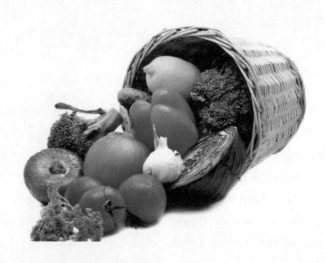

营养素	摄入量	主要来源
蛋白质	标准值为每天80g，孕早期每天增加5g左右，孕中期每天增加15g左右，孕晚期每天增加20g左右	如果是蛋奶素的素食者，牛奶、酸奶、奶酪、鸡蛋都是非常好的蛋白质来源，每天喝足3杯牛奶十分有利。全素者则可通过谷物(如大米、全麦面包等)，豆类(如青豆、红豆、黑豆等，其中以大豆为优质蛋白质)，以及蔬菜坚果(如黄花菜、口蘑、杏仁、花生、芝麻、干果等)来补充
钙	标准值为每天800mg，孕早期每天也为800mg，孕中期每天需要1000mg，孕晚期每天需要1200mg	玉米、大麦、荞麦。上述豆类及其制品，仍以大豆为主。薯类淀粉、藕粉。蔬菜类菜心、油菜、芥菜、甘蓝、萝卜缨、苋菜、野苋菜、荠菜、金针菜、白沙蒿、茵陈蒿、口蘑、木耳、海带最高。水果干果类酸枣、沙棘、柠檬、核桃、松子、杏仁、瓜子、芝麻最高
铁	孕早期每天需要15mg，孕中期每天需要25mg，孕晚期每天需要35mg	小米、小麦、荞麦、香米、莜麦、藕粉，以及豆类及豆制品、苋菜、莴笋、水芹菜、百合、紫菜、干果、白沙蒿、茵陈蒿、干蘑菇、木耳、云耳和青稞含铁量也较高
锌	孕早期每天需要11.5mg，孕中期、孕晚期每天需要16.5mg	大麦、黑豆、饭豆、干辣椒、笋干、干蘑菇、口蘑、松蘑、木耳、核桃、松子、杏仁、腰果、花生、瓜子、芝麻、黑芝麻较高。蔬菜类以大白菜、白萝卜、紫萝卜、茄子中含锌量较高
B族维生素	标准量为每天200微克，但是，它与身体热能总需要量成正比，孕期需要热能增加500千卡，因此维生素B也就增加为1.5毫克/天	多选全谷类、糙米饭、五谷粥或面等五谷根茎类，少用精致面包当主食。对于维生素B_{12}，纯素食(不食奶蛋)者需从臭豆腐、豆豉、纳豆、黄酱等经过发酵的豆类中摄取，因为自然界中所有的维生素B_{12}都是细菌制造的，不经过微生物的污染，植物中不存在这种物质。奶蛋素者可由奶类或鸡蛋中等摄取
维生素D	孕早期每天摄入5μg，孕中期、孕晚期每天摄入10μg	可以多吃一些白萝卜，其含大量维生素D，最好是生吃，因为加热后维生素D就受到破坏了。晒太阳也可以补充维生素D。口服维生素D也可预防胎儿佝偻病

7.给胎宝宝讲胎教故事

给胎宝宝讲故事要有选择性，故事的内容宜短小、轻快、和谐，最好选择那些色彩丰富、富于幻想的故事。内容可以选择提倡勇敢、理想、幸福、友爱、聪明、智慧的故事，那些容易引起恐惧、伤感以及使人感到压抑的故事，如《灰姑娘》、《白雪公主》等，就不宜讲给胎儿听。

除利用幼儿读物进行讲述外，也可以由父母自编，任意发挥故事内容。此外，孕妈妈还可以给胎儿朗读一些轻快活泼的儿歌、诗歌、散文以及顺口溜等。

讲故事时，孕妈妈应取一个自己感到舒服的姿势，精力要集中，吐字要清楚，声音要和缓，既要避免高声尖叫，又要防止平淡无味照书念，而应以极大的兴趣绘声绘色地讲述故事的内容。孕妈妈一定要把感情倾注于故事情节中去，通过语气声调的变化，将喜怒哀乐传递给胎儿，使胎儿受到感染，单调和毫无生气的声音是不能唤起胎儿感受的。

8.美丽的童话胎教

如果希望胎宝宝通过与孕妈妈的情感沟通，渐渐成长为勇敢、情感丰富的孩子，那么就应该采取童话胎教。

童话的"天马行空"可以很好地培养胎宝宝的想象力、创造力。你可以每天选择一个固定的时间，给"胎宝宝"讲一个你精心准备的童话故事，这样不仅能够帮助你缓解焦虑，而且在讲述童话的过程中，你自己也仿佛回到了美好的童年时光。

◇ 选择一个好童话

所选择的故事应该注重体现勇敢、善良、聪明、勤劳等美好的品质，故事中所蕴藏的情感要丰富，并且结局也要美好。这样可以给胎宝宝以良性的刺激，有利于胎宝宝成长。

◇ 自己编童话故事

如果孕妈妈有足够的创造力，还可以拿周围常见的事物为题材，自编童话故事讲给胎宝宝听。

9.准爸爸课堂

■ 给妻子进行甜蜜按摩

准爸爸给孕妈妈按摩，并不是要求准爸爸像专业按摩师那样，只是孕妈妈会经常出现腰酸背痛、下肢水肿等现象，为了缓解或预防这些情况发生，轻柔的按摩是比较有效的办法。最好在每晚临睡前，准爸爸帮助孕妈妈按摩腰背、小腿和脚。只需轻轻揉揉就会让孕妈妈感到很舒服。在准爸爸温暖大手的安抚下，心情也会更加平和、甜蜜。

头部按摩 用双手轻轻按摩头和脑后3～5次；用手掌轻按太阳穴3～5次，可缓解头痛，松弛神经。

胸部按摩 从腋下以乳晕位中心聚拢胸部，然后向中央聚拢胸部，反复6次以上，可促进乳腺分泌，预防产后乳疮。

腿部按摩 促进血液循环，可消除浮肿，预防小腿抽筋。

第15周：孕妈妈胃口大开

1.孕妈妈和胎宝宝变化

■ 孕妈妈的变化

本周，原本较高的基础体温渐渐降低，妊娠初期的感觉几乎完全消失。随着子宫的增大，支撑子宫的韧带增长，孕妇会感觉到腹部和腹股沟疼痛。另外，孕妈妈的乳晕颜色变深，乳头增大，呈暗褐色，在乳房里已经形成了初乳。随着初乳的形成，乳头会分泌出灰白色的乳汁，这是多种内分泌激素的参与协同作用，促进了乳腺发育所致。所以，孕妇要做好充分的泌乳准备，并保持乳房卫生。

■ 胎宝宝的发育

胎宝宝的身长已经长到10~12厘米，与上周相比，体重重了不少，达到50克左右。而接下来的几周中，小家伙的身长和体重可能会发生更大的变化，增长一倍甚至更多。胎宝宝的头顶上开始长出细细的头发，眉毛、睫毛也长出来了。腿的长度已经超过了胳膊。手指甲完全形成，手指的关节也开始运动。胎宝宝这时会练习打哈欠、打嗝了，不要小看这个小动作的练习，它能保证胎宝宝在出生之后顺畅的呼吸。

2.牙齿和牙龈的保护

妊娠期间坚固牙齿和牙龈比维持牙的卫生还重要。机体内的妊娠激素可引起牙龈肿胀，故在刷牙和使用牙线时牙龈易出血，容易导致牙龈细菌感染并且形成嗜菌斑。

◇ 坚持每天刷牙

孕妈妈每天至少应刷牙两次，每次饭后都刷牙，应该作为一项工作对待。

使用柔软的牙刷 用柔软的牙刷刷牙不易引起牙龈出血。刷牙后，再用指尖轻轻按摩牙龈，以增加牙龈的血液循环。

天天用牙线 使用牙线时也要轻柔，若用牙刷更要点到为止。

咀嚼口香糖 当不能刷牙时，咀嚼无糖的口香糖，能防止产生嗜菌斑。

经常看牙医 怀孕后要比平常多去看牙医，一般6个月一次。告诉大夫，你已怀孕，以避免使用X光。若需要大面积治疗，应询问大夫能否等分娩后再进行。

◇ 洗牙

妊娠期间最好避免系统洗牙。系统洗牙常用过氧化物或紫外线进行，尽管此物质对机体的影响尚不清楚，还是小心为妙。

3.职场妈妈不能这样做

怀孕后孕妈妈可以继续留在工作岗位上，但毕竟与平常不一样了，要时时注意安全，注意保护自己和腹中的宝宝。

怀孕后继续工作的孕妈妈，在工作中须要注意许多方面的事情。

◇ 憋尿

孕早期，孕妈妈会出现尿频，总想排尿。不要因为正在工作就忍耐，这对身体不好。不管别人怎么看，感到尿意尽快去厕所，这是一件大事。

◇ 突然站起

随着胎儿的成长，母体的血液循环负担加重。为此，突然站起，向高处伸手放东西或拿东西，会发生眼花或脑贫血，容易摔倒，所以要注意：一切行动都应采取"慢动作"。

此外，为使身体得到休息，要充分利用午休和其他休息时间。如果有休息室，就躺下休息，或坐在椅子上休息。也可在户外晒晒太阳，散散步，或做点轻微运动，放松放松身体。这些都可变换心情，解除疲劳。

◇ 过重体力劳动

即使是在比较紧张的工作当中，感到疲劳也要稍事休息，条件允许的话，到屋顶平台或阳台上呼吸新鲜空气。

◇ 长时间以同一个姿势工作

坐办公室的人，往往长时间保持一种姿势，很容易疲劳。建议大家半小时要改变一下姿势，伸伸胳膊、腿，以解除疲劳。如果像商场售货员那样长时间站着工作，要随时注意休息，累了就坐一会儿。此外，长时间坐着工作的孕妈妈，可以在脚下垫一个小台子，抬高脚的位置，防止浮肿。

4.孕妈妈不宜营养过剩

怀孕期间，为了母亲和胎儿的身体健康，良好的营养是必不可少的。但凡事物极必反，孕期摄入太多的营养不但对母子健康不利，甚至有害。

孕妇过多摄入主食，使热量超标，导致母体过胖、胎儿过大。母亲过胖可能引起孕期血糖过高、妊高症，胎儿过大可导致难产。胎儿体重越重，难产发生率越高。如新生儿体重大于3500克，难产率可达53%；新生儿体重超过4000克，难产率高达68%。而且，由于营养过剩，也易出生体重超过4500克的巨大儿。这些肥胖婴儿出世，由于身体脂肪细胞大量增殖，往往导致将来发生肥胖、糖尿病、高血压等代谢性疾病。

孕妇过多地进食肉类、鱼类、蛋类和甜食等，可使体内儿茶酚胺水平增高，使胎儿发生唇裂、腭裂的机会增加；孕妇过多地进食动物肝脏，体内维生素A明显增高，可影响胎儿大脑和心脏发育，甚至出现生殖器畸形。因此，孕妇不宜吃过多的营养丰富的食物。

如何判断孕妇营养是否过剩呢？最方便、最常用的指标就是体重。怀孕期间每月至少称1次体重。在正常情况下，妊娠前3个月内体重可增加1.1～1.5公斤；3个月后，每周增加0.35～0.4公斤，至足月妊娠时，体重比孕前增加10～12.5公斤。如体重增加过快、肥胖过度，应及时调整饮食结构，去医院咨询。

5.孕妈妈营养不良的害处

孕妇孕期应注意合理均衡饮食，否则有可能造成营养不良，这样对胎儿和母体不利。

◇ 贫血

孕妇贫血具有一定的危害性，往往会造成早产，并会增加新生儿的死亡率，严重时还会使胎儿肝脏缺少铁储备，易患贫血。孕妇贫血抵抗力低，易发生感染。

◇ 影响胎儿智力发育

胎儿大脑发育时期若孕妇营养不良会使胎儿脑细胞的生长发育延缓，DNA合成过度缓慢，也就影响了脑细胞增殖和髓鞘的形成，所以母体营养状况可能直接影响下一代脑组织成熟过程和智力的发展。

◇ 胎儿和新生儿死亡率增高

据世界卫生组织统计，新生儿及产妇死亡率较高的地区，母子营养不良比较普遍。营养不良的胎儿和新生儿的生命力较差，不能经受外界环境中各种不利因素的冲击。

◇ 先天畸形

孕期某些营养素缺乏或过多，可能导致出生婴儿先天畸形。其中研究和报道较多的有锌、维生素A、叶酸等。现有的研究资料表明，孕期叶酸或锌缺乏，可引起胎儿器官形成障碍，导致神经管畸形。孕期维生素A摄入过多，亦可导致胎儿先天畸形。

◇ 新生儿体重下降和早产儿增多

调查表明，新生儿体重与母亲的营养状况有密切关系。对216名孕妇营养状况调查，其中营养状况良好者，出生婴儿平均体重为3866克，营养状况极差者，出生婴儿平均体重为2643克。

6.和宝宝进行对话胎教

孕妈妈通过动作和声音与腹中的胎儿对话是一种积极有益的胎教手段。在对话过程中，胎儿能够通过听觉和触觉感受到来自孕妈妈爱的呼唤，对促进胎儿的身心发育具有十分有益的影响。对话可从怀孕3～4个月开始，每天定时刺激胎儿，每次时间不宜过长，1分钟足够。对话内容不限，可以问候，可以聊天，可以讲故事，以简单、轻松、明快为原则。例如早晨起床前轻抚腹部，说声"早上好，宝宝"。打开窗户告诉胎儿："哦，天气真好。"等等，最好每次都以相同的询问开头和结尾，这样循环往复，不断强化，效果较好。

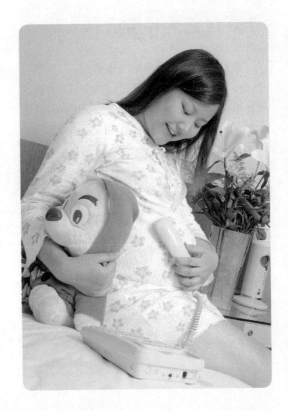

随着妊娠的进展，每天还可适当增加对话次数，可以围绕父母的生活内容，把每一件新鲜事物，美好的感受反复传达给胎儿。最后还需提醒大家：由于胎儿还没有关于这个世界的认识，不知道谈话的内容，只知道声音的波长和频率。而且，他并不是完全用耳听，而是用他的大脑来感觉，接受着母体的感情。所以在与胎儿对话时，孕妇要使自己的精神和全身的肌肉放松，精力集中，呼吸顺畅，排除杂念，心中只想着腹中的宝宝，把胎儿当成一个站在面前的活生生的孩子，娓娓道来，这样才能收到预期的效果。

孕妇在对胎儿做对话胎教时，应细致地观察胎儿有何反应。若是胎儿反应强烈，就应暂停。

7.找个话题和宝宝聊聊

孕妈妈经常和腹中的宝宝聊天，一方面可以减轻身心因怀孕而不舒服的感觉，另一方面这些努力与尝试，也将有助于胎教和以后的亲子关系。

聊天的话题可以从平常聊天里寻找，也可以专门去做某些事情与胎宝宝沟通与交流思想感情。比如，可以整理一下相册，回想那些值得回忆的经历，并通过照片将故事说给腹中的胎宝宝听。在情感的传述中，让胎宝宝在潜意识里能感受到你的爱。通过这些小故事与交流，你和胎宝宝同时得到了快乐。甚至可以把你怀孕后的点点滴滴录下来，留待以后回味，想必更是一件有意思的事。这种交流与愉悦，对形成胎宝宝乐观向上的性格很有帮助。

8.准爸爸课堂

■ 当心妻子孕期"疼痛"

◇ 胃痛

孕期女性全身各器官都发生了一系列的生理变化。例如孕期消化器官的肌肉蠕动减缓，常有胃胀不适之感。有的孕妇由于不断泛酸水和胃灼痛而一筹莫展。追根寻源，原来是怀孕引起胃的逆行蠕动，致使胃内酸性内容物返流到食道及口腔内，刺激黏膜引起灼热痛感。如疼痛实在难忍，可在医生指导下服用一些氢氧化铝凝胶。

◇ 腹痛

有些妇女在孕早期感到骨盆区域有一种牵引痛或下坠感，尤其是子宫后倾的妇女比较常见。倘若怀孕期间下腹痛比较剧烈，且有阴道出血，可能是流产或宫外孕的征兆，必须迅速就医。孕中期以后，由于增大的沉重子宫，促使它四周的韧带伸展拉长，常引起腹股沟部拉扯样疼痛。

◇ 腿痛

孕期双腿疼痛常发生在大腿和小腿的后背面，与坐骨神经痛相似。如果同时有下肢静脉曲张，则疼痛更加剧烈。从怀孕的第五个月开始，双腿还会发生痉挛抽筋，尤其是在夜间易发生。服用维生素D和适量钙片，效果很好。

若孕妈妈出现以上的疼痛，准爸爸应及时发现，并帮助孕妈妈缓解痛疼，或带孕妈妈做必要的治疗。

第16周：孕妈妈孕味初显

1.孕妈妈和胎宝宝变化

■ 孕妈妈的变化

随着食欲的增强，孕妈妈身体已经适应了妊娠，体重开始增加，肚子明显增大，孕妈妈的腹部、臀部和其他部位会堆积脂肪，这时，孕妈妈就要注意控制体重，以免体重增加过多，对孕妈妈本人和胎儿都会造成不良的后果。另外，在本周，孕妈妈应进行一次产前检查，这时医生会让孕妈妈听胎儿的心跳，再做验血检查以判断胎儿有无唐氏综合征。

■ 胎宝宝的发育

胎宝宝的皮肤逐渐变厚而不再透明，现在的身长大约有12厘米，体重达到了150克。现在的小家伙"忙时"伸手、踢腿、舒展身姿，"闲时"揉脸、吃手、打哈欠。对于多数孕妈妈来说都可以感觉到胎动了，当胎宝宝忙着做体操的时候，你会注意到小腹中那瞬间奇妙的感受。

2.购买舒适的孕妇装

一旦被证实怀孕了，孕妇就可能急切地想去买孕妇服，但一定要打消这种念头，除非从前的衣服穿不上了。在怀孕的20周之前，经产妇在14周之前，孕妇的体征是不明显的。孕妇服可等到需要穿时再买，当宝宝出生后可能就不用了。

随着腹部的隆起，衣服显得越来越紧，易使腹部受压。随着乳房的生长，胸部也感到发紧。这时，还可以选择原有的衣服穿一段时间，以作缓冲。尽量不拉裤链，上身穿一件宽松的上衣加以遮盖即可。以后则是购买衣服的好时机。要选择上衣的下边有松紧带，这样有弹性，衣服缝有扣子(开身)，可以有扩大的空间。但是这些孕妇服，产后只能对它们说再见了。

◇ 衣服随时间而变化

当然，不同阶段都需要增加衣服。去名牌商店要慎重选择衣服，要有长远打算，即妊娠的前几周、前几个月，甚至产后身体复原时都能穿。如果打算母乳喂养，选择的衣服无论内衣还是外衣都要宽松、易穿，衣服前面最好有系带或者扣子。

◇ 穿出自己的风采

如果怀孕了，没必要改变自己的形象，如果从前不喜欢鲜艳的衣服或系大蝴蝶结，现在为什么不试一下呢？如果从前没有炫耀自己的形象，怀孕可是个最好的时机。长而宽松的上衣能轻松地遮盖住腹部，每天穿运动衫会感到很舒适。要注意孕妇的上衣不要收腰，并且下边要遮盖臀部，否则，随着腹部的膨大隆起衣服则向前牵拉，导致衣服的背部难看。如果更喜欢能显出体形的衣服，则选择弹性成分多的纺织品。

整个妊娠期间，避免穿短裙、裤子、灯笼裤或穿有松紧带裤腰的紧身衣。这些衣服除了穿着不舒服外，其弹性还影响血流。同样，如长袜、吊带袜或护膝都可以影响腿部血流，并且能导致静脉曲张。

◇ 孕妇服的选择

孕妇服最好等需要穿时再买。如果孕妇的工作环境需要漂亮的打扮，最好购买套装和周末穿的休闲服。什么时候穿端庄优雅的，什么时候穿宽松的要看场合。如果感到疲劳，就穿那些容易整理不用熨烫的衣服，这样可以节省时间。

孕妇服的主要优点是根据孕妇的体形特点而精心设计的。孕妇服的裙子和外衣一般是前面比后面长，所以当腹部不断隆起时，下缘不会出现波折。百折裙更适合孕妇，随着腹部的增大，它仍能自然下垂。罗纹布和特别伸展的面料做的衣服，能容纳不断挺大的肚子而不太影响衣服的美观。扣子的位置是可以调节的，在扣子和扣眼之间系上松紧带，可调节衣服的松紧度。这样，衣服可以随着肚子的增大而增大，看起来依然风情万千，直到分娩。

孕妇服可以到孕妇装专卖店购买，也可以参阅各种各样的购物宣传品，这样可能会令人眼花缭乱。实际上，亲自到商店购买是明智的选择。但不要买得太多，仔细挑选几件既漂亮产后又能穿的衣服为最佳。一些邮购公司提供了多种方式的衣服邮购业务，这包括衣服的选择和搭配，例如上衣、裙子、帽子和裤子，它们有各种各样的搭配形式。非常值得寻找优质商店和销售二手孕妇服的商店，因为处理的衣服非常便宜。但是，决不能购买处理胸罩，因为孕妇需要既合身又有良好支托功能的胸罩。等分娩后，将孕妇服清洗干净，适当保存以备以后的宝宝使用或送给好朋友。

3. 内衣要"适时而换"

作为一名孕妈妈，呵护好乳房是非常重要的。乳房本身没有肌肉，需要胸肌支撑。若支托不好很可能使乳房变大或者成为袋状乳房，所以即使从前不戴乳罩，怀孕后一定要戴上乳罩。

◇ 购买合适的乳罩

检查一下现在的乳罩和罩杯是否合适，如果支托作用不好或有挤压，就要购买新的使其更合身。到怀孕9个月时，乳房长至两个杯子大小，加上胎儿的生长，胸腔的扩大，需要更大号的乳罩，测量其大小是沿着乳房下缘测量胸廓的长度。产后一旦停止哺乳，乳房将变小，可能其大小及形状与妊娠前相比都有变化。孕期的大部分时间，不需要戴特别的妊娠乳罩，但当乳房增大时，应该购买相应大小的乳罩，否则会由于乳房受压而感到不舒服。大部分孕妇认为，在孕8周左右需要新的乳罩，而另一些人则认为约孕24周才需要购置新的乳罩。接近孕36周时，大部分孕妇需要大号乳罩，这在产后的第一周也是有用的，以后再买哺乳乳罩。每个人的发育不同，所以乳罩的购买要根据自己乳房的大小和形状，而不是根据妊娠月份进行购买。如果乳房长得特别大而且重，可以购买那种夜间用的睡乳罩，这样可能感到更舒服。

◇ 购买乳罩时的注意事项

可调节的宽肩带 窄肩带将压疼皮肤，而宽肩带能使重量均匀分布，所以可调节的宽肩带乳罩更舒服。

纯棉的面料 乳罩的面料要选择纯棉制品，这样可以使皮肤自由呼吸。

罩杯下方有较宽的松紧带 当乳房变大加重时，这种乳罩能更好地支托乳房。

可调节大小 理想的乳罩要有四排搭扣，当胸廓扩大时可以调节松紧。

不要钢托乳罩 硬的钢丝能夹疼乳房并能损伤乳房组织，所以要选柔软乳罩。

4.一双好鞋很重要

由于怀孕时脚肿，所以要购买较平时大一号的鞋子。一些妇女发现产后她们的脚仍然比平时大。买鞋时要注意以下几点：

不穿高跟鞋 高跟鞋除了不舒服外，还影响姿势，强迫肚子向前，并且可能导致背痛。

穿舒适的低跟鞋 鞋料要透气，不要穿平跟鞋，因为穿着它不容易保持平衡。

避免穿系带鞋 由于孕晚期不容易弯腰，系鞋带很麻烦。

交换穿鞋 至少要有两双鞋交换穿着，隔一天换穿一双，另一双晒干，最好作为规律坚持下来。

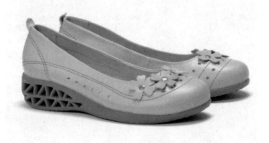

选择紧口布鞋 最好穿手工制作的布鞋，由于这种鞋透气性好。但不要太紧，配一双短袜，使腿部静脉不受压，在家时尽量赤着脚，这样能锻炼足部的肌肉，改善血液循环。

5.羊水穿刺

羊水穿刺又叫"羊膜穿刺术"，是产前特殊检查项目之一。它通过抽取孕妇的羊水样本，来获得有关胎儿健康和发育情况的信息。羊水就是孕妇子宫里包裹着宝宝的液体。

选择做羊水穿刺的孕妇，主要是那些基因和染色体异常风险较高的人。

◇ **需要做羊水穿刺的情况**

❶ 如果你有早产的迹象，或者由于某种原因需要提前生产，那么可以通过羊水穿刺检查胎儿的肺是否发育成熟，是否可以出生。

❷ 某些特殊需要的情况下诊断或排除宫腔感染，比如你的羊水提前破了。

❸ 如果你有血液不相溶的问题，比如Rh阴性，羊水穿刺可以检查胎儿的健康情况。但针对这种情况，产科医生目前多采用多普勒超声检测，而不是羊水穿刺。

❹ 唐氏综合征筛查结果表明，你的宝宝患唐氏综合征或其他染色体疾病的风险高于平均值。

❺ 早期B超检查结果显示，你的宝宝有与染色体异常相关的身体结构缺陷。

❻ 你或准爸爸是囊性纤维化病或镰状细胞贫血病等隐性基因缺陷的携带者。

❼ 你以前怀过基因异常的宝宝，而且这次再度发生的风险也较高。

⑧ 你或准爸爸有染色体异常或基因遗传病，或者你们中一人有这样的家族史。这会增加你的宝宝患基因遗传病的风险。

◇ **羊水穿刺能检测出的疾病和缺陷**

① 几乎所有的染色体异常，比如每个人都接受检查的唐氏综合征、13三体综合征、18三体综合征和性染色体异常；比如特纳综合征（也叫"先天性卵巢发育不全"）和克兰弗尔特综合征（也叫"细精管发育不全"）。羊水穿刺在检测染色体异常疾病方面的准确性能达到99%以上。

② 数百种基因遗传病，如家族性黑朦性白痴病、囊性纤维化病或镰状细胞贫血病等。羊水穿刺不是用来同时筛查所有这些疾病的。不过，如果你的宝宝感染这些疾病中一种或几种的风险较高时，羊水穿刺多半可以告诉你，他到底有没有这种病。

③ 神经管畸形，如脊柱裂和无脑儿等。

不过跟很多外科手术一样，羊水穿刺也有风险。孕妈妈应慎重选择。

6.孕妈妈的绝佳零食

孕妈妈过了早孕反应期，一般都食欲大增，吃些零食肯定是常有的事。可是孕妇是个特殊群体，到底该吃哪些零食既满足妈妈口服之欲又有利于宝宝的发育呢？营养专家特别挑选5种孕期绝佳零食，让孕妈妈在解馋之余，也能为自己和肚子里的宝宝营养加分。

葡萄干 能补气血，利水消肿，其含铁量非常高，可以预防孕期贫血和浮肿。虽然葡萄干好吃但也不能多吃，尤其有些胖的孕妈妈，还有患有妊娠糖尿病的孕妈妈千万不能吃葡萄干。

大枣 大枣的营养价值很高。因为它不仅自身含有丰富的维生素C，还能给孕妈妈补充铁，大枣可是很好的孕期零食。但是大枣也不能吃得太多，否则很容易使孕妈妈胀气。大枣也可以做成红枣粥来喝。

奶酪 这可是牛奶"浓缩"成的精华，1千克奶酪制品都是由10千克牛奶浓缩而成的，具有丰富的蛋白质、B族维生素、钙和多种有利于孕妈妈吸收的微量营养成分。天然奶酪中的乳酸菌有助于孕妈妈的肠胃对营养的吸收。还有一点很重要，怕胖的孕妈妈一点都不用担心吃多了奶酪会发胖。

板栗 板栗含有丰富的蛋白质、脂肪、碳水化合物、钙、磷、铁、锌、多种维生素等营养成分，有健脾养胃、补肾强筋、活血止血的功效。孕妈妈常吃板栗，不仅健身壮骨，还有利于骨盆的发育成熟，并消除孕期的疲劳。

海苔 海苔浓缩了紫菜当中的各种B族维生素，特别是核黄素和尼克酸的含量十分丰富。它含有15%左右的矿物质，各种微量元素与大量

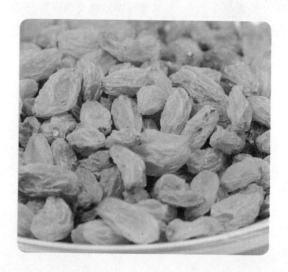

的矿物质，有助于维持人体内的酸碱平衡，而且热量很低，纤维含量很高，对孕妈妈来说是不错的零食。

但我们在选择海苔时一定要选择低钠盐类的，尤其在怀孕期间有高血压或水肿的孕妈妈，更应该严格限制钠的摄取。

7.不宜过多食用鱼肝油

有些孕妇为了使胎儿健康活泼，盲目地大量服用鱼肝油，这样对胎儿的生长是很不利的。因为长期大量食用鱼肝油，会引起食欲减退、皮肤发痒、毛发脱落、感觉过敏、眼球突出、血中凝血酶原不足及维生素C代谢障碍等。

孕妇可以适量吃些鱼肝油，因为鱼肝油所含的维生素D可促进人体对钙和磷的吸收，但孕妇体内如果积蓄维生素D过多，则对胎儿不利。研究表明，如果孕妇体内维生素D含量过多，会引起胎儿主动脉硬化，影响其智力发育，导致肾损伤及骨骼发育异常。同时，若血中钙浓度过高，会出现肌肉软弱无力、呕吐和心律失常等，这些对胎儿生长都是没有好处的。

因此，孕妇不要随意服用过量鱼肝油。如果因治病需要，应按医嘱服用。

8.音乐胎教的基本方法

怀孕4个月以后胎宝宝就有了听力，尤其是6个月后，胎宝宝的听力几乎和成人接近。一般认为，音乐胎教可以从孕16周起，在胎宝宝觉醒时进行。每天做1~2次，每次5~20分钟(随孕龄的递增适当延长音乐胎教的时间，但不要超过30分钟)。具体胎教方法如下：

◇ 母唱胎听法

孕妈妈每天可以低声哼唱自己所喜爱的、有益于自己及胎儿身心健康的歌曲或戏剧以感染胎儿。哼唱儿歌也是完全可以的。唱时要心情舒畅，富于感情，如同面对亲爱的宝宝，倾诉一腔柔爱，孕妈妈在哼唱时要凝思于腹内的胎儿，其目的是唱给胎儿听，使自己在抒发情感与内心寄托的同时，让胎儿得到美好的音乐享受。这是最简便易行的音乐胎教方式，适合每一位孕妈妈采用。

◇ 母教胎唱法

胎儿虽具有听力，但毕竟只能听不能唱。孕妈妈要充分发挥自己的想象，让腹中的宝宝神奇地张开蓓蕾般的小嘴，跟着你的音乐和谐地"唱"起来，当孕妈妈选好了一支曲子后，自己唱一句，随即凝思胎儿在自己的腹内学唱。可先将音乐的发音或简单的乐谱反复轻唱几次，如哆、来、咪、发、索、拉、西，每唱一个音符后等几秒钟，让胎儿跟着"学唱"，然后再依次进行。本方法由于更加充分利用了母胎之间的"感通"途径，其教育效果是比较好的。

◇ 音乐熏陶法

有音乐修养的人，一听到音乐就进入了音乐的世界。情绪和情感都变得愉快、宁静和轻松。孕妈妈每天定时欣赏一些名曲和轻音乐，如《春江花月夜》、《江南好》等传统乐曲和施特劳斯的《春之声》圆舞曲等等。

孕妈妈在欣赏音乐时，要沉浸到乐曲的意境中去，如痴如醉，旁若无人，如同进入美妙无比的仙境，遐思悠悠，以获得心理上、精神上的最大享受和满足，当然就可以收到很好的胎教效果。

◇ 朗诵抒情法

在音乐伴奏与歌曲伴唱的同时，朗读诗或词以抒发感情，也是一种很好的音乐胎教形式。科学胎教主张，在音乐胎教当中，器乐、歌曲与朗读三者前后呼应，优美流畅，娓娓动听，达到有条不紊的和谐统一，具有很好的抒发感情的作用，能给母子带来美的享受。

适宜孕妈妈采用的音乐胎教方法还有许多，每一位孕妈妈可以根据自己的具体情况而采取相应的音乐胎教方法。

9.准爸爸课堂

■ 为妻子选择一双好鞋

准爸爸在为孕妈妈选购鞋子时一定要注意鞋跟要低，鞋头要宽，这样有利于孕妈妈脚部的血液回流到心脏，从而预防下肢水肿；鞋底是否防滑准爸爸也须留意，由于孕妈妈的身体日渐沉重，很容易失去平衡而摔倒。

■ 帮助妻子生活规律化

孕妈妈由于怀孕会有行为和生理上的变化，可能有焦虑、担忧等情绪，这些变化可能不利于她们规律地生活，而规律的作息是宝宝正常生长发育所必需的。

准爸爸这时就应该发挥作用了。准爸爸应该帮孕妈妈规律作息，养成良好的生活习惯，如果孕妈妈在怀孕前的作息就不规律，进入孕期后，为了孕妈妈和宝宝的健康，准爸爸就应该花大力气纠正孕妈妈错误的生活习惯。

PART 2 孕期十个月保健与胎教

五、怀孕第5个月

◎本月要事提醒

1.注意饮食不宜过量，体重从第17周到第20周以增加1千克为宜，以免过胖。

2.开始穿着宽松衣服，选择数件自己喜欢的孕妇装换穿，保持心情愉快。

3.乳腺开始发达且乳房增大，有时甚至会出现乳汁分泌，宜清洁乳头使之舒适。

4.胎儿骨骼系统发育成熟，大量吸收母亲营养。母亲若患有蛀牙，宜到牙科门诊接受治疗。

5.检查是否有贫血现象？若有，宜选用高铁饮食。

6.可安排短程或行程不紧凑的旅游，以调节身心，减缓压力。

7.可恢复平时喜欢的运动，但不可参与激烈的比赛。

8.烫衣服时最好选择烫衣台与孕妇同高者，站着烫，以免增加腰部的负担。

9.避免铅污染：不用印刷品包裹食物，尤其是报纸；不用带漆的筷子和容器；尽量少到马路上去，减少吸入汽车尾气。

第17周：留意第一次胎动

1.孕妈妈和胎宝宝变化

孕妈妈的变化

到本周末，孕妈妈最少增加了2千克体重，有些孕妈妈也许会达到5千克。孕妈妈的子宫长得很大，有时会感到有一阵阵的剧痛，这种疼痛是因为腹部韧带伸拉的原因。因为韧带比以前柔软了，起坐、拿东西等动作都得"小心行事"。从这一周以后，孕妈妈身体的重心就会随着子宫的不断增大而发生着变化，会开始觉得行动不大方便。

胎宝宝的发育

胎宝宝已经长成一个鸭梨的样子，长约有13厘米，重170克左右。大脑发育已经很充分，心跳变得更有力。循环系统和尿道完全进入正常的工作状态，肺也开始工作，能平稳地吸入、呼出羊水。可以做指尖并拢的动作了，平时除了玩玩小手和小脚，脐带也成了小家伙的新玩具——对它不是拉就是抓。

2.开始活跃的胎宝宝

宝宝的运动在关节和肌肉的正常发育过程中发挥着重要的作用。发育中的关节通过不断运动塑造了各自的外形，保证骨与骨之间能够协调运动。而且就像锻炼可以维持人的身体健康一样，宝宝的运动也是一项健身项目，有助于促进肌肉的发育，这样宝宝出生时，就能以良好的状态顺利通过产道。

◇ 最初的胎动

在怀孕第7~8周时，宝宝便开始运动，这时宝宝只有2.5厘米长，但在脊柱两旁已经出现了肌肉。因为宝宝太小了，所以这时孕妇根本感觉不到它的存在，胎动也只能借助超声检查才能察觉得到，研究者将这个时期的胎动描述为痉挛样或涟漪样运动。

在第12周时，宝宝开始滚、打，甚至是皱眉头；在以后的几周里，宝宝的活动趋于多样化，怀孕早期可以区别出20种以上的动作类型，包括吮吸、打哈欠和打嗝；在第13~17周时，宝宝竭尽全力锻炼各种各样的动作。

◇ 活动模式

大约从第9周开始，阵发性地出现胎动，有时持续长达7分钟，但更经常的是，只持续1~2分钟。很可能宝宝也有一个中意的休息场所，一般位于羊膜囊的最下部，活动后经常再回到那个地方。

◇ 活动支配

宝宝最初的活动只是由肌肉的电活动产生的，大脑还不能支配肌肉。在怀孕早期，胎动是连续不断的，而且很有力。但随着神经系统的发育，脊髓、脑干和脑的高级神经中枢开始支配宝宝的运动。较大的动作，如后滚翻和滚动，便为更精细的动作(活动眼睛、伸腿)让路了。比如，活动手臂是比翻筋斗更复杂的动作，因为手臂的每个关节都有可以屈伸的肌肉，所以为了使宝宝的动作变得更优雅、更易受控制，宝宝必须学着如何去支配这一系列肌肉。

◇ 宝宝习惯用左手还是右手

宝宝最初的一些活动是单一的，不依赖于手臂的运动，而手臂的运动出现于大约第10周，这时约有90%的宝宝经常活动右手臂，而其他10%的宝宝更喜欢活动左手臂，成年人的比例也是一样的。这种偏爱会一直持续到整个孕期，也就是说，第10周时惯用手的宝宝，到第36周时，依然习惯使用右手。统计数据表明这种偏爱会持续终生。

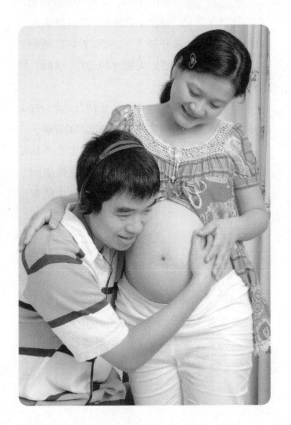

过去一直认为左右两大脑半球结构上的差异导致了个体惯用左(右)手的不同，但是这种偏爱是出现在两大脑半球发育出现差异之前，所以可能是运动左(右)手臂的不同导致了两大脑半球结构上的差异，换句话说，就是宝宝的运动可能塑造了大脑。

3.胎动时孕妈妈的感受

第一次感觉到胎动是令人难忘的重大事件之一。如果是第一次怀孕，可能到第20周时，也可能会更迟一些，一直到第24周，才能感觉到胎动。这些早期的胎动感觉就像颤动，或像肚子里的蝴蝶在拍动翅膀，起初自己甚至感到纳闷：是不是起风了。如果以前怀孕过，也许能够更早地感觉到胎动，因为通过第一次怀孕，已经知道了这些征象。

孕妇的很多感觉取决于宝宝的生长速度，宝宝的快速生长让孕妇意识到他的存在，因为宝宝只有足够大时，才能推挤、触碰孕妇的身体。当孕妇确实感觉到胎动时，也不是通过子宫内膜来感觉的，因为子宫缺少必要的感觉受体，而是当宝宝踢动时，子宫触及了腹壁的肌肉或其他器官(如膀胱)，正是这些肌肉或器官提供了胎动的感觉。胎盘的位置也会影响胎动的感觉，如胎盘位于子宫的前壁而不是子宫的后壁，可能同样感觉不到胎动。

◇ 后期的胎动

随着宝宝的长大，胎动不再那么频繁了，但是孕妇能更明显地感觉到它。在怀孕晚期，孕妇可能感觉到宝宝猛烈地踢自己的肋骨和膀胱，以证明他的存在。胎动次数的减少部分归因于宝宝的长大，也归因于更精细的动作需要加强以及神经系统内神经连接的发育。

◇ 活动模式

孕妇可能会注意到，进食时宝宝变得更加活跃，可能是甜的食物为宝宝提供了能量而引发一阵胎动；另外，情绪激动时，或只是变换体位，感觉比较舒服时，宝宝也会变得活跃。夜间，不受白天的纷扰，静静地躺下来，舒适安详，这时胎动会更多一些。研究表明，大约在午夜前后宝宝的活动达到高峰，这可能预示着宝宝的睡眠和清醒周期就像新生儿的睡眠周期一样。

◇ 本体感觉的认知

运动使宝宝具有了本体感觉，即对自己作为一个独立实体的理解。通过宝宝自身的运动、母亲的运动以及子宫的收缩，宝宝对自己身体各部分是什么以及它们是如何连接的、在何处开始又在何处结束等具有了感觉。

在特定的时间里，我们都需要知道我们的肢体在何处，例如：要捡起一个茶杯，我们需要知道手臂的位置、茶杯的位置以及如何将手臂从现在的位置移向茶杯。对宝宝而言，将腿掠过子宫壁这个动作，也需要重要的信息。每一个动作都需要激活一个感觉通路，强化正在形成的本体感觉。

另外，宝宝还要学习位置感觉。大约到第25周时，大多数宝宝具有了"正位反射"，使他们在子宫内采取头朝下的姿势。即使在充满水的世界里，宝宝也能感受到重力。当孕妇走来走去时，宝宝也在感受这种运动，坐、躺、走、跑和弯腰——孕妇所做的一切，宝宝都能感受到。

4.胎宝宝的睡眠模式

到第36~38周时，未出世的宝宝的活动是相当协调的，具有明确的活动和休息周期，而且就像新生儿一样，大部分时间都在睡觉。

研究表明，在睡眠的一段时间里，宝宝的眼睛进行快速运动，在成年人这是做梦的征象，由此科学家认为，未出生的宝宝可能也会做梦，以此强化白天的体验。也许宝宝正在梦中伸出他的肢体或听母亲那美妙的声音或玩弄自己的脐带。

研究显示，以下各时期可能占用了宝宝大量的时间：

静息睡眠　约占40%，宝宝不进行活动，或只是偶尔活动，好像正在睡觉。活跃睡眠约占42%，宝宝看起来好像正在睡觉，但仍在活动，用肢体做一些随机的、大幅度的动作，这时也许正在做梦。

活跃清醒　只占10%，宝宝精力充沛地动来动去，这个时期常出现在夜间孕妇试图睡觉时。

静息清醒　占2%~3%，宝宝并不活动肢体，但眼睛经常运动，那神态就像新生的小宝宝静静地、聚精会神地观察正在发生的事情一样。

5.孕妈妈应对社交问题

同怀孕前相比，孕妈妈在生理和心理上都会有很大的变化，而这些变化会给孕妈妈的生活带来诸多不便。孕妈妈难免要进行一些社交和应酬。那么，孕妈妈该如何应对呢？

◇ 切勿过度在意形象

① 孕妈妈虽然身材臃肿、面色大不如从前，但是在公共场合、社交场合，还是需要注意自己的得体装扮，切不可随意繁冗，但也不可浓妆艳抹。

② 不要涂抹口红和粉底，以免色素沉淀，造成各种皮肤问题；另外，大部分口红都带有有害物质，喝水或进食的时候容易进入体内，给胎宝宝造成一定的伤害。

③ 孕期不文眼线、眉毛，最好连眉毛也不要拔。若确实有修眉的需要，应改用修眉刀。

④ 染发、烫发要绝对禁止，也不要做一些涉及激光、辐射或手术类的美容。

◇ 交际应酬应适度

有些工作需要较多的应酬，如公关、某些行业的业务员，孕妈妈不仅经常接触到烟、酒类的刺激品，体力也容易透支。所以，孕妈妈应该这样做：

① 一开始就明确告诉别人你是孕妈妈，不能接触烟、酒、茶、咖啡等刺激物。

② 环境嘈杂、人群拥挤的聚会尽量不要参加。

③ 交际应酬不要熬得太晚，应寻找适当时机抽身离去，以保证个人体力和精力。

6.孕5月营养要点

① 进入本月之后，胎宝宝的骨骼和牙齿生长得特别快，是迅速钙化时期，对钙质的需求剧增，妈妈可以选择含钙丰富的牛奶、孕妇奶粉或酸奶来补钙。此外，多吃富含钙质的食物：海产品（如鱼、虾皮、虾米、海带、紫菜等）；豆制品（如豆浆、豆粉、豆腐、腐竹等）。

② 由于食欲增加，进食量逐渐增多的妈妈，有时会出现胃中胀满。此时可服用1~2片酵母片，以增强消化功能。也可每天分4~5次吃饭，既补充相关营养，也可改善因吃得太多而胃胀的感觉。

③ 鱼肉含丰富的蛋白质，含有两种不饱和脂肪酸，对大脑发育非常有好处。这两种脂肪酸相对集中在鱼头内。所以适量吃鱼头有益于宝宝大脑发育。

④ 胎儿大脑发育需要充足的能量，这些能量的主要来源是碳水化合物，因此要保证粮谷类食物的摄取量。为满足热能需要，应注意调剂主食的品种花样，如大米、高粱米、小米、玉米、薯类等。

⑤ 孕期如果缺乏维生素A，会引起流产、胚胎发育不全或胎宝宝生长迟缓。但是过多摄入的话会引起中毒，并且对胎宝宝也有致畸的作用。在这一阶段妈妈每天大概补充800~1200微克维生素A就可以了。多吃一些富含维生素A的食物（如：肝、奶、蛋黄、鱼、胡萝卜、倭瓜、杏、李等）。

7.孕5月营养食谱

◇ 京葱炒肚丝

<u>原料</u>　猪肚200克，番茄100克，京葱1条，红椒100克，白芝麻少许，蒜茸少许。

<u>调料</u>　食盐1茶匙，胡椒粉少许，白醋1茶匙，蚝油2汤匙，卤料1包，生粉1茶匙，花生油1汤匙。

做法

(1)将猪肚用生粉、白醋搓洗干净；番茄切瓣围于碟边；京葱切丝；红椒切丝。

(2)起锅注入适量清水，放入卤料、猪肚煮15分钟至熟，捞出晾凉切丝。

(3)起锅爆香红椒丝、蒜茸，放入京葱丝、猪肚丝快炒，加入食盐、蚝油调味。

(4)待熟，勾薄芡上碟；撒上白芝麻及胡椒粉即可。

功效 健脾开胃，润肠通便。

◇ **金针菇扒小棠菜**

原料 金针菇200克，小棠菜200克，红椒1个，蒜茸少许。

调料 食盐2茶匙，鲍汁1汤匙，生粉1茶匙，上汤2汤匙，花生油1汤匙。

做法

(1)将小棠菜洗净；金针菇去根，洗净，撕开；红椒切丝。

(2)起锅煎香蒜茸，放入小棠菜，加少许食盐炒至刚熟，摆入碟中。

(3)起锅爆香红椒丝、蒜茸，注入上汤煮沸，倒入金针菇，加食盐、鲍汁调味拌匀，勾芡，倒在碟中小棠菜上即可。

功效 金针菇可抑制血脂升高，降低胆固醇，抵抗疲劳的作用。

◇ **羊肝菠菜汤**

原料 鲜菠菜200克，羊肝200克。

调料 盐、香油各适量。

做法

(1)将锅中的水烧沸后倒入羊肝；

(2)稍滚后下入菠菜加盐；香油调味；

(3)再次烧滚后，即可出锅食用。

功效 为孕妈妈补充维生素A，更有利于宝宝视网膜发育。

◇ **虾片粥**

原料 大米300克、大虾200克。

调料 淀粉、花生油、料酒、白糖、盐、葱花各适量。

做法

(1)将大米洗净，加盐拌匀备用。

(2)将大虾洗净，且成薄片，加淀粉、花生油、料酒、白糖和少许盐，拌匀上浆。

(3)将米熬粥，熬至米粒开花、汤汁粘稠时，倒入腌好的虾肉片，用旺火烧滚即可，食用时，盛出撒葱花即可。

功效 大虾含钙丰富，具有补肾益气、健身壮体的作用。

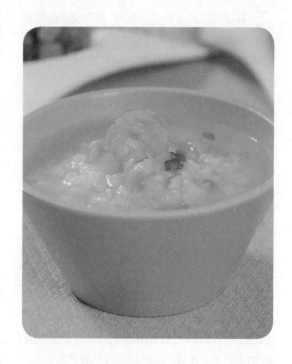

8.抚触胎教的独特作用

在妊娠期间，孕妇经常温柔地抚触一下腹内的胎儿，这是一种简便而有效的胎教运动，值得每一位孕妈妈积极采用。具体而言，抚触胎儿有以下益处：

❶ 抚触的过程中可以锻炼胎儿皮肤的触觉，并通过触觉神经感受体外的刺激，从而促进了胎宝宝大脑细胞的发育，加快胎儿智力的发育。

❷ 抚触还能激发胎宝宝活动的积极性，促进运动神经的发育。经常受到抚触的胎儿，对外界环境的反应也比较机敏，出生后翻身、抓握、爬行、坐立、行走等大运动发育都能明显提前。

❸ 抚触胎教的过程中，不仅让胎儿感受到父母的关爱，还能使孕妈妈身心放松、精神愉快。

❹ 通过对胎儿的抚触，母子之间沟通了信息，交流了感情，从而激发了胎儿的运动积极性，可以促进出生后动作的发展。在动作发育的同时，也促进了大脑的发育，使孩子更聪明。

9.抚触胎教的基本方法

正常情况下，在怀孕3个月左右胎儿即开始活动，其活动项目丰富多彩，有吞吐羊水、眯眼、握小拳头、咂拇指头、伸展四肢等。大约在怀孕4个月时，孕妇即可感觉出有胎动了。最初抚触胎儿，由于胎儿的月份还小，孕妇一般不容易感觉到胎儿所发回的信号，而随着胎儿月份的增长与对妊娠的逐步体会，渐渐地就会发觉，每当抚触

腹内的小家伙，他就会用小手来推或用小脚来踹孕妈妈的腹部。

一般过了孕早期，抚触胎教就可以开始进行了。在胎儿发脾气胎动激烈时，或在各种胎教方法之前可应用抚触胎教。

◇ **准备**

❶ 抚触胎宝宝之前，孕妈妈应排空小便。

❷ 抚触胎宝宝时，孕妈妈应避免情绪不佳，保持稳定、轻松、愉快、平和的心态。

❸ 进行抚触胎教时，室内环境要舒适，保持空气新鲜，温度适宜。

◇ **姿势**

孕妇仰卧在床上，头不要垫得太高，全身放松，呼吸均匀，心平气和，面部呈微笑状，双手轻放在腹部，也可将上半身垫高，采取半仰姿势。不论采取什么姿势，但一定要感到舒适。

◇ **方法**

双手从上至下，从左至右，轻柔缓慢地抚触胎儿，心里可想象你双手真的爱抚在可爱的小宝宝身上，有一种喜悦和幸福感，深情地说着喜爱宝宝的语言。

每次2~5分钟，每天2次。如果配以轻松、愉快的音乐进行，效果更佳。

10.抚触胎教的注意事项

毕竟腹内的宝宝过于娇嫩，在进行抚触胎教的时候，还是有些事情需要特别注意。

❶ 抚触及按压时动作要轻柔，以免用力过度引起意外。

② 有的孕妇在孕中期、孕晚期经常会有一阵阵的腹壁变硬，可能是不规则的子宫收缩，此时千万不可进行抚触胎教，以免引起早产。

③ 如果孕妇有不良产史，如流产、早产、产前出血等，则不宜使用抚触胎教，可用其他胎教方法替代。

④ 进行抚触胎教时，如能配合对话胎教等方法，效果会更佳。

⑤ 抚触胎教应有规律性，坚持在固定的时间进行，这样胎宝宝才能心领神会地在此时间里做出反应。

11.准爸爸课堂

■ 感受胎宝宝的活动

做这件事会要求你有相当的耐心，因为还在肚子里的的胎宝宝不会为他的每次表演都做

"预告"的。而宝宝的活动非常非常细微，以至于你都不确认自己到底感觉到了些什么。所以你一定要坚持，有的时候胎宝宝可能会让你等足10分钟才会稍有"表示"。不过随着时间的推移，胎儿的活动会越来越明显和激烈。到最后，你可能每一天都会感觉到他有力的"踢腿伸手"操。

■ 让宝宝听到你的声音

我们还不知道胎儿在子宫里是否能理解摇篮曲的含义，但可以肯定的是，从怀孕第5个月开始，胎儿就已经能听到你的声音了。所以，准爸爸应多对着妻子的大肚子说说话。

准爸爸可以在每次对宝宝说话的时候多重复一些简短的句子，比如"你好啊! 小家伙"，"我的乖宝宝"，"爸爸来了"等等。等孩子出生后再重复同样的话，你会惊讶地发现宝宝会回过头来找你。即便是新生儿也知道循声去寻找他的"老熟人"了。

第18周：做最美的孕妈妈

1.孕妈妈和胎宝宝变化

孕妈妈的变化

从现在开始，大多数孕妈妈会真切地感受到胎宝宝的胎动，胃部感到飘来飘去，许多孕妈妈都记录下了第一次感到胎动的时间。孕妈妈的兴奋一定会让准爸爸心痒难耐，因为准爸爸体会不到胎儿在身体内的运动，当然，孕妈妈可以让准爸爸把手放在自己的腹部，感受一下胎儿的存在。

胎宝宝的发育

胎宝宝已经长到14厘米左右了，体重大约200克。原来偏向两侧的眼睛开始向前集中。骨骼差不多已成为类似橡胶的软骨，并开始逐步硬化。大多数孕妈妈在这周都可感受到第一次胎动了，那感觉如同小蚯蚓在蠕动，或是像手放在鱼篮外但仍能感到里面的小鱼在跳动一样。

2.保持容兴焕发的肤色

较大容量的血液在孕妇的体内循环，快到分娩时，一半以上的血液流经皮肤，加上体温的升高，就出现了柔软红润的孕妇皮肤特征。皮肤柔软是由于发胖，皮肤中保留较多的水分所致。如果孕妇的皮肤变得异常干燥或多油，甚至产生色素斑或痤疮，也不奇怪。

有人也可能注意到其他变化，如在面颊出现蜘蛛痣(极小的不连续的血管)和黄褐斑。黄褐斑又称为妊娠斑——遍布鼻子和面颊周围。分娩后，大部分斑点将消失，皮肤又回到从前。但是，想要皮肤颜色均匀，要用质量好的遮瑕霜而不是增亮液，因为后者含有危害皮肤的漂白剂。

◇ 防晒

激素使孕妇皮肤更易接受阳光，更易受损伤，所以在出门前至少15分钟，可以用含有遮光剂的粉底霜或润面乳，涂于皮肤的暴露部位，以防紫外线的损害。不要忘记保护嘴唇，因为它比平常干燥，用手指或唇棒涂抹平时用的润唇香脂，以防干裂。

◇ 面部护理

妊娠开始，常规地护理皮肤即可。随着妊娠的进展，注意肤色的变化，进行微小的调节。下列就皮肤的健康保护进行指导，它适用于任何情况：

清洗面部至少1天1次 选用适合自己皮肤的洁面乳，其中不含皂基。因为肥皂太粗糙，也不容易除油，不适合面部皮肤。如果面部出现斑点，更要注意面部的清洗，以保持毛孔清洁。

用温和的收敛剂 这种收敛剂能清洁油性皮肤及彻底清除毛孔污物。

干性皮肤充分保湿 干性皮肤宜大量使用滋润霜，能使霜剂浸入皮肤内而保存水分。如果皮肤出现干燥斑，则用结合疗法，即在均匀涂抹的基础上，干燥区增加使用湿润霜。

如果怀孕之前已进行美容，则怀孕后无需停止。况且美容是皮肤放松的很好方式。妊娠期皮肤可能对护肤品更敏感，但选用适当的护肤品，是不会损害皮肤的。

◇ 抗皱霜

尽管抗皱霜内含有维生素A，似乎不会有问题，但怀孕后最好不用，因为其中的营养成分可能会通过皮肤吸收，进入血液。有证据表明，补充维生素或服用含维生素A的药物能够引起出生缺陷儿。至于用什么最安全，最好请教医生。

3.呵护身体每一寸肌肤

孕妇皮下血流增加会感到发热，所以较平常容易出汗。天天洗澡就显得很重要，甚至一天洗两次。洗澡要用温水而不是热水，因为热水会使毛孔张开，更易出汗。如果是干性皮肤，用淡的液体沐浴露作为肥皂使用，或洗澡后使用润肤乳液保护皮肤。

穿纯棉的内衣能防止出汗，而人造纤维或紧身的棉织品内衣裤也会引起出汗。所以，穿天然而非人造纤维做的衣服，能使孕妇保持凉爽。

◇ 保持皮肤光亮而柔软

可能不需要提醒特别注意自己的腹部和乳房，此处的皮肤由于伸展可能感到干燥和发痒。用保湿霜或润肤油按摩腹部，是与胎儿交流的一种极好方式，并且能使皮肤放松。如果乳房干燥，也用同样的物质按摩。然而，乳头不能使用过多的湿润剂，当它们变得太柔软和潮湿时，会感到疼痛。如果确实感到乳头疼痛不适，在家休息时，偶尔暴露一下乳房即可。腹壁、乳房及大

腿极易产生妊娠纹，一旦产生，目前还没有办法预防和治疗，惟一能做的就是减轻症状。

许多妇女喜欢按摩，特别是怀孕后按摩，用芳香油按摩效果更佳。许多按摩师为孕妇提供特别的按摩床，此床中央有洞，这样，孕妇可以俯卧和放松腹部。

◇ 手和脚的保护

妊娠期间，如果指甲易撕裂和折断，要经常剪短并且保持清洁，做家务时也要注意戴橡皮手套。当在菜园劳动时，也要戴手套，以免细菌感染。坚持涂擦护手霜和常修剪指甲，此举值得推荐。

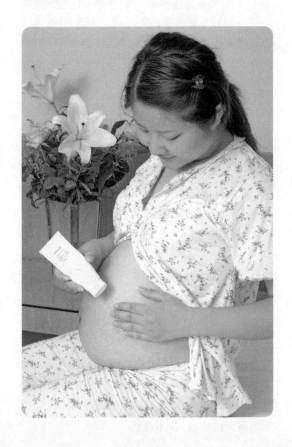

妊娠使孕妇的双脚承受了额外的重量，它包括必须承受的身体重量和身体的浮肿。晚上，孕妇可以用温水泡脚或洗澡，洗浴完后再用薄荷油按摩足部，这对解除疲劳很有帮助。经常剪脚趾甲，但不要剪得太短，和肉平齐即可，否则它会向内生长。孕晚期，如果自己不方便，可以请人帮忙，或请专业修指甲师。若到美容厅做，感觉可能更舒适更卫生。

4.这些化妆品不能再用

化妆本来并非禁止之事，可当你怀孕后，就要警惕某些化妆品中的有害成分。孕妇应该禁用哪些化妆品呢？有必要作个盘点。

（染发剂） 染发剂不仅会引起皮肤癌、乳腺癌，甚至还可以导致胎儿畸形。

（冷烫精） 孕妈妈头发非常脆弱，而且极易脱落。若再用化学冷烫精烫发，更会加剧头发脱落。冷烫精中常含一种含硫基的有机酸，属有毒化学物质，可影响体内胎儿的正常生长发育。

（口红） 口红是由各种油脂、蜡质、颜料和香料等成分组成。其中油脂通常采用羊毛脂，羊毛脂除了能吸附空气中各种对人体有害的重金属微量元素，还可吸附大肠杆菌。吸附在嘴唇上的有害物随着唾液侵入体内，使孕妇腹中的胎儿受害。

（指甲油） 指甲油大多是以硝化纤维为基料，配以丙酮、乙酯、丁酯、苯二甲酸等化学溶剂和增塑剂及各色染料制成，这些化学物质对人体有一定的毒害作用。指甲油中的有毒化学物质很容易随食物进入体内，并能通过胎盘和血液进入胎儿体内，日积月累，就会影响胎儿健康。

（脱毛剂） 脱毛剂是化学制品，会影响胎儿健康；而电针脱毛不但效果不理想，电流刺激还会影响胎儿。

（祛斑霜） 孕期脸上会出现色斑加深的现象，是正常的生理现象而非病理现象。孕期祛斑不但效果不好，还由于很多祛斑霜都含有铅、汞等化学物质以及某些激素，长期使用会影响胎儿发育，有致畸的可能。

5.孕妈妈补钙指南

◇ **开始补钙的时间**

如果能从准备怀孕的时候就开始补钙是非常理想的。这时人体所需的钙大概在每天800毫克左右，除了从食物中摄取外，需要每天额外补充200～300毫克的钙剂。孕妈妈补钙最迟不要超过怀孕20周，因为这个阶段是胎儿骨骼形成、发育最旺盛的时期。尤其从第5个月起，胎宝宝牙齿开始钙化，恒牙牙胚开始生长，建造骨骼也需要大量的钙，因此孕妈妈对钙的需求量很大。

◇ **缺钙的危害**

钙是骨骼和牙齿的重要构成成分。如果孕妇钙摄入不足，不能满足胎儿的需要，则会影响胎儿的骨骼发育；若母体缺钙严重，可造成肌肉痉挛，引起小腿抽筋以及手足抽搐，还可导致孕妇骨质疏松，引起骨软化症。

◇ **含钙量较多的食物**

含钙量较高的食物有牛奶、奶酪、鸡蛋、豆制品、海带、紫菜、虾皮、芝麻、山楂、海鱼、蔬菜等。高粱、荞麦片、燕麦、玉米等杂粮较稻米、面粉含钙多，平时应适当吃些杂粮。

◇ **影响钙吸收的食物**

高盐、高油、高蛋白的食物会增加钙的排出，如炸鸡、膨化食品等，高磷食品会妨碍钙的吸收，如碳酸饮料等。

奶不要和钙剂一起喝：鱼肝油与奶一起喝能增加钙的吸收，但不要和钙剂一起喝。

菠菜、茭白、韭菜等含草酸较多，宜先用热水浸泡片刻以溶去草酸，以免与含钙食品结合成难溶的草酸钙。切菜不能太碎，食物保鲜储存可减少钙损耗。

◇ **购买补钙药品或保健品要慎重**

孕妇只要了解正确的补钙常识，可以自己在药店购买正规厂家的补钙药品或保健品。不一定需要医生的处方，但一定要注意用量和选择钙的种类。一般来说，现在市场上的碳酸钙产品吸收率还是不错的，但也要看制药过程中钙分子微粒的大小，微粒小的更容易吸收。

◇ **如何正确服用钙剂**

近期，美国的一些关于补钙的研究显示，一次服用大量的钙剂会使受体封闭，导致钙无法被吸收。因此，每次服用钙的剂量不要过大，孕妇可以把600~800毫克的钙剂分成2~3次服用。一次服用尽量不要超过500毫克。

◇ **补钙不宜过多**

钙补多了，容易造成高钙血症，甚至导致肾结石。补钙的同时如果没有足够的维生素D，钙是无法被人体吸收的。如果不注意，服用了过多的维生素D，会造成人体中毒。

6.音乐胎教的误区

美妙的音乐对人体有益，为了让宝宝出生后能健康成长、聪明伶俐，许多家长都进行音乐胎教。但有关专家指出，错误的音乐胎教会伤害胎儿。常见的音乐胎教误区如下：

◇ **胎教音乐等于世界名曲**

并非所有的世界名曲，都适合作为胎教音乐的，例如贝多芬的交响名曲《命运》、柴可夫斯基的交响名曲《悲怆》、圣桑的名曲《悲歌》，虽说表现与自然、命运的抗争，成年人能欣赏并从中感悟生活，但孕妈妈听来，会有压抑感。胎教音乐还是应该尽量选择些古典、舒缓、欢快、明朗的乐曲。

◇ **胎教音乐放在肚子上听**

离胎儿太近或声音太大，会影响甚至伤害胎儿的听力，给胎儿听音乐应当使用专用的胎教传声器，音乐频率范围在500~1500赫兹。或者说干脆什么都不要，让胎儿隔着孕妈妈的肚皮听。

◇ **不分早晚，想起来就听**

胎儿和成年人一样有自己的作息规律，如果希望自己在欣赏音乐的同时，也能让肚里的宝宝有所收获，那么建议先掌握宝宝的作息规律，即什么时候胎儿在睡觉，什么时候醒着而且很活跃。尽量要选择胎儿清醒并很活跃的时候，每天最好养成习惯，也让胎儿形成条件反射，喜欢上"妈妈的音乐时间"。

◇ 给胎儿听音乐的时间过长

一般给胎儿听音乐，每次在半个小时之内为宜。音乐胎教要让胎儿反复聆听，才能造成适当的刺激。等到胎儿出生之后听到这些音乐，就会有熟悉的感觉，能够令初生的婴儿产生在母体内的安全感，对于安抚婴儿情绪有相当好的功效。

◇ 给胎儿听节奏较快音量较大的乐曲

太快的节奏会使胎儿紧张，太大的音量会令胎儿不舒服。因此，节奏太强烈、音量太大的摇滚乐就不适合作为胎教音乐。音乐的音量放得较大，这会引起胎儿的躁动不安，长期下去，胎儿体力消耗太大，可能会造成出生时体重过低，有时还出现不良神经系统反应。

◇ 随意购买胎教传声器

市面上关于胎教的产品很多，应购买经过卫生部鉴定、能保护胎儿耳膜的传声器。胎教传声器应放在孕妈妈的腹壁胎儿头部相应的部位，音量的大小可根据成人隔着手掌听到的传声器中的音响强度，就相当于胎儿在腹内听到的音响强度。

7.准爸爸课堂

■ 按时帮妻子测腹围

准爸爸应该从本周开始每周一次用皮尺围绕孕妈妈脐部水平一圈，为孕妈妈进行腹部测量。通常孕妈妈的腹围在第18~24周时增加最快，到第34周后，腹围增长速度较慢。若此期间孕妈妈的腹围增长过快，应警惕羊水过多或是双胞胎等。

■ 每天轻抚妻子的肚子

在轻松的气氛下及每晚睡前，轻轻抚摸孕妈妈的肚子，让孕妈妈知道你有多么爱她和她肚子里的孩子。这是促进夫妻感情及产生亲子连结的好方法，许多准爸爸和孕妈妈都能在这种互动中获得无比的幸福感。

第19周：开始注意体重

1.孕妈妈和胎宝宝变化

■ 孕妈妈的变化

每天孕妈妈都会感受到胎宝宝不停地运动，甚至晚上会"折腾"得孕妈妈无法入睡。孕妈妈的肚子越来越大，腰身明显加粗，动作开始笨拙。有些孕妈妈腹部的皮肤会有些痒，试着擦些润肤霜也有用。如果痒得厉害，要及时问医生。另外，孕妈妈的乳房还在继续增大，乳腺也发达起来。

■ 胎宝宝的发育

19周的胎儿身长大约有15厘米，体重约200～250克，胎儿此时开始能够吞咽羊水，肾脏已经能够制造尿液，头发也在迅速地生长。19周时，胎儿最大的变化就是感觉器官开始按照区域迅速地发展。味觉、嗅觉、触觉、视觉、听觉从现在开始在大脑中专门的区域里发育。此时，神经元的数量减少，神经元之间的连通开始增加。

2.孕期控制体重增长

妊娠期间如果体重过度增加，会有难产或妊娠中毒症的苦恼。

如果不为孩子着想，不均衡摄取营养，不管什么都多吃，会给孕妇和孩子带来苦恼。

妊娠中营养的摄取要以孩子的需求为准，同时也不要让妈妈感到为难，要特别注意均衡摄取营养。

◇ 孕妇的体重变化

(1)体重增加原因

妊娠中体重增加是因为妊娠时血液和组织液增加，羊水也不断增加，胎盘不断增大；由于身体准备授乳，乳房增大；身体整体上脂肪积存。接近预产期时，腹中胎儿约重3千克，胎盘、羊水及增多了的血液等重达5千克，因此，除去皮下脂肪的重量，妊娠期间体重大约会增加8千克。一般情况下，体重增加10千克是正常的。只有这样才能降低孩子疾病的发生率。

(2)胖人增加7千克为宜

妊娠前肥胖度20%以上的孕妇，到分娩时，应该把体再增加控制在10千克左右。胖孕妇若再增加超过10千克会给孕妇和胎儿带来负担。肥胖会导致各种异常，给自然分娩带来困难。

积存的脂肪会被分解成胎儿能吸收的营养，如果体重增加不超过10千克，就不会有什么问题。

妊娠前的肥胖度不同需要增加的体重也会不同，一般情况下，胖孕妇体重增7.5千克比较理想。胖孕妇可以适当运动，调节饮食，控制体重，使之不再增加，健康地度过妊娠期。

(3)瘦人需要增加10千克以上

如果妊娠前身材很苗条或很瘦，体重就需要比一般孕妇多增加一些。把妊娠中体重增加和孩子出生时的体重对照一下就会发现，瘦弱体形的妈妈在妊娠期体重增的体重也不同，瘦孕妇要以13千克为目标，充分摄取营养，使体重增加在10千克以上。

◇ **各个时期的体重调节要领**

(1)孕早期(1~3个月)

妊娠13周以前，纯粹是增加脂肪的时期，1周间体重增加200~300克最合适。虽然这时体重也会因妊娠呕吐反应而减少，但这个时期胎儿所需的营养供给量极少，所以不必担心。如果体重减少10%以上，则可能是脱水的症状，须引起注意。蛋白质在孕早期对孩子的成长有重要作用，须充分摄取。通过吃低脂肪的肉类、鱼类食物，每天摄取100克的蛋白质是适宜的。

(2)孕中期(4~7个月)

孕中期，妊娠呕吐反应消失，食欲旺盛，肥胖的可能性很大。这个时期不要吃得太多，同时要控制盐分的摄取。过多摄取盐分会造成水分摄取的增加，进而可能导致浮肿，很可能引起妊娠中毒症，每天盐分摄取量不要超过10克。孕中期，宜进食牛奶或乳制品、蛋类及鱼类等优质蛋白质和钙质食品，有助于胎儿健康成长。

(3)孕晚期(8~9个月)

孕晚期，胃部受压，可以减少每餐进食量，增加进餐次数。这样做即使每次都没有饱的感觉，热量摄取也会超过每天所需要的量。即使有食欲，也要注意别养成整天吃东西的习惯。

孕晚期所需热量比妊娠前多300卡(每餐牛奶1~2杯)，避免吃热量高的零食，应有规律地进食。

3.孕中期"轻"运动

进入孕中期，早孕反应过去了，心情舒畅了许多。这预示着妊娠进入了稳定期。此时胎盘已经形成，加上胎盘和羊水的屏障作用，可缓冲外界的刺激，使胎儿得到有效的保护。

孕中期可适度地进行体育锻炼，游泳、球操、跳慢舞等都是可行的运动项目。在国外，游泳是孕妇普遍参加的一项活动。孕期游泳能增强心肺功能，而且水里浮力大，可以减轻关节的负荷，消除浮肿、缓解静脉曲张，不易扭伤肌肉和关节。游泳要选择卫生条件好、人少的室内游泳馆进行。下水前先做一下热身，让身体适应水的温度，游泳以无劳累感为佳。这样的运动有益于母亲的消化吸收和胎儿的成长发育。

一定要根据自己的情况来做运动。除了游泳，还可以做一些轻微的活动，比如散散步、跳跳舞、坐坐健身球等。孕中期的体重增加，身体失衡的情况孕妇还未完全适应，这个时候切记不要做爬山、登高、蹦跳之类的运动，以免发生意外。

4.减少妊娠纹的方法

妊娠纹是指在肚皮下、胯下、大腿、臀部、皮肤表面出现看起来皱皱的细长型的痕迹，这些痕迹最初为红色，微微凸起，慢慢地，颜色会由红色转为紫色，而产后再转为银白色，形成凹陷的疤痕。

形成妊娠纹的原因一般有两个：一是怀孕后，肾上腺分泌的类皮质醇(一种激素)数量会增加，使皮肤的表皮细胞和纤维母细胞活性降低，以致真皮中细细小小的纤维出现断裂，从而产生妊娠纹。二是怀孕中后期，胎儿生长发育加快，或是孕妇体重短时间内增加太快等，肚皮来不及撑开，都会造成皮肤真皮内的纤维断裂，从而产生妊娠纹。

◇ 减轻妊娠纹的方法

① 适量饮食，避免体重增加过快。如果短期内体重迅速增加，皮肤必须充分伸展，以适应体形变化的需要。

② 妊娠期间要戴合适的乳罩，以便更好地支托不断加重的乳房。

③ 如果乳房大，要戴乳罩睡觉，不分昼夜地呵护好乳房。

④ 保持皮肤柔软并且不痒。在乳房和肚皮上用乳液按摩，以增加它的弹性。使用杏仁油能更有效地改善孕妇的皮肤。

⑤ 局部涂擦维生素E油以湿润皮肤。

5.不发胖的饮食方法

饮食并非少吃就能减肥，进食的技巧、食物的烹调、食物的选择等，皆是控制体重的关键。

◇ 改变进食行为

① 改变进餐顺序：先喝水→再喝汤→再吃青菜→最后吃饭和肉类。

② 养成三正餐一定要吃的习惯。

③ 生菜、水果沙拉应刮掉沙拉酱后再吃，或要求不加沙拉酱。

④ 只吃瘦肉。

⑤ 不吃油炸食品。

⑥ 浓汤类只吃固体，但不喝汤水。

⑦ 带汤汁的菜肴，将汤汁稍加沥干后再吃。

⑧ 以水果取代餐后甜点。

⑨ 用开水或不加糖的饮料及果汁，取代含糖饮料及果汁。

⑩ 吃完东西后应立刻刷牙，刷过牙后就不再进食。

⑪ 睡前3个小时不进食(白水除外)。

◇ 改变烹调方式

① 尽量用水煮、蒸、炖、凉拌、红烧、烤、烫、烩、卤的烹调方式。以上烹调方式尽量不要再加油，可加酱油。

② 烹调时少加糖。

③ 烹调时少用勾芡。

④ 烹调时少加酒。

⑤ 煮饭、买菜前，先算好吃饭人数及份量，避免吃下过多剩菜。

⑥ 青菜可多吃，但最好以烫的为主，或将汤汁滴干以减少油脂的摄取(或用清汤、开水洗)。

⑦ 吃饭勿淋肉臊、肉汤。

⑧ 少用糖醋、醋溜、油炸、油煎的烹调方式。

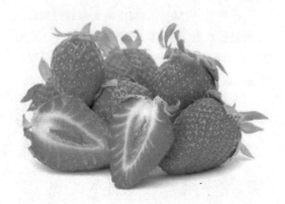

6.营养不发胖的饮食结构

构成	说明
5份水果和蔬菜	日常饮食至少应有5份水果和蔬菜，才可以提供足够的维生素、矿物质和纤维，帮助消化，有效预防便秘。蔬菜不要煮得太久，最好能生吃，这样可以最大程度保留蔬菜的营养价值。但一定要将蔬菜冲洗干净
4~6份淀粉类食物	每天应该吃4~6份热量不高的淀粉食物，如面包、马铃薯或者意大利面条等。这些食物是碳水化合物和纤维的重要来源。但过分加工会破坏这些食物中的营养成分，如有可能应尽量吃麦面包或者是麦片
2~4份蛋白质类食物	怀孕期间，对蛋白质的需求会上升50%左右，因此日常饮食中应添加2~4份富含蛋白质的食物，如肉类、鱼类、豆类和乳品

附注："份"的量因人而异，例如，如果每日摄取食物总量为1300克，蔬菜、淀粉和蛋白质的摄取比例为5：5：3，则每份食物为100克。也就是说每天应吃500克的水果和蔬菜、500克的淀粉类食物、300克的蛋白质类食物。

7.补充维生素A不宜过量

维生素A和大家熟悉的胡萝卜素一样属于脂溶性维生素，在胡萝卜、甘薯及黄玉米中的含量较多，乳及乳制品、动物肝、肾及蛋中亦含较丰富的维生素A，在深绿色蔬菜、倭瓜、花茎甘蓝、杏、南瓜及蕃茄中也含有。因此，临床上维生素A缺乏症并不多见。但由于维生素A具有多种生理功能，对视力、生长、上皮组织及骨的发育、精子的生成和胎儿的发育都是必需的，而且孕妇的维生素A需要量较非孕时增加25%，孕早期母血中维生素A浓度下降，孕晚期上升，临产时降低，产后又重新上升，所以适当补充维生素A是必要的。

但补充维生素A也不能过量，因为维生素A及胡萝卜素都能够顺利地通过胎盘屏障，大量应用维生素A不仅对母体不利，也会影响到胎儿的生长发育。成人中毒剂量是一次服用150万国际单位。维生素A急性中毒症状包括倦睡、头痛、呕吐、视乳头水肿等。慢性维生素A过多表现为皮肤干燥、粗糙、脱发、唇干裂、皮肤瘙痒；其他表现有口舌疼痛、杵状指、骨质肥厚、眼球震颤、指甲易碎、高钙血症、肝脾肿大、颅内压升高或低热等。

8.稳定情绪的呼吸法

孕妈妈良好的情绪是胎教的最高境界。胎教最大的障碍则是孕妈妈的心烦意乱、情绪不安。

这里介绍一种呼吸训练法，对于稳定情绪和集中注意力较为有效，孕妈妈们可以尝试着做一做。

实施呼吸法，场所可以随意选择，可以在家庭中的任何地方：床上、沙发上或坐在地板上都可以。要尽量使自己的腰背舒展，全身放松，微闭双眼，手随意放在身体两侧，只要不引起不适感，也可以放在腹部。准备好以后，用鼻子慢慢地吸气，以5秒钟为标准，一边在心里面默数1、

2、3、4、5……然后一边大口深深地吸气，肺活量大的人可以延长到6秒钟，如果感觉到吸气时间太长可以改为4秒钟。吸气过程中，要让自己感到气体被储存到腹中，然后用8~10秒的时间慢慢地把气呼出去，用嘴或鼻子呼都可以。总之，要缓慢、平静地呼出气。

经过几次呼吸以后，再开始作呼与吸时间跨度的调整，延长呼气时间，逐渐把呼气时间调整到吸气时间的一倍，吸5秒钟，就呼1秒钟，这样反复呼吸1~3分钟以后，就会感到心情平静，头脑清醒。

实施呼吸法时，尽量脑子里不去想其他的事情，把注意力集中到自己的吸气和呼气过程中，逐渐习惯后，注意力就能很快集中。

9.预防焦虑引起剧烈胎动

孕妈妈的情绪过分紧张、极度疲劳、腹部的过重压力以及外界的强烈噪声等，都可使胎儿躁动不安，产生剧烈骚动。胎儿长期不安，可导致体力消耗过多，从而影响胎儿的健康发育，甚至影响到胎儿出生后生理、心理及智力的发育，如胎儿出生后有瘦小体弱、体重较轻、躁动不安、喜欢哭闹、不爱睡觉等表现。

当孕妈妈情绪不安时，胎动次数会较平时多3倍，最多达正常的10倍。如胎儿长期不安，体力消耗过多，出生时往往比一般婴儿体重轻400~1000克。如有的孕妈妈与人争吵后3周内情绪不好，在此期间，胎动次数较前增加1倍。

为了下一代的健康成长，希望孕妈妈平时要保持乐观的情绪，遇事不急不躁，要避免不良情绪给胎儿带来不利的影响。

10.准爸爸课堂

■ 准爸爸记事

❶ 陪孕妈妈买孕妇装，如果孕妈妈脚浮肿、变大，要换一双合脚的鞋。

❷ 继续有计划地给胎宝宝做循序渐进的胎教。让胎宝宝听柔和的音乐，跟胎宝宝说话，提醒孕妈妈养成良好的生活习惯及饮食习惯。

❸ 可以陪孕妈妈做一次轻松、安全的短途旅游。

❹ 陪孕妈妈参加产前妈妈教室，多了解孕期及生产知识。

❺ 和孕妈妈一起给宝宝起名字。

❻ 孕妈妈可能出现乳房肿胀和妊娠纹，帮她按摩乳房，帮她在肚子上擦乳液。

❼ 与其他父母交流育儿经验。

第20周：谨防妊娠高血压

1.孕妈妈和胎宝宝变化

孕妈妈的变化

怀孕20周了，孕妈妈的子宫日渐增大，将腹部向外挤，致使肚子向外鼓胀，腰部曲线完全消失。20周时的胎儿生长趋于平稳，此时，孕妈妈需要将更多的精力放到增强营养上，孕妈妈在本阶段会食欲大增，应尽量多吃些营养均衡的食物，切忌饮食过量。过量饮食会增加生产时的困难和痛苦，此外还容易造成高血压、糖尿病等症状，另外，对胎儿的发育也没什么好的作用。因此，科学的饮食是十分重要的。

胎宝宝的发育

妊娠第20周，胎宝宝已经长到16厘米左右，体重不到300克，生长趋于稳定。宝宝皮肤表面的皮脂腺开始分泌胎脂，胎脂是奶油状的白色脂肪，主要作用是保护羊水里的胎儿的皮肤。本周是胎儿感觉器官发育的高峰期，视觉、听觉、味觉、嗅觉等各类器官的神经细胞得到全面发展。经过这个时间，胎儿将来会具有人体应有的全部神经细胞，之后神经会变大，结构也更为复杂，连接各个神经的肌肉也得到发展。这时，胎儿可以按照自己的意愿自由活动。胎儿会在羊水里任意伸展身体，用手抓东西，并且可以转动身体。

2.妊娠高血压疾病的原因

妊娠高血压疾病简称妊高征，是妊娠期妇女所特有而又常见的疾病，发生在妊娠20周以后至产后2周。有高血压、水肿、蛋白尿、抽搐、昏迷、心肾功能衰竭等症状，本病严重威胁母婴健康。引发妊娠高血压疾病的因素有如下几点。

1 年轻初孕妇及高龄初产妇。

2 家族中有高血压或肾炎、糖尿病病史者。

3 多胎妊娠、羊水过多、葡萄胎患者。

4 营养不良，重度贫血者。

5 寒冷季节、气压升高时，发病增多。

3.妊娠高血压疾病的症状

轻度妊娠高血压疾病：主要表现为血压轻度升高，可能伴有轻度水肿和微量蛋白尿。此阶段可持续数日至数周，可逐渐发展或迅速恶化。

水肿 是妊娠高血压疾病最早出现的症状。开始时仅表现为体重增加(隐性水肿)，以后逐渐发展为临床可见的水肿。水肿多从踝部开始，逐渐向上发展，按其程度分为四级，以"+"表示。

(+)小腿以下凹陷性水肿，经休息后不消退；

(++)水肿延及至大腿；

(+++)水肿延及至外阴或腹部；

(++++)全身水肿，甚至有胸腹水。

高血压 妊娠20周前血压不高，妊娠20周后血压升高达17.3／12KPa(130／90mmHg)以上，或较基础血压升高4／2KPa(30／15mmHg)。

蛋白尿 出现于血压升高后，无或微量。

中度妊娠高血压疾病 血压进一步升高，但不超过21.3／14.7KPa(160／110mmHg)，尿蛋白增加，伴有水肿，可有头晕等轻度自觉症状。

重度妊娠高血压疾病 包括先兆子痫及子痫。血压超过21.3／14.7KPa(160／110mmHg)，尿蛋白增加，水肿程度不等，出现头痛、眼花等自觉症状，严重者抽搐、昏迷。

先兆子痫 除以上三种主要症状外，出现头晕、头痛、视觉障碍、上腹不适、胸闷及恶心呕吐等，表示颅内病变进一步发展。此时血压多在21.3／147KPa(160／110mmHg)以上，水肿更重、尿少、尿蛋白增多，随时可能发生抽搐，应积极治疗，防止发生子痫。

子痫 在上述各严重症状的基础上，抽搐发作，或伴有昏迷。少数患者病情进展迅速，子痫前期症状可并不显著，而骤然发生抽搐，发生时间多在孕晚期及临产前，少数在产时，更少的还可能在产后24小时内发生。

4.防治妊娠高血压疾病

知道了妊娠高血压疾病的病症后，对于孕妈妈来说最重要的就是要知道如何预防和应对妊娠高血压疾病，那么有如下建议以供孕妈妈参考。

❶ 定期产前检查，做好孕期保健工作。孕早期应测量1次血压，作为孕期的基础血压，以后定期检查，尤其是在妊娠36周以后，应每周观察血压及体重的变化、有无蛋白尿及头晕等自觉症状。

❷ 加强孕期营养及休息。加强妊娠中、晚期营养，尤其是蛋白质、多种维生素、叶酸、铁剂的补充，对预防妊娠高血压疾病有一定作用。因为母体营养缺乏、低蛋白血症或严重贫血者，其妊娠高血压疾病发生率增高。孕妈妈在加强营养的同时，更应注意好好休息。

❸ 重视诱发因素，治疗原发病。仔细想一想家族史，孕妈妈的外祖母、母亲或姊妹间是否曾经患过妊娠高血压疾病，如果有这种情况，就要考虑遗传因素了。孕妈妈如果孕前患过原发性高血压，慢性肾炎及糖尿病等均易发生妊娠高血压疾病。

❹ 冬天注意保暖。因为冬天气候寒冷，全身血管遇冷后收缩，会导致血压升高。所以冬季是妊娠高血压疾病的高发季节，孕妈妈要特别注意保暖。如果是在寒冷的冬天怀孕，更需加强产前检查，及早处理。

❺ 睡姿能稳定血压。左侧卧的睡姿可以帮助孕妈妈稳定血压。这是因为这个姿势不会对心脏造成压力。

5.妊娠高血压疾病的饮食调理

发现自己患有妊娠高血压疾病，孕妈妈也不用过分紧张，可通过"1减少、2控制、3补充"的合理饮食来进行调理。

◇ **减少动物脂肪的摄入**

患有妊娠高血压疾病的孕妈妈应减少动物脂肪的摄入，炒菜最好以植物油为主，每日20～

25克。饱和脂肪酸的供热能应低于10%。

◇ 控制钠盐的摄入

钠盐在防治高血压中发挥着重要作用。若每天食入过多的钠，会使血管收缩，导致血压上升，因此患有妊娠高血压疾病的孕妈妈应每天限制在3~5克以内。同时，还要远离含盐量高的食品。

◇ 补充蛋白质

重度妊娠高血压的孕妇因尿中蛋白丢失过多，常有低蛋白血症。因此，应及时摄入优质蛋白，如牛奶、鱼虾、鸡蛋等，以保证胎儿的正常发育。每日补充的蛋白质量最高可达100克。

◇ 补充含钙丰富的食物

患妊娠高血压疾病的孕妈妈最好多吃含钙丰富的食物，如奶制品、豆制品、鱼虾、芝麻等，也可适当补充钙剂。若为低钙血症，每天的钙摄入量应达到2000毫克。

◇ 补充锌、维生素C和维生素E

患妊娠高血压疾病的孕妇，血清锌的含量较低，因此，膳食中若供给充足的锌能够增强孕妈妈身体的免疫力。另外，维生素C和维生素E能抑制血中脂质氧化的作用，降低妊娠高血压疾病的反应，因此也需要适当补充。

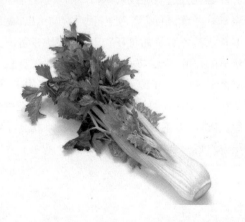

6.孕妈妈吃好宝宝视力好

女性怀孕时应多吃油质鱼类，如沙丁鱼和鲭鱼，这样宝宝就有可能比较快地达到成年人的视觉程度。这是由于油质鱼类含有一种构成神经膜的要素，被称为omega-3脂肪酸，而omega-3脂肪酸含有的HDA与大脑内视神经的发育有密切关系，能帮助胎儿视力健全发展。

胎儿如果严重缺乏HDA，会患视神经炎，视力模糊，甚至失明。但不建议孕妇吃鱼类罐头食品，最好购买鲜鱼自己烹饪。孕妇每个星期至少应吃一次鱼。

除了油质鱼类外，孕妈妈还应多吃含胡萝卜素的食品，以及绿叶蔬菜，防止维生素A、B族维生素、维生素E缺乏。

缺钙的孕妇所生的孩子在少年时患近视眼的几率是不缺钙的孩子三倍，因此，怀孕期间补充足够的钙是非常必要的。

孕妇的饮食与孩子的视力发展有密切的关系。为了腹中的宝宝有一双明亮健康的眼睛，要鼓励自己多吃对宝宝有益的食品。

7.想象一下宝宝的样子

怀孕已经5个月了，看着渐渐隆起的腹部，你的心里是不是对胎宝宝的样子充满了期待？从决定要一个宝宝到现在你知道自己真的已经拥有这个宝宝，这期间胎宝宝经历了太多神奇的变化，你心中的那个宝宝是个王子还是公主呢？他是什么模样？像自己多一点还是更像老公？

◇ 你的意念能美化胎宝宝

从胎教的角度来看，你的想象非同小可，它

能通过意念构成胎教的重要因素，转化渗透到胎宝宝的身心感受之中，影响他的成长，你脑中时常萦绕着对于胎宝宝的美好想象，对胎宝宝正在迅速发育的大脑、形体和容颜以及各个脏器会有很大的刺激，使得它们能按着你的意念去发育成长。

因此，你不妨经常想象，胎宝宝有一张天使般的脸庞、健康的体魄、聪明的大脑……尽可能想象一切美好、健康、积极的因素，并盼望着他的到来，用自己的意象塑造理想中的胎宝宝，你要相信，你和胎宝宝是心有灵犀的，你的美好意念能让胎宝宝长得更完美。

◇ 构想并画出胎宝宝的样子

你心目中的小天使会是什么样子的呢？为他画下第一幅属于他的画像吧，或者找一张你觉得和他长得最像的宝宝照片，把你想对他说的话和你的美好愿望写下来，这将是你和宝宝共同的美好回忆。

8.带着胎宝宝去散步

散步是非常适合孕妈妈的运动，不仅能够促进胎儿的大脑发育，而且还兼有胎教的功效。孕妈妈散步时的氧气供给量比坐着时要高出2~3倍，散步还能让心情变得愉悦和放松。观看大自然的景色、聊天，对于孕妈妈来说无疑是一种美的精神享受。而孕妈妈的心情愉快，头脑清醒，有利于消除疲劳增进食欲和睡眠，有利于胎儿的健康成长和孕妈妈顺利分娩。

有节律而平静的步行，可使腿肌、腹壁肌、心肌活动加强。由于血管的容量扩大，肝和脾所储存的血液便进入了血管。动脉血的大量增加和血液循环的加快，对身体细胞的营养，特别是心肌的营养有良好的作用。同时，散步时，肺的通气量增加，呼吸变得深沉。鉴于孕妇的生理特点，散步是增强孕妇和胎儿健康的有效方法。

散步应选择在风和日丽的天气中进行，有雾、下雨、刮风及天气骤变时不宜外出，以免感冒。还应选择在道路平坦、环境优美、空气清新的地方散步，有准爸爸或家人的陪同就更好了。散步时，无论看到什么景象，都可以将其变成有趣的话题讲给胎儿听，这样，和语言胎教结合起来，效果更佳。散步的时间最好是在上午10点到下午2点左右，因为这个时间段是一天之中母体子宫最放松的时间。

9.准爸爸课堂

■ 分享妻子的感受

孕妈妈需要有人当她的听众，分享她的快乐与忧虑，而准爸爸则是最佳人选，这样可以拉近夫妻间的感情甚至是一家三口的感情，培养出彼此互相信赖的关系与亲密的感情。

准爸爸适当地投入孕妈妈的怀孕过程，这是一种对婚姻的承诺，是一种甜蜜的负担，更是准爸爸责无旁贷的责任。但是有些准爸爸的工作真的很忙，无法将每一项工作都做好，你也不必自责或认为自己无法当个好爸爸、好丈夫，只要你有心，和孕妈妈随时沟通，在许可的范围内尽量做好，并不吝于表达自己的关心和爱意，相信孕妈妈一定能够理解和体谅的。

六、怀孕第6个月

◎本月要事提醒

1.穿着宽松的衣服，保持心情愉快。

2.穿戴合适胸罩，清洁乳头使之舒适。

3.避免长期站立，睡觉时可抬开双腿。

4.晾晒衣服时，宜将竹竿降到孕妇腰部之高度，切勿踮脚或弯腰动作。若发生小腿抽痉，宜尽快按摩腿肚或一手压住膝盖一手将脚指头往上用力压。

5.发型宜清爽样式，避免烫发及染发。

6.穿平底鞋，以减轻腰部的负担，也降低母体重心，避免跌倒。

7.上、下楼梯宜踏稳脚步，将身体重心放在前脚，较不易跌落。

8.尽可能避免需要小腹用力的工作。

第21周：宝宝在快乐中成长

1.孕妈妈和胎宝宝变化

孕妈妈的变化

从外观上看，孕妈妈腹部增大，前凸明显，子宫高度为18～24厘米(约平脐高或脐上1指)。由于子宫增大，压迫盆腔静脉，使孕妈妈下肢静脉血液回流不畅，可引起双腿水肿，足背及内、外踝部水肿尤为多见，下午和晚上水肿加重，晨起减轻。由于子宫挤压胃肠，影响胃肠排空，孕妈妈可能常感饱胀、便秘，所以，饮食宜每次少量，多次进餐。

本周孕妈妈心率加快，每分钟增加10～15次；乳腺发达，乳房进一步增大，且可挤出淡淡的初乳，同时，阴道分泌物增多，呈白色糊状。有的孕妈妈因缺乏微量元素及维生素，容易出现口腔炎，有的出现龋齿，这与内分泌变化、激素水平改变及缺钙有关。

胎宝宝的发育

本周，胎宝宝的身长约18厘米，体重约300克。宝宝在身体发育时，也逐步变成有意识、有感觉、有反应的人了。宝宝的眼睛仍是紧闭的，耳朵能够听到外面的声音，如果他是睡着的话，大声的音乐会把他吵醒。他会皱眉、眯眼、噘起嘴，还会张开或闭上小嘴巴。宝宝更喜欢某些音乐，对某些活动表示响应。有时，他因为吸入羊水太多而打嗝。为了适应子宫外的生活，宝宝已

开始练习用胸部做呼吸运动了。同时，宝宝的味蕾也正在形成。胎宝宝蜷曲着身体密封在子宫内，被身体周围的羊膜囊衬垫着，全靠妈妈的胎盘供给他营养和氧气，宝宝的代谢废物也由胎盘排出。总之宝宝的外貌和举止已接近出生时的新生儿。

2.贫血孕妈妈注意补铁

怀孕后，孕妈妈的血容量会逐渐增加，到了孕晚期，血容量会增加约1300毫升，比孕前多30%～45%，其中血浆增加量是红细胞的3倍多，但由于红细胞的造血量跟不上血液总量的增加，血液被稀释，就会出现"生理性贫血"。这虽然是正常现象，但如果不加以改善，孕妈妈就会感到疲倦、眩晕，还会出现脑力和体力下降的情况，严重时会导致胎盘供氧不足，使胎宝宝宫内发育迟缓或引起早产。

孕早期，孕妈妈对铁的需求量为15毫克/天，孕中期为25毫克/天，孕晚期为35毫克/天。要补充足够的铁，孕妈妈可以搭配使用以下几种方法。

◇ 多吃富铁食物

从孕前及刚开始怀孕时，就要开始注意多吃瘦肉、家禽、动物肝及鸭血、猪血、蛋类等富铁食物。豆制品含铁量也较多，肠道的吸收率也较高，要注意摄取。主食多吃面食，面食较大米含铁多，肠道吸收也比大米好。

◇ **做菜多用铁炊具烹调**

做菜时尽量使用铁锅、铁铲,这些传统的炊具在烹制食物时会产生一些小碎铁屑溶解于食物中,形成可溶性铁盐,容易让肠道吸收铁。

◇ **多吃有助于铁吸收的食物**

水果和蔬菜不仅能够补铁,所含的维生素C还可以促进铁在肠道的呼吸。因此,在吃富铁食物的同时,最好同时多吃一些水果和蔬菜,也有很好的补铁作用。

◇ **按时去做产前体检**

至少要在妊娠的中期和后期检查2次血色素,多次反复化验血能够及早发现贫血,采取相应措施纠正贫血。

◇ **口服铁剂**

如果血常规发现血红蛋白水平低于10克/100毫升,医生可能会建议你口服含铁胶囊。但这样的医嘱往往针对饮食摄入无效的贫血孕妇。口服含铁胶囊可能会引起胃痛或者便秘。一旦出现这些副作用,可以尝试口服液态铁剂,这对胃的刺激相对小些。如果你的贫血非常严重,或者口服铁剂数周后见效不大,应该做进一步的血液

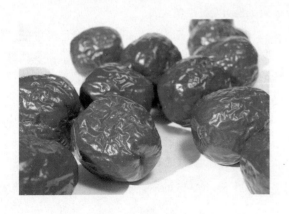

检查,寻找原因,并决定最佳的治疗方案(必要时可深部肌肉注射铁剂)。如果你正遵医嘱口服铁剂,同时也要吃富铁食物,因为机体对食物中的铁吸收能力强于对胶囊中的铁。

3.日常活动的正确姿势

◇ **站姿**

站立时,孕妈妈应选择一种最舒适的姿势。比如,收缩臀部,就会体会到腹腔肌肉支撑脊椎的感觉。需要长时间站立的孕妇,为促进血液循环可以尝试把重心从脚趾移到脚跟,从一条腿移到另一条腿。

◇ **坐姿**

孕妇正确的坐姿是要把后背紧靠在椅子背上,必要时还可以在背后放一个小枕头。

◇ **俯身弯腰**

孕妈妈要尽量避免俯身弯腰的动作,以免给脊椎造成重负。如果孕妇需要从地面捡拾起什么东西,俯身时不仅要慢慢轻轻向前,还要屈膝,同时把全身的重量分配到膝盖上。孕妇在清洗浴室或是铺沙发时也要参照此动作。

◇ **起身站立**

妊娠中晚期,孕妈妈起身站立时要缓慢有序,以免腹腔肌肉过分紧张。仰躺着的孕妇起身前要先侧身,肩部前倾,屈膝,然后用肘关节支撑起身体,盘腿,以便腿部从床边移开并坐起来。

◇ **徒步行走**

徒步行走对孕妇很有益,可以增强腿部肌肉的紧张度,预防静脉曲张,还可以强壮腹腔肌肉。一旦孕妈妈行走时感觉疲劳,就要马上停下

来，找身边最近的凳子坐下歇息5~10分钟。在走路时，孕妈妈的身体要注意保持直立，双肩放松。散步前要选择舒适的鞋，以低跟、掌面宽松为好。

4.轻松愉快的孕期旅行

◇ 选择旅行地点

不宜太远 最好选择离家不太远，开车3个小时内可以到达的地方，有什么紧急情况也能够及时返回。需要长时间坐飞机或火车的旅行就不要选择。长时间的颠簸会使你和胎宝宝感到劳累，而且火车站、飞机场一般都人多拥挤，空气也不好。

不宜太偏 太偏僻的地方一般都交通不发达，各类设施也不完善，会为旅行增添许多的麻烦。

时间不宜太长 旅行的时间不要太长，控制在3天之内为宜，不然孕妈妈和胎宝宝都会吃不消。

◇ 提前安排行程

寻找医院 到达目的地后的第一件事就是先找到当地的医院，并了解周边的路况，最好能够选择医院附近的宾馆住宿，如果出现什么意外情况，也能够第一时间就医。

放慢节奏 景点安排不要太密集，如果像转场一样匆匆忙忙，势必会让孕妈妈紧张、劳累。另外，旅行途中最好有准爸爸或家人陪伴，这样好有个照应。

注意饮食卫生 尽量选择高级一点的饭店就餐，不要吃路边摊，饮水最好也能自备。

◇ 出发前的准备

衣着 薄、厚衣物各带几件，根据天气增减衣物；鞋子要结实、舒适、随脚。

食物 带点可口的零食，以备到达目的地后吃不惯那里的食物时应急。

其他 如果要住宾馆，可以带上自己的床单、被罩、毛巾；旅途中用水不方便，记得带上消毒湿巾、卫生纸、护垫。

5.孕6月营养要点

① 保证钙的摄取量至少达到每天1000毫克，补充钙质应以食补为主，不要超量。可以多吃豆制品。一般来讲摄取100克左右豆制品，就可摄取到100毫克的钙。乳酪也是不错的补钙食品。

② 多吃富含铁质的食物(如：瘦肉、鸡蛋、动物肝、鱼)和含铁较多的蔬菜及强化铁质的谷类食品。还应注意多吃一些含维生素C较多的食品，以帮助身体吸收更多的铁质。

③ 这段时间还要注意不要摄入过多糖类食品(如蔗糖、果糖、葡萄糖等)，注意能量平衡，否则易引发妊娠糖尿病。

④ 这一时期很多妈妈会发现自己异常能吃，很多以前不喜欢的食品现在反倒成了最喜欢的东西，因此，妈妈可以好好利用这段时间调整自己的饮食习惯，加强营养，增强体质，为将来分娩和产后哺乳做准备。

⑤ 这个时期妈妈很容易被便秘困扰，发生便秘现象后，要注意饮食调节，多吃一些润肠通便的食物，如各种粗粮、蔬菜、黑芝麻、香蕉、蜂

蜜等。也应该注意适当运动,促进肠蠕动,有利于消化。

❻ 香辛性的食物佐料如辣椒、花椒、胡椒、小茴香、八角、桂皮、五香粉等,容易消耗肠道水分,使胃肠分泌减少,造成肠道干燥、便秘,应该少食。

❼ 菠菜含有丰富的铁质,具有补血功能,所以一直被当作孕期预防贫血的佳蔬。其实,菠菜中含铁并不多,而是含有大量草酸。草酸会影响锌、钙的吸收。所以孕妈妈还是要少吃。

6.孕6月营养食谱

◇ 栗子煲鸡翅

原料 鸡翅150克,板栗80克,鲜香菇2朵。葱、姜各适量。

调料 食盐、料酒各适量。

做法

(1)将鸡翅洗净,焯水,捞出沥干;板栗去壳及内皮,洗净;鲜香菇洗净,去蒂,切片,备用。

(2)沙锅置火上,倒入适量清水,放入鸡翅、板栗煮沸,撇去浮沫,加入香菇片、葱段、姜片煮沸,改用小火炖约40分钟,加入盐、料酒调味即可。

功效 板栗含丰富的糖、脂肪、蛋白质等营养素,有养胃健脾、壮腰补肾的作用。

◇ 鲫鱼丝瓜汤

原料 鲫鱼500克,丝瓜200克,葱丝、姜丝各适量。

调料 料酒、食盐各适量。

做法

(1)鲫鱼去鳃、鳞、内脏,洗净,入油锅煎至两面微黄。

(2)丝瓜洗净,去皮,切片。锅置火上,倒入适量清水,放入煎好的鲫鱼,加料酒、葱丝、姜丝,用文火煮20分钟,加入丝瓜片,用大火煮至汤奶白,加入盐调味即可。

功效 鲫鱼含丰富的蛋白质,孕妇食用,能补充营养,增强抗病能力。

◇ 蔬果沙拉

原料 番茄2个,香蕉2个。

调料 沙拉酱适量。

做法

(1)番茄烫过,去皮,切块。

(2)香蕉去皮,切丁,和番茄混合调以沙拉酱即可。

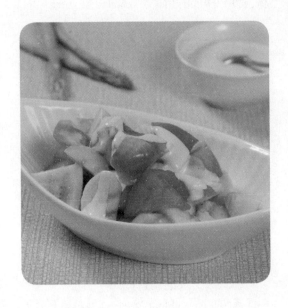

功效 最大限度地保留了原料中的番茄红素和维生素C,有祛斑美容的作用。

◇ **青瓜炒火腿**

原料 火腿100克,青瓜3根,云耳50克,茭白100克,红椒1个,蒜茸少许。

调料 食盐1茶匙,胡椒粉少许,白醋少许,上汤2汤匙,生粉1茶匙,花生油1汤匙。

做法

(1)将火腿切片;青瓜斜刀切片;云耳用温水浸发,去蒂,茭白切片,红椒切菱形件。

(2)起锅爆香蒜茸、红椒件,放入云耳、茭白片、火腿片爆炒,注入上汤,放入青瓜片,加食盐、白醋调味炒匀。

(3)待汤汁收浓,用生粉勾芡,上碟撒入胡椒粉即可。

功效 青瓜有清热利尿、降血糖、减肥强体、健脑安神的作用。

7.准爸爸应参与抚触胎教

实施抚触胎教,最好有准爸爸的参与,理由如下:

◇ **孕妈妈的得力助手**

胎儿最喜欢准爸爸的抚触和男性频率较低的声音,所以在整个抚触胎教的过程中,准爸爸一定要参加。准爸爸应当经常隔着肚皮轻轻地抚触胎宝宝,并协助孕妈妈让胎宝宝进行一些宫内运动,最好是一边抚触一边与胎宝宝说话,同时告诉宝宝是爸爸在抚触、与宝宝交流。

◇ **母子之间的调解员**

当胎儿的活动过于激烈,让孕妈妈感觉有

些难以忍受时,准爸爸可以一边隔着肚皮轻抚胎宝宝,一边温和地说:"乖宝宝,爸爸和你商量商量,踢得轻一点儿好吗?妈妈感觉有些吃不消了。"这样做的效果不由你不信,这种时候让准爸爸出面调解沟通一下,特别管用。

8.深情款款的拍打胎教

在宝宝出生之前,孕妈妈都是靠着感知宝宝各种各样的胎动来了解宝宝的生活规律、健康状况的,而肚子里的宝宝也是通过这样的"拳打脚踢"来和妈妈"聊天"的。

孕中期以后的胎儿,体表绝大部分表层细胞已具有接受信息的初步功能,子宫中羊水的流动不断向胎儿提供更多的触觉刺激。孕妈妈通过深情款款的拍打腹壁,给予胎儿良好刺激,可增进胎儿的智力发育。拍打胎教也可以归为运动胎教中的一种,拍打胎教在孕6个月以后进行。

◇ **拍打时的姿势**

孕妇全身放松,呼吸均匀,心平气和,仰卧在床上,头不要垫得太高,面部呈微笑状,双手轻放在胎儿上,也可将上半身垫高,采取半仰姿势。不论采取什么姿势,但一定要感到舒适。

◇ **拍打的方法**

拍打胎教可以和抚触胎教相结合,做完抚触胎教之后可以进行拍打胎教。

将手掌平贴于孕妈妈腹壁,食指放在中指上,然后食指迅速滑下,轻轻拍打腹壁,刺激胎儿活动,如同与胎儿玩耍一般。

拍打胎教要在胎动较频繁时进行。每次持续3~5分钟,每日1次。

◇ 拍打时的注意事项

① 拍打胎宝宝之前，孕妈妈应排空小便。

② 进行拍打胎教时，室内环境应舒适，空气宜新鲜，温度要适宜。

③ 拍打胎宝宝时，孕妈妈应避免情绪不佳，保持稳定、轻松、愉快、平和的心态。

9.准爸爸课堂

■ 让妻子享受有你陪伴的快乐

准爸爸应尽量多陪妻子，如陪她一起读有关书籍，欣赏音乐，和妻子到户外走走，这样会使妻子心情愉快，心里充满爱意和甜蜜，妻子的这种情感会随时传递给腹内的胎儿，使胎儿在一片爱心中茁壮成长。同时也能让孕妈妈感受到有你的安全感。

■ 为妻子安排适度的运动

在充分保护的同时，也不可以让妻子过于安逸，适当的身体锻炼是必须的。孕妈妈适当的运动，有助于神经系统功能的调节，促进身体对钙、磷等微量元素的吸收，同时也可防止因腹壁松弛造成的胎位不正及难产。所以适当的运动，如每天早晚陪妻子一起做孕妇操，会让孕妈妈更加神清气爽。

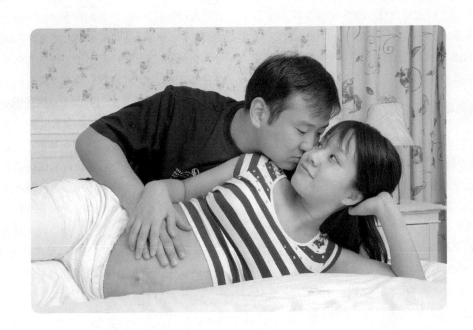

第22周：宝宝开始长牙了

1.孕妈妈和胎宝宝变化

孕妈妈的变化

妊娠22周的时候，孕妈妈体重大约以每周250克的速度在迅速增长。子宫也日益增高，压迫肺部，由于骤然增加的体重和增大的子宫，使孕妈妈身体越来越重，身体的重心也发生了改变，同时，妊娠激素的分泌会导致手指、脚趾和其他关节部位变得松弛。由于保持身体的平衡变得困难，孕妈妈在上楼的时候会感到吃力，呼吸相对困难。因此，在这时候孕妈妈要注意穿宽松的衣服和鞋。

胎宝宝的发育

22周的胎儿现在身长约19厘米，体重约350克。这个时候的胎儿，体重开始大幅度增加，看上去已经很像小宝宝的样子了。因为宝宝体重依然偏小，所以，皮肤依然是皱的、红红的。当然，这皱折也是为皮下脂肪的生长留有余地。22周的胎儿看上去滑滑的，像覆盖了一层白色的滑腻的胎脂，胎脂可避免皮肤在羊水长期的浸泡下受到损害。很多宝宝在出生时身上还会带有这样的胎脂。此外，这时宝宝的牙齿也开始发育了。

2.如何做好乳房护理

所有的孕妇都害怕她们的乳房会因为怀孕而受损。从妊娠初期开始，大量分泌的激素会使乳房肿胀。所以，避免乳房重量拖拉皮肤是十分重要的。

同样的，给乳房进行轻柔和清爽的淋浴会增强皮肤的弹性。用增强肌肤弹性的润肤脂或润肤油轻微按摩乳房也会保持肌肤的弹性。没有什么神奇的产品，产品起作用是由于这些机械的动作：手平放，从乳头逐渐上升至肩和腋窝。

妊娠对于乳房的大小和弹性的影响是极其变化不定的。乳房能够恢复到以前的状态这种情况是很少的，但是它们可以十分接近以前的状态。不管怎样，乳房的结实和坚挺都会受到影响，这两方面的原因是很少被解释的。

准备母乳喂养是一种最好的保持它们形状的方式。从第八个月开始，用由药剂师准备的一种由1/3酒精和2/3甘油的混合物来揩拭乳头以便使它们变结实，防止皲裂。如果乳头顶部有痂盖，那么要使痂盖脱落以便可以使初乳流出。如果您的乳头凹陷在里边，您可以从妊娠最后几个星期开始进行特别的按摩。

3.唇部护理不可忽视

我们都知道要勤洗手，多做手部护理，因为手会频繁地与外界接触，会给人体带来很多的细菌。但我们往往会忽视对唇部的护理，其实唇部的护理对于孕妈妈的健康同样重要。

◇ **外出回来时给嘴唇做个清洁**

孕妈妈一般外出的时候，通常都很注意不随便用手拿东西吃，或从外面一回到家，就马上去洗手。可是，孕妈妈很少想到嘴唇也同样应该做卫生。空气中不仅有大量的尘埃，而且其中还混杂不少的有毒物质，如铅、氮、硫等元素。它们落在孕妈妈身上、脸上的同时，也会落在嘴唇上。

孕妈妈经常在没有清洁嘴唇的情况下喝水、吃东西，或时不时地总去舔嘴唇。殊不知这些不经意的小动作，却将附着在嘴唇上的很多化学有害物质以及病原微生物带入了口腔。这样有可能引起胎宝宝组织器官畸形等。所以孕妈妈外出回来时最好做个简单的嘴唇清洁。

◇ **孕妈妈嘴唇干燥时可以用润唇膏吗**

一般而言，润唇膏属于外用药品，各个厂家的选料、配方、制作技术都不同，虽然有些产品标出是孕妇唇膏，但实际上大部分唇膏是合剂，成分多样，给判断能否使用该种药品带来较大的困难。因此，建议孕妈妈最好选用天然的维生素E来滋润嘴唇，还可以通过多补充花生油(天然植物油)来改善嘴唇干裂的症状。

4.护养头发有妙招

孕妇的机体代谢和血液循环增强，头发生长快而且脱发少，所以头发厚密又有光泽。然而，某些孕妇的头发会出现油脂增多或干燥无弹性的情况。请不要担心，这是暂时的，很快就会恢复正常。

◇ **护发的技巧**

孕妇的头发是柔软的。不幸的是，在产后6个月内将严重脱发，如果可能，可以戴假发。以下是对护发比较有用的措施：

使用特殊的洗发水 油腻严重的头发，要用特殊配方的洗发水勤洗头，并且要少梳头，以减少油脂分泌。

保持简单的发型 孩子出生后，需要一种容易梳理的发型。整个妊娠阶段和产后，保持易梳理的发型会使头发好看而且健康。

5.孕妈妈要适量补锌

孕妇所需要的营养素和无机元素比各个时期都要多，在众多的营养素中，微量元素锌是必不可少的。

锌是人体必需的微量元素，虽然在人体中的含量很少，只有 $1.4 \sim 2.3$ 克，但其功用非常重要。锌是一种具有许多重要生化功能的微量元素，它参与蛋白质合成、核酸代谢、基因表达和免疫功能。

锌是体内200多种酶类的辅因子，是核酸和蛋白质合成的必需物质，如RNA和DNA聚合酶，并且是蛋白质、激素和核酸的结构成分。所以锌对生长发育的重要性不言而喻。

孕期缺锌会加重妊娠反应，分娩合并症增多，并会出现新生儿体重低下。婴儿也会因此而出现发育不良，或后天性发育不良及智力损伤、免疫力降低等特征。锌严重缺乏，还会出现胎儿畸形，神经系统功能改变，或造成新生儿出生缺陷。

若孕期血锌浓度偏低，适当补锌不失为一种明智之举。补锌的办法就是合理调配膳食，多吃些含锌较多的食品。一般认为高蛋白食物中的含锌量都较高，如猪、牛、羊肉等，另外蛋黄、豆类、芝麻酱、花生、核桃、苹果以及一些海产品等也是锌的良好来源。如果严重缺乏，可吃一些强化锌的食品。我国营养学会推荐妊娠中晚期孕妇每日锌供给量为20毫克，所以，孕妇每日补锌10~15毫克较为合适。具体个人情况建议咨询专科医生。

6.7种食物对抗妊娠黄褐斑

爱美的孕妈妈总是有些担心怀孕后自己白皙的脸庞会被黄褐斑"入侵"。有研究表明，黄褐斑的形成与孕期饮食有着密切的关系，如果孕妈妈的饮食中缺少一种名为谷胱甘肽的物质，皮肤内的酪氨酸酶活性就会增加，引起黄褐斑的可能性就会增加。下面我们推荐几种对防治黄褐斑有很好疗效的食物，爱美的孕妈妈不妨试试。

猕猴桃　猕猴桃被喻为"水果金矿"。含有丰富的食物纤维、维生素C、维生素B、维生素D以及钙、磷、钾等微量元素和矿物质。猕猴桃中的维生素C能有效抑制皮肤内多巴醌的氧化作用，使皮肤中深色氧化型色素转化为还原型浅色素，干扰黑色素的形成，预防色素沉淀，保持皮肤白皙。

西红柿　西红柿具有保养皮肤、消除雀斑的功效。它丰富的西红柿红素，维生素C是抑制黑色素形成的最好武器。有实验证明，常吃西红柿可以有效减少黑色素的形成。

柠檬　柠檬也是抗斑美容水果。柠檬中所含的枸橼酸能有效防止皮肤色素沉着。使用柠檬制成的沐浴剂洗澡能使皮肤滋润光滑。

新鲜蔬菜　各类新鲜蔬菜含有丰富的维生素C，具有消褪色素的作用。其代表有土豆、卷心菜；瓜菜中的冬瓜、丝瓜，孕妈妈也要多多食用，它们也具有非同一般的美白功效。

黄豆　大豆中富含的维生素E能够破坏自由基的化学活性，不仅能抑制皮肤衰老，更能防止色素沉着于皮肤。

牛奶　牛奶有改善皮肤细胞活性，延缓皮肤衰老，增强皮肤张力，刺激皮肤新陈代谢，保持皮肤润泽、细嫩的作用。

带谷皮类食物　随着体内过氧化物逐渐增多，极易诱发黑色素沉淀。谷皮类食物中的维生素E，能有效抑制过氧化脂质产生，从而起到干扰黑色素沉淀的作用。

7.胎宝宝其实会做游戏

随着医学的发展和超声波的问世，人们已经发现胎儿在母体内有很强的感知能力。父母对胎儿做游戏胎教训练，不但能增进胎儿活动的积极性，而且有利于胎儿智力的发育。

下面是通过超声波的荧屏显示看到的情景：胎儿在早晨醒来伸了一个懒腰，打了一个哈欠，又调皮地用脚蹬了一下妈妈的肚子，这使他感到很满意。一个偶然的机会使胎儿的手碰到了漂浮在旁边的脐带。很快脐带成了他的游戏对象，他一有机会便抓过来玩弄几下，从胎儿这些动作，再结合大脑的发育情况分析，科学家们认为胎儿完全有能力在父母的训练下进行游戏活动。

8.和胎宝宝做踢肚小游泳

踢肚小游戏是一种寓教于乐的方式：通过游戏的亲子互动来刺激胎宝宝的脑部成长。父母与胎宝宝做游戏进行胎教训练，不但增进了胎宝宝活动的积极性，而且有利于胎宝宝智力的发育。这不失为一种比较有效的胎教法。因此，孕妈妈可以通过拍打胎宝宝的肢体与其建立条件反射，每天早晚各进行1次，每次3~5分钟，其姿势同抚触胎教法。

游戏过程中当胎宝宝踢肚子时，孕妈妈可轻轻拍打被踢部位，然后再等第二次踢肚。一般在1~2分钟后，胎宝宝会再踢，这时再拍几下，接着停下来。如果你拍的地方改变了，胎宝宝会向你改变的地方再踢，注意改变拍的位置离原来踢的地方不要太远。

事实证明，经过拍打肢体训练的胎儿，出生后其肢体肌肉强健有力，抬头、翻身、坐爬、走等动作均早于一般婴儿。经过触压、拍打，增加了胎宝宝的肢体活动，是一种有效的胎教方法。当胎宝宝出现蹬腿不安时，要立即停止训练，以免发生意外。

9.准爸爸课堂

■ 不要特别关注宝宝的性别

不管是真的特别在意胎宝宝的性别，还是只是出于好奇，准爸爸都不应该经常和孕妈妈谈论这方面的话题。如果孕妈妈知道准爸爸特别希望自己肚子里的宝宝是王子还是公主时，肯定会有无形的压力。有时，孕妈妈主动试探准爸爸："你希望咱们的宝宝是男孩还是女孩呀？""模范"准爸爸的回答应该是："只要是个健康的宝宝就好。"

■ 随时随地搀扶妻子

孕妈妈肚子大起来时身体重心也发生了变化，在下楼梯的时候极有可能踩空；由于子宫的增大，有可能压迫到坐骨神经，坐下、起来对于孕妈妈来说有时会变得非常困难，尤其是在久坐的情况下。准爸爸有力的臂膀是妻子此时最大的帮助，随时随地搀她一把，让她因为有你而感到安全舒适。

第23周：微型宝宝已长成

1.孕妈妈和胎宝宝变化

■ 孕妈妈的变化

随着妊娠的进展，孕妈妈的腹部、腿部、胸部、背部都变得瘙痒难耐，还会出现水泡和湿疹。由于腹部的隆起，影响了消化系统，某些孕妈妈可引起消化不良和胃灼热。少吃多餐比一天吃两三顿饭要好些，可减轻胃灼热感。饭后轻松的散步将有助于消化。

■ 胎宝宝的发育

23周的胎儿身长大约21厘米，体重大约450克，这个时候的胎儿听力基本形成，他(她)已经能够辨认孕妈妈说话的声音、心跳的声音、肠胃蠕动发出的声音。宝宝肺中的血管形成，呼吸系统正在快速地建立。宝宝在这个时候还会不断地吞咽，但是他(她)还不能排便，直到出生后他(她)才能自己独立完成这件事情。

2.缓解孕期胃灼热

◇ 造成孕期胃灼热的原因

怀孕期间，胎盘会分泌一种叫孕酮的激素，使子宫的平滑肌变得松弛。但这种激素也会使隔离食道和胃的贲门变松，导致胃酸回流到食道里，从而产生不舒服的烧灼感。孕酮还会减慢食道和肠的波状收缩，使消化变慢。这些都会导致

孕妈妈从胸部到咽喉之间产生烧灼感，也就是所谓的胃灼热。

到怀孕后期，随着胎宝宝的不断长大，孕妈妈腹部的空间越来越小，胃部会被挤压，从而造成胃酸被"推"回食道，导致胃部反酸，造成烧灼感。

◇ 减轻孕期胃灼热的方法

① 发生胃灼热时，应少进食引起胃肠不适的食物和饮料，如碳酸饮料、咖啡因饮料、巧克力、酸性食物、肉类熟食、薄荷类食品、辛辣、味重、油炸或高脂肪的食物。

② 孕妈妈白天应尽量少食多餐，使胃部不要过度膨胀，可减少胃酸的逆流。睡前2小时不要进食，饭后半小时至1小时内避免卧床。

③ 放慢吃饭的速度，细嚼慢咽。不要在吃饭时，大量喝水或饮料，以免胃胀。吃东西后嚼块口香糖，可刺激唾液分泌，有助于中和胃酸。

④ 穿着宽松舒服的衣服，不要让过紧的衣服勒着腰和腹部。睡觉时多垫几个枕头或楔形的垫子。垫高上半身有助于使胃酸停留在胃里，促进消化。

3.防治孕期尿道感染

尿道感染也被称为"尿路感染"，是孕妈妈在妊娠期出现的常见病症之一。该病多半是由孕妈妈特殊的生理特征和孕期的主要变化所致。孕妈妈一定要留心尿道感染的发生。

◇ 孕期尿道感染的症状

孕期尿道感染分为以下两类：一类是无症状性菌尿，临床上仅有腰酸，容易被忽视；另一类是症状性肾盂肾炎，除有菌尿外，孕妇常伴有寒战、高热、尿频、尿急、尿痛、排尿不尽及腰酸腰痛等临床表现，所以确诊比较容易。

◇ 孕期尿道感染的预防

正确的饮食习惯 孕妈妈应该多喝水，养成良好的饮水习惯。孕妈妈也可以用西瓜、冬瓜、青菜等一些具有清热解毒、利尿通便功效的食物代替白开水。另外，喝一些清热利尿的汤品，如绿豆汤、银耳莲子羹等，也可以预防尿道感染。

清洁的个人卫生 细菌经常侵入不洁的尿道里，因此保持外阴部和尿道的清洁，对于防治尿道感染是至关重要的一步。孕妈妈要注意经常洗澡，勤换内衣裤，保持清洁。孕妈妈的内裤最好选用棉材质，透气性要好。每次清洗的时候用沸水消毒，并放置在阳光下暴晒杀菌。内裤不要过紧，以免内裤直接压到外阴部而滋生细菌。

◇ 孕期尿道感染的治疗

孕期尿道感染的治疗，原则上是疏通积尿和消除感染。首先，在急性期应卧床休息，取侧卧位，左右轮换以减少妊娠子宫对输尿管的压迫；其次，多饮开水或静滴5%葡萄糖液，使每日尿量保持在2000毫升以上，并摄入足量的新鲜水果和蔬菜以促进大便通畅；同时，配合中西医结合治疗，在抗菌素应用方面选择对革兰氏阴性菌有效，且对胎儿影响小的氨苄青霉素、先锋霉素等药物。

4.拍孕妇大肚美照

孕期是每个女人最"美丽"的时候，孕期十月，你每月都可以留下孕影。至于拍专业写真，最合适的时间要到6个月以后，那时肚形与孕味才能充分显现出来。在最后的两三个月里，孕妈妈都应该去专业的孕妇馆拍摄。

◇ 记录最美丽的瞬间

孕中期，孕妈妈的腹部开始凸显出美丽的曲线，行动也比较方便，因此，此时是拍写真最好的时间。孕妈妈们，赶快趁着这个珍贵和难得的时刻，和准爸爸一起带着腹中的宝宝拍个写真吧，留下这珍贵和难得的瞬间，它将成为你们永恒的记忆。

◇ 写真照的类型

通常的写真照包括个人写真与夫妻写真两部分内容，个人写真只单独拍摄孕妈妈；夫妻写真就要求准爸爸们来做陪衬了，共同记录两人迎接小生命即将到来的幸福与甜蜜。

◇ 拍写真照注意事项

孕妈妈们注意在拍摄前一定要休息好，最好选择就近的照相馆进行拍摄，避免路途遥远而产生疲劳。拍摄前，孕妈妈不必自己化浓妆，如果为了照相效果更佳，可以让照相馆专业的化妆师化淡妆就好了。出于拍摄的良好效果，专业的照相馆通常都会为孕妈妈们准备漂亮舒适的孕妇装。孕妈妈们可以根据自己的喜好和需要进行挑选，切忌选择过于紧绷的衣服，以免对胎儿不利。孕妈妈们，要拍照了，绽放你脸上自豪而灿烂的笑容吧，这一刻将为你的人生增添更加绚丽的色彩。

5.孕妈妈怎样喝茶不伤身

现在有越来越多的人喜欢喝茶,不仅是因为茶具有独特的风味,而且因为茶对人体有营养价值和保健功效。但是孕妇是一个特殊的群体,该如何喝茶,喝什么茶好呢?孕妇喝茶需辨清体质,适当饮用淡茶,否则易伤身。

茶从治病的药物逐步发展成为日常的饮料,其间经历了很长一段时间。茶叶不仅具有提神清心、清热解暑、消食化痰、去腻减肥、解毒醒酒、生津止渴、降火明目、止痢除湿等药理作用,还对现代疾病,如辐射病、心脑血管病、癌症等,都有一定的药理功效。

可见茶叶是其他饮料无法替代的。中医认为人的体质有燥热、虚寒之别,而茶叶经过不同的

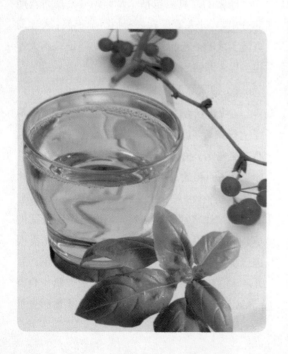

制作工艺也有凉性及温性之分,所以体质各异,饮茶也有讲究。燥热体质的人,应喝凉性茶,虚寒体质者,应喝温性茶。

中医是这样来形容孕妇的:"产前一盆火,产后一盆冰",意思是产前需要补凉性的食物,产后需要补温性的食物。所以孕妇应该喝凉性的茶,比如绿茶、清茶(铁观音)、花茶等。这些茶有清热降火、疏肝解郁、理气调经的功效。而对于体质虚弱的孕妇,可以适当喝一点温性茶,比如红茶、普洱茶。

不管是选择什么样性质的茶叶,都忌喝浓茶,因为浓茶里含有过量的咖啡因,会使孕妇兴奋,给胎儿带来过分的刺激。另外,浓茶中的单宁酸会与铁结合,降低铁的正常吸收率,易造成缺铁性贫血。大量的单宁酸还会刺激胃肠,从而影响其他营养素的吸收。

6.工作餐同样吃得营养美味

工作餐是困扰孕妈妈的一个头疼的问题。本来怀孕期间继续上班已经很辛苦了,同时还要吃没有营养、千篇一律的工作餐,营养会不会跟不上呢?尤其是到了孕中期,孕妈妈胃口大开,外面卖的清汤寡水的工作餐,根本没有办法满足孕妈妈的好胃口,怎么办?

吃工作餐不可避免,但孕妈妈也不必过于担心,只要做到以下三点,工作餐也可以吃得营养又美味。

首先,对待工作餐要秉持挑三拣四的原则,避免吃那些对孕期不利的食物。毕竟工作餐是为普通人设计的,可不会对孕妈妈进行特殊照顾。必须禁忌的食物如下表所示:

过度油腻的食物	油腻的食物不易消化，会加重肠胃不适、害喜的症状
刺激性的食物	刺激性的食物容易刺激胃黏膜，加重怀孕末期的胃灼热感
生冷食物	如生鱼片、生肉等，易引发弓形体感染等疾病
不新鲜的食物	已遭细菌污染、不新鲜的熟食易引发食物中毒，危及孕妈妈及胎儿的健康
发霉的食物	真菌所产生的有害物质可以渗入到更深，且不受到烹调加热所破坏
过度加工的食物	加工食品往往添加了大量的盐和糖，对孕妈妈不利
含酒精的食物	酒精会通过胎盘进入胎儿血流造成流产及"胎儿酒精综合"症
含咖啡因的饮料	会通过胎盘影响胎儿心跳及呼吸，同时容易刺激孕妈妈的胃酸分泌，加重肠胃的不适症状
某些药膳	药膳的药材最好能请中医师按个人体质来调配为佳

其次，孕妈妈应多吃五谷杂粮、平衡膳食，不能再由着性子爱吃什么就吃什么，而应从营养的角度出发来选择食物，降低对口味的要求。

最后，自备些零食，如水果、面包、坚果、牛奶等，饿了就吃。

7.给胎宝宝上常识课

对于孕妈妈来说，喃喃自语般地将一天中看到的、听到的和经历的事情讲述给腹中的宝宝听，既是语言胎教中很有意义的常识课内容，又是维系母子之间感情、培养胎宝宝感受能力和思维能力的基础。例如，当孕妈妈正在散步时，可以一边走，一边给腹中的胎宝宝上课："宝宝看，树上有两只小鸟。鸟儿是有翅膀的，它们可以在天空中飞翔，它们有的还特别会唱歌，

歌声可好听啦！"在吃饭时，也可对胎宝宝这样说："宝宝，你看，餐桌上有什么？让妈妈来告诉你——有鱼、鸡翅、豆角，还有一盘水果沙拉，这些都是妈妈喜欢吃的，这些可都是爸爸为你和我准备的哟！"

虽然只是一些平时的小常识，但是，在你娓娓道来的同时，腹中的胎宝宝却在感受着你对他的这份关爱，可以明显提高胎宝宝的感受能力。

8.教胎宝宝认识动物

在与胎宝宝对话、讲故事的基础上，再进一步进行教胎宝宝认识动物的游戏。我们可以制作一些简单的图像卡片，或是去书店买些动物卡片，也可以选用手偶玩具。通过深刻的视觉印

象将卡片上描绘的图像、形状与颜色传递给胎宝宝。

例如，孕妈妈可以拿出一张画有小猫的卡片，读给胎宝宝听，并教他辨认，再拿出一张画有小狗的卡片，也读给胎宝宝听。最后抚触着肚子问胎宝宝，"认识小猫、小狗了吗，说说看，小猫、小狗哪个更可爱？"这样，寓教于乐，达到了母子间的感情充分交流的目的，对胎宝宝的身心发展大有益处。

9.学习美学知识

孕妈妈学点美学知识，能陶冶情趣，改善情绪，使胎儿能置身于母体美好的内外环境中，受到美的熏陶。孕妈妈可尽量多地欣赏艺术作品，如参观工艺美术展览等，也可以买些画册，在休息时细细品读玩味。西方的人体艺术往往高度融合了人的内在美和形体美，使人产生对完美的人与自由的生命的渴望。文艺复兴时期的圣母像以圣母的博爱恬静吸引着人们，孕妈妈看了更能体会到为人母的幸福和满足。

10.准爸爸课堂

■ 多陪妻子散散步

准爸爸应每天抽出时间，陪妻子散散步。散步的场所要选择噪声少、尘土少，最好是有树的地方，有利于呼吸清新空气。陪妻子散步的时间可以固定在晚饭后、睡觉前这段时间，避开车辆高峰期，因为汽车尾气对孕妈妈和胎宝宝都会产生不良的影响。

■ 给胎儿适度的刺激

胎儿除生理需要外，还需要一些与精神活动有关的刺激和锻炼。例如，准爸爸可与孕妈妈开适度的玩笑，幽默风趣的话会使孕妈妈的感情更丰富；陪孕妈妈观看喜欢的影剧；让孕妈妈与久别的亲人重逢；让孕妈妈参与社交并和邻里接触；陪孕妈妈作短途旅游等。总之，让她的情绪出现短暂的、适度的变化，为未出世的孩子提供丰富的精神刺激。

第24周：宝宝"房间"越来越挤

1.孕妈妈和胎宝宝变化

孕妈妈的变化

怀孕第24周，由于荷尔蒙的分泌，孕妈妈会出现牙龈发肿，刷牙时容易出血，还有可能出现鼻塞或流鼻涕等现象。另外，随着体重的大幅增加，支撑身体的双腿肌肉疲劳加重，隆起的腹部压迫大腿的静脉，使身体越来越沉重，而且孕妈妈会发现，自己脸上和腹部的妊娠斑更加明显，还会出现怕光等现象，这些都是孕期的正常现象，孕妈妈不必担心。

胎宝宝的发育

24周的胎儿身长25厘米左右，体重差不多有550克。宝宝这时候在孕妈妈的子宫中占据了相当大的空间，开始充满了整个空间。宝宝的身体比例越来越匀称了。宝宝的皮肤薄而且有很多的小皱纹，浑身覆盖了细小的绒毛。本周，胎儿对外界的声音更加敏感。由于已经在孕妈妈的肚子里接触到了外界的各种声音，所以，胎儿在出生后，不会被一般的声音所惊吓。

2.防治妊娠期糖尿病

妊娠24~28周期间，孕妈妈需要进行妊娠糖尿病筛检了，妊娠糖尿病往往会危害胎儿和孕妈妈的健康，所以要做到早发现，早治疗。

◇ 妊娠糖尿病的危害

妊娠糖尿病是孕期形成的糖尿病，是怀孕期间体内不能产生足够水平的胰岛素而使血糖升高的现象，可能会引起胎宝宝先天性畸形、新生儿血糖高及呼吸窘迫症候群、死胎、羊水过多、早产、孕妇泌尿道感染、头痛等，不但影响胎宝宝发育，还会危害孕妈妈的健康。

◇ 妊娠糖尿病的高危人群

有糖尿病家族史、过于肥胖、过去有不明原因的死胎或新生儿死亡、前胎有巨婴症、羊水过多症的孕妈妈，以及年龄超过30岁的孕妈妈，都属于妊娠糖尿病的高发人群。建议这些孕妈妈应重视妊娠期间糖尿病的筛检。

◇ 妊娠糖尿病的检查方式

妊娠糖尿病筛检虽然并未纳入产前检查的必做项目，医界仍然建议孕妈妈于妊娠24~28周间，接受50公克葡萄糖耐糖试验，事前无需刻意禁食空腹，在喝了糖水一小时后抽血，血糖值超过140mg/dl以上者为阳性反应，大约占20%。

这些孕妇必须安排进一步的耐糖试验，于前一夜至少禁食空腹八小时，先抽一次血糖值后，喝下100公克葡萄糖水，三个小时内每隔一个小时再抽一次血，四个血糖值中若有两个异常偏高，即可确定诊断为妊娠糖尿病患者，其发生率约为2%~3%。

◇ 尿糖试纸孕妈妈"有备无患"

尿糖试纸是尿糖患者用来检查自己尿糖情况的专用试纸。由于尿糖试纸具有快速、方便、价廉的优点，现已被广大糖尿病人所采用，通过尿糖试纸检查，可自我掌握尿糖变化的情况，以利于控制病情的发展。

试纸的正确使用：首先将尿糖试纸浸入尿液中，湿透约1秒钟后取出，在1分钟内观察试纸的颜色，并与标准色版对照，即能得出测定结果。

化验结果表明：根据尿中含糖量的多少，试纸呈现出深浅不同的颜色变化。由于试纸的颜色变化各异，故得出的化验结果也不一样，有阴性与阳性之分。如下表所示。

试纸颜色	试纸说明	化验结果
蓝色	尿中无糖，代表阴性结果	一个负号(-)
绿色	尿中含糖0.3%~0.5%	一个加号(+)
黄绿色	说明尿中含糖0.5%~1.0%	两个加号(++)
橘黄色	尿中含糖1%~2%	三个加号(+++)
砖红色	尿中含糖2%以上	四个加号(++++)或以上

3.正确应对妊娠糖尿病

多数妊娠期糖尿病妇女，尽管血糖已经升高，但常无不适症状，因此多查血糖至关重要。应密切监测三餐后的血糖水平，必要时还要查一下睡前血糖的情况，一般每天至少查一次血糖，就诊时应将记录结果带给医生。下面介绍两种应对妊娠糖尿病的方法。

◇ **运动疗法**

运动疗法不仅有益于母子健康，而且可控制糖尿病。因此，除去有糖尿病急性并发症、先兆流产、习惯性流产而需保胎者及有妊娠高血压疾病者，孕妇应到室外参加适量运动。运动宜在饭后1小时左右，持续时间不宜过长，一般20~30分钟较合适。运动项目应选择较舒缓不剧烈的，如散步、缓慢的游泳等。

◇ **胰岛素疗法**

如果经过运动疗法仍不能控制血糖时，应进行胰岛素治疗，既可有效控制血糖，又不通过胎盘，对母子来说都是安全的。在应用胰岛素时应注意，最好用人胰岛素，须知道所用胰岛素的类型、剂量和注射时间，并注意注射部位的轮换。掌握避免低血糖的方法和一旦发生如何处理的方法。继续控制饮食、适当运动，更加密切监测血糖并详细记录。

为了避免孕期糖尿病，产后42天产妇应复查75克葡萄糖耐量试验，每2~3年复查葡萄糖耐量试验。

4.托腹带的使用

孕妇托腹带的主要作用是帮助怀孕的妇女托起腹部，并对背部起到支撑作用，减轻日渐膨隆的腹部给孕妇造成的负担。

◇ **使用托腹带可减轻身体负担**

一般情况下孕妈妈不需要用托腹带，只有在以下特殊情况下，孕妈妈可以使用托腹带：

❶ 连接骨盆的各条韧带发生松弛性疼痛的孕妈妈。

② 胎位为臀位，经医生做外倒转术转为头位后，为防止其又回到原来的臀位，可以用托腹带来限制。

③ 多胞胎，胎宝宝过大，站立时腹壁下垂比较剧烈的孕妈妈。

④ 有过生育史，腹壁非常松弛，成为悬垂腹的孕妈妈。

◇ **怎样选购合适的托腹带**

选择伸缩性强的托腹带，这样才可以从下腹部托起增大的腹部，从而阻止子宫下垂，保护胎位并能减轻腰部的压力。

应选用可随腹部的增大而增大，方便拆下及穿戴，透气性强不会闷热的托腹带。

注意，为了不影响胎宝宝发育，托腹带不可包得过紧，晚上睡觉时孕妈妈应解开托腹带。

5.糖尿病孕妈妈的饮食原则

糖尿病孕妈妈除了可以进行运动和胰岛素两种疗法，还可以从饮食上着手，遵循糖尿病孕妈妈的健康饮食原则，饮食管理对糖尿病的控制至关重要。糖尿病妈妈的饮食原则见下表。

注意热量需求	孕早期不需要特别增加热量，中、晚期必须依照孕前所需的热量，再增加300千卡/天。由于体重减轻可能会使母体内的酮体增加，对胎儿造成不良影响，故孕期不宜盲目减重
注意餐次分配	为维持血糖值平稳及避免酮血症的发生，餐次的分配非常重要。因为一次进食大量食物会造成血糖快速上升，且母体空腹太久时，容易产生酮体，所以建议少量多餐，将每天应摄取的食物分成5~6餐。特别要避免晚餐与隔天早餐的时间相距过长，所以睡前要补充点点心
摄取正确糖类	糖类的摄取是为了提供热量、维持代谢正常，并避免酮体产生。不应误以为不吃淀粉类食物可控制血糖或体重，而完全不吃饭；而是应尽量避免加有蔗糖、砂糖、果糖、葡萄糖、冰糖、蜂蜜、麦芽糖的含糖饮料及甜食，可避免餐后快速的血糖增加。如有需要可加少许代糖，但应使用对胎儿无害的成分。尽量选择纤维含量较高的未精制主食，可更有利于血糖的控制。妊娠糖尿病孕妇早晨的血糖值较高，因此早餐淀粉类食物的含量必须较少
注重蛋白质摄取	如果在孕前已摄取足够营养，则孕早期不需增加蛋白质摄取量，孕中期、孕晚期每天需增加蛋白质的量各为6克、12克，其中一半需来自高生理价值蛋白质，如：蛋、牛奶、深红色肉类、鱼类及豆浆、豆腐等黄豆制品。最好每天喝至少两杯牛奶，以获得足够钙质，但千万不可以牛奶当水喝，以免血糖过高
油脂类要注意	烹调用油以植物油为主，减少油炸、油煎、油酥的食物，以及动物的皮、肥肉等
多摄取纤维质	在可摄取的份量范围内，多摄取高纤维食物，如：以糙米或五谷米饭取代白米饭、增加蔬菜的摄取量、吃新鲜水果而勿喝果汁等，如此可延缓血糖的升高，帮助控制血糖，也比较有饱足感。但千万不可无限量地吃水果

6.吃孕妇奶粉的好处

◇ 怀孕后需要吃孕妇奶粉吗？

即使孕妈妈膳食结构比较合理、平衡，但有些营养素只从膳食中摄取，还是不能满足身体的需要，如钙、铁、锌、维生素D、叶酸等。而孕妇奶粉中几乎含有孕妇需要的所有营养素。所以应该吃孕妇奶粉，来满足孕妈妈对各种营养素的需求。

◇ 什么时候开始吃孕妇奶粉？

从准备怀孕时开始吃，这样有利于做好怀孕后的营养储备，可以提高体内的营养素的水平，有利于保证孕期充足的营养。

◇ 孕妇奶粉比鲜奶好吗？

从营养成分来讲，孕妇奶粉优于鲜奶。

目前市售的鲜奶大多只是强化了维生素A和维生素D或一些钙质等营养素，而孕妇奶粉几乎强化了孕妇所需的各种维生素和矿物质。比如，丰富的钙质是牛奶的3.5倍，可以为孕妇和胎儿提供充足的钙质，防止发生缺钙性疾病。

◇ 吃了孕妇奶粉还需补充其他营养素吗？

如果无特殊情况，原则上不再需要补充其他营养素，以免造成营养摄取过量。孕妇奶粉里富含孕期所需的各种维生素和矿物质，基本上可以满足孕妇的营养需要。

◇ 孕期应该怎样吃孕妇奶粉？

应按照孕妇奶粉的说明，每天最好吃两次，早晚各一次。但由于每个人的饮食习惯不同，膳食结构也不同，所以对于营养素的摄入量也不完全相同。最好在营养专家或医生的指导下做一些恰当的增减，以免某些营养素过量，甚至引起中毒。

7.视觉刺激在胎教中的作用

人的第一感觉是视觉，对视觉影响最大的因素是色彩。一位心理学家曾经做过一个非常有趣的实验，题目叫做"色彩与人"。他的实验目的是为了了解人在不同颜色的房间里的工作及心理状况。研究结果发现，长期处在黑色调房间里的人，即使不做任何体力及脑力活动，也会感到心烦意乱、情绪低沉、躁动不安、极度疲劳，在淡蓝色、粉红色和其他一些温柔色调的房屋里

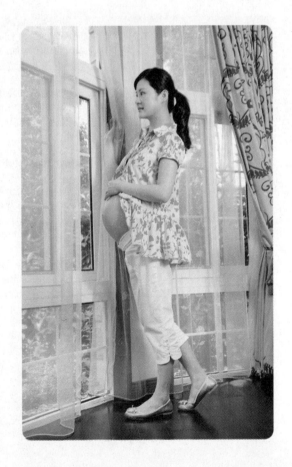

工作的人，一般比较宁静、比较友好、性情比较柔和，在红色房间里工作的人，也会感到心情压抑，万分疲劳。

对孕妇来说，因体内激素的变化，孕妇往往性情急躁，情绪波动较大。因此，要有意识地多接触一些偏冷的色彩，如绿色、蓝色、白色等，以利于情绪稳定，保持淡泊宁静的胎教心境，使腹内的小宝宝安然平和地健康成长，而不宜多接触红、黑等色彩，以免产生烦躁、恐惧等不良心理，影响胎儿的生长发育。因此，在布置孕期居室，选购日常生活用品，以及居家旅行时要有意识地注意这个问题。

8.光照胎教的独特作用

光照胎教是在胎宝宝期间适时地给予光刺激，促进胎宝宝视网膜光感受细胞的功能尽早完善，对日后视觉敏锐、协调、专注和阅读都会产生良好的影响。有实验证明，从怀孕24周后，将光射进子宫内或用强光多次在孕妈妈腹部照射，可发现胎宝宝眼球活动次数增加，胎宝宝会安静下来。

利用彩色超声波观察，光照后胎宝宝立即出现转头避光动作，同时心率略有增加，脐动脉和脑动脉血流量亦均有所增加。这表明胎宝宝可以看到射入子宫内的光亮。而动物实验结果证明光照对胎宝宝的视网膜以及视神经有益无害。因此，光照胎教是可行的。

国内外的专家通过研究认为，适当的柔和光照有利于增强胎儿的视网膜发育、刺激胎儿脑细胞活动，从而增强胎儿的智力和肌体活动能力。

9.光照胎教的基本方法

光照胎教的具体方法如下：每天用手电筒(4节1号电池的手电筒)紧贴孕妇腹壁照射头部位，每次持续5分钟左右。照射的同时，孕妈妈或者准爸爸可以同时对胎宝宝进行语言胎教，告诉胎宝宝现在是什么时间，结束时，可以反复关闭、开启手电筒数次。

10.准爸爸课堂

■ 给妻子做一次手足护理

孕妈妈多久没有护理手部和足部了？给妻子安排一次手足护理吧，如果经济紧张准爸爸就自己动手，所需准备的只有一盆温度适当的热水、柔软的毛巾、温和的洗液、指甲抛光剂、指甲钳。帮她剪指甲不属于极具创意的方法。事实上，这种方法也最能够给她提供一种安全感，即使多几次也不为过。首先，关心孕妈妈她会很感动，而且看到准爸爸能够为自己做这种女性才做的事，她会感到很高兴。

■ 陪妻子参加妈妈教室

陪孕妈妈参加妈妈教室可增加自己的怀孕及生产知识，例如了解胎儿的成长及产兆、生产过程，并可以和孕妈妈一起做产前运动与练习拉梅兹呼吸法，可使生产更顺利，更可降低孕妈妈的焦虑，知道你随时在身旁支持她，从而增加她勇敢面对生产的信心。

七、怀孕第7个月

◎本月要事提醒

1.走路时宜保持抬头挺胸的正确姿势，坐时腰部要有支撑。

2.由于腹部顶住胃部，发生心口灼热感，此时进食后不要马上躺下，可采用半坐卧姿势较为舒适。

3.若足踝或双脚浮肿厉害，可抬高双腿或穿弹性袜改善，平时切勿久站或久坐，也不要长时间走路。

4.因腹部渐大，上、下楼梯宜踏稳脚步，将身体重心放在前脚，较不易跌落。

5.若宝宝出生用品尚未准备齐全，这个月还可安排时间选购，但要尽快完成。

6.绝对禁止站在椅子上位于高处取物，或拿取位于高处的物品，此种姿势最容易因重心不稳而跌倒。

7.避免腹部用力的工作，以免刺激子宫收缩，引起早产。

8.变换姿势体位时，动作不要太迅速，以免引起晕眩而跌倒。

9.此时期胎儿活动频繁，若产检被诊断为胎位不正时，可做膝胸卧姿改善。

10.口红色彩基本上不要鲜红色系，免得看起来脸型臃肿。

11.穿宽松孕妇洋装、布料花色尽量简单。

第25周：妈妈身体越来越重

1.孕妈妈和胎宝宝变化

孕妈妈的变化

在这个阶段，孕妈妈的腹部变得更大了，下腹部与上腹部变得更为膨隆。子宫底上升至脐上三横指处，子宫底的高度为21～24厘米。子宫也越来越大，可压迫到下腔静脉的回流，出现静脉曲张，有的孕妈妈还会出现便秘和痔疮、腰酸、背痛等症状。随着胎儿的不断长大，孕妈妈的身体越来越沉重，手脚也会出现酸痛的状况。

胎宝宝的发育

胎宝宝身长大约有30厘米，体重不到600克。大脑发育进入一个高峰期，脑细胞迅速增殖分化，脑体积增大。视网膜发育完全，眼皮也会动了，小眼睛时睁时闭，这样的小动作能帮助完善睡眠的功能。舌头上的味蕾正在形成，这时小家伙能通过孕妈妈尝到食品的味道了。

2.孕期下肢浮肿的调理

正常孕妇到了妊娠中、晚期常有轻度下肢浮肿，这是由于增大的子宫压迫了下腔静脉，使血液回流受阻引起的。一般白天有浮肿，经一夜卧床休息后，浮肿即能消退。如果休息后仍不能消退，就属于不正常现象。孕妇下肢皮肤紧而发亮，弹性降低，用手指按压后出现凹陷。浮肿

的程度分轻重，由踝部开始，逐渐向上扩展到小腿、大腿、腹壁、外阴，严重的可蔓延至全身，甚至伴有腹水。

下肢浮肿是孕期的正常现象，但并不一定就要忍受这些不适，下面我们介绍一些方法来预防和控制浮肿。

◇ 睡觉时——左侧卧位

消除浮肿最有效的办法是静养和充足睡眠。因为静养时心脏、肝脏、肾脏等负担会减小，排尿量也会由原来的500～600ml渐渐增加到1000ml，帮助排出体内多余的水分。另外，每天卧床休息至少9～10小时，中午最好能有1小时的午睡，左侧卧位还有利于消退浮肿。

◇ 坐着时——把脚稍稍垫高

为了使腿部积存的静脉血能够回到心脏，坐在椅子上的时候，可以把脚放到凳子上，与臀部同高；坐在地板上时，可用坐垫把脚垫高。

◇ 平躺时——把脚抬高

下半身的静脉血很难返回心脏是因为人类的心脏离脚实在太远了。静脉血是依靠肌肉的收缩和血管里的某种"阀门"而被送回到心脏的，因此平躺时把脚稍稍抬高能够使血液更容易回到心脏，浮肿也就比较容易消除了。

◇ 踏步抬腿运动

可以抓住一个支点保持身体平衡，然后进行踏步抬高大腿运动。走台阶锻炼小腿的肌肉也是同理。

◇ 按摩小腿、脚背

可以由准爸爸帮忙做一下按摩，按摩时要由下往上，这样才有助于血液返回心脏，力度以舒服为宜。睡前的按摩，可以解除腿部酸痛，有助于睡眠。另外，洗澡时按摩也是个不错的选择。

◇ 热水泡脚

血液循环不畅时，体内多余的水分就会排出困难。特别是冬天，双脚泡个热水还会感觉暖和。足浴后擦干脚，再进行按摩，效果会更好。

◇ 经常散步

借助小腿肌肉的收缩可以使静脉血顺利地返回心脏，因此，散步对于浮肿的预防是很有效果的。

◇ 偶尔游泳

游泳也是锻炼腿部的一种运动。所以在得到医生的允许之后，可以试着游泳。

◇ 穿合适的鞋袜

对鞋子的要求 鞋后跟高度最好在2厘米以下；轻便、透气(不透气的鞋会加重双脚浮肿)；尺寸应稍大一点。

对袜子的要求 长期穿孕妇专用的弹性长筒袜，利用袜子适当的压力，能让静脉失去异常扩张的空间，从而使得水肿现象得到改善并逐渐消除。孕妈妈在穿着过程中一定要坚持，不可断断续续。每天早上下床前穿上，能起到最好的效果。

3.手指操轻松消除脸部浮肿

孕妈妈在妊娠第7个月时，脸部会慢慢出现肿胀现象，心情难免会失落和难过，甚至连照镜子都不愿意。之所以出现这种问题多半是由于脸部血液循环受阻、新陈代谢失衡所致，孕妈妈不用过于忧虑，教你几个简单的手指按摩操，即可帮你轻松解决苦恼。

手指按摩操	操作步骤	操作要领	操作功效
双手大拇指按摩操	孕妈妈用双手大拇指的指根部轻轻按住同侧的太阳穴，以局部酸痛为宜，持续5秒钟即可	按压时，孕妈妈可以先向太阳穴的斜上方按压，然后朝外侧慢慢推移	可以有效地消除双眸浮肿，并还孕妈妈一双迷人的大眼睛
双拳敲打按摩操	孕妈妈将两只手紧握成拳，轻轻放置在太阳穴处，然后从太阳穴一直敲打到脸颊，可反复来回敲打数次，注意敲打时力度适度	双拳来回敲打时，孕妈妈一定要注意掌握好敲打的力度，不可太过用力，尤其是太阳穴，以免产生不适	可以调整、美化孕妈妈的脸部线条，让其脸部线条更纤细、完美
三指指尖按摩操	孕妈妈用食指、无名指、中指的指尖，轻轻按摩整个脸部，重点按摩从嘴角到太阳穴的各个部位	按摩时，可以采用轻轻揉按式，也可以采用划圈式，力度以自我感觉舒服为宜	能够有效地改善浮肿的面部，舒缓肌肤，并放松心情

4.孕7月营养要点

① 为了能保证宝宝大脑和视网膜的正常发育，妈妈可以交替地吃些富含DHA类的物质，如富含天然亚油酸、亚麻酸的核桃、松子、葵花子、杏仁、榛子、花生等坚果类食品，海鱼、鱼油等也含有DHA。

② 孕妈妈每天需要的蛋白质量为75～95克。蛋白质在肉、鱼、奶酪、蛋、豆类中含量最高，尤其是豆类，是孕期极好的营养来源。谷物类如米、小麦、大麦和玉米中含量也很丰富。日常饮食中，妈妈要学会合理安排各类饮食的比例。

③ 孕妈妈要注意保持食物的酸碱平衡。如肉类、鱼类、蛋类、虾贝类、糖类等食物属于酸性食物，蔬菜、草莓、葡萄、柠檬等属于碱性食物。两类性味不同的食物合理地搭配起来，才能保证身体的健康。

④ 如果孕妈妈现在体重增加较快的话，可以用玉米、土豆、白薯、山药、南瓜、板栗、莲藕代替米面作为主食。反之，可以多吃一些米、面、巧克力、甜点，及核桃、松子、瓜子、肉类等食物。这样粗细搭配调换着吃，可以达到控制热量、脂肪摄入的目的。

⑤ 孕妈妈每天需饮用6～8杯水，有水肿症状的孕妈妈晚上临睡之前少喝一些水。建议容易水肿的孕妈妈每天进食足量的蔬菜、水果，因为它们具有解毒利尿的作用；少吃或不吃难消化和易胀气的食物(如油炸的糯米糕、白薯、洋葱、土豆等)，以免引起腹胀，使血液回流不畅，加重水肿。

⑥ 少吃罐头食品，因为罐头食品在制作过程中都会加入一定量的添加剂，如人工合成色素、香精、防腐剂等，这些添加剂对胎儿的健康不利。另外，罐头食品营养价值并不高，经高温处理后，食物中的维生素和其他营养成分都已受到一定程度的破坏。

5.孕7月营养食谱

◇ **春笋烧兔**

原料 鲜兔肉500克，葱段20克，姜20克，净春笋500克。

调料 酱油20克，豆瓣50克，水豆粉50克，肉汤1000克，花生油60克，精盐适量。

做法

(1)将兔肉洗净，切成3厘米见方的块。春笋切滚刀块。

(2)旺火烧锅，放花生油烧至六成熟，下兔肉块炒干水分，再下豆瓣同炒，至油呈红色时下酱油、精盐、葱、姜、肉汤一起焖，约30分钟后加入春笋。待兔肉焖至软烂时放豆粉，收浓汁起锅即可。

功效 兔肉富含大脑和其他器官发育不可缺少的卵磷脂，可健脑益智。

◇ **干煎带鱼**

原料 带鱼1条。

调料 植物油、面粉、葱丝、姜片、蒜片、盐、酱油、醋各适量。

做法

(1)带鱼去头、内脏，洗净，切段，沥干，备用。

(2)锅内放油，烧至七成热，带鱼裹面粉过油炸至金黄色捞出。

(3)锅内留少量底油，放入葱丝、姜片、蒜片炒香，然后放入带鱼段，加入盐、酱油、醋焖烧，烧熟后出锅即可。

功效 带鱼肉肥刺少，味道鲜美，营养丰富，和中开胃、暖胃补虚，是孕妇的理想食品。

◇ **番茄荸荠鸡片**

原料 鸡脯肉300克，荸荠200克。

调料 盐、蛋清、淀粉、油、白糖、番茄汁、醋各适量。

做法

(1)鸡脯肉洗净切片，放入碗中，加入盐、蛋清、淀粉腌渍待用。

(2)荸荠去皮切片。

(3)锅置火上，油烧至3成熟时，加入少量盐，随后放入鸡片，大火炒鸡片至变白后捞出。

(4)锅中放入荸荠、清水、精盐、白糖、番茄汁、醋，大火将其烧开，用湿淀粉勾芡，倒入鸡片，炒匀即可。

功效 荸荠含淀粉、蛋白质、脂肪、粗纤维，有健脾开胃、清热化痰的功效。

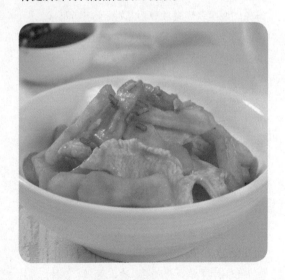

◇ **茄汁海鲜肉饼**

原料 牛肉150克，虾仁100克，鲜带子50克，奇异果半个，柠檬半个，黄豆芽50克。

调料 食盐2茶匙，黑胡椒碎少许，蚝油半汤匙，生粉1茶匙，番茄酱3汤匙。

做法

(1)将牛肉、虾仁、鲜带子分别剁成末，加食盐、蚝油、生粉打至起胶，制成肉饼；奇异果去皮，切片；柠檬挤汁；黄豆芽飞水。

(2)把肉饼上碟入笼蒸3分钟至定型，取出，撒上黑胡椒碎。

(3)用平底锅慢火将肉饼两面煎香至熟，滴入柠檬汁，淋入番茄酱，用奇异果片、豆芽拌吃即可。

功效 虾含丰富的蛋白质以及钾、碘、镁、磷等矿物质及维生素A。

6.胎教音乐的不同效果

胎教音乐主要有两种：一种是给孕妈妈听的，特点是优美、宁静，能稳定孕妈妈的情绪；另外一种则是供胎儿欣赏的，以E调和C调为主，基调是轻松、活泼、明快，能较好地激发胎儿的情绪反应。

音乐的门类极多，并不是所有的音乐都能对胎儿身心健康带来裨益，不同类型的音乐能对人的心理行为产生不同的影响。

◇ **欢快明朗音乐**

如《江南好》、《春风得意》、《月亮代表我的心》等，听着这些曲子，心情自然而然就欢快起来了。

如民族管弦乐曲《春江花月夜》、《塞上曲》、《小桃红》以及琴曲《平沙落雁》等。

解除忧郁的音乐《喜洋洋》、《春天来了》及约翰·施特劳斯的《春之声圆舞曲》等。这类作品使人心情平静，仿佛看到春天穿着美丽的衣裳同我们欢聚在一起，其曲调优美酣畅，起伏跳跃，旋律轻盈优雅。

◇ 消除疲劳音乐

如《假日的海滩》《锦上添花》《矫健的步伐》，奥地利作曲家海顿的乐曲《水上音乐》等。这类作品清丽柔美，抒情明朗，在疲劳的生活中多听听这些音乐，会让人舒适无比。

◇ 催眠音乐

有些乐曲有着非常好的催眠效果，如二胡曲《二泉映月》、古筝曲《渔舟唱晚》，此外还有《平湖秋月》、《军港之夜》以及德国浪漫派作曲家门德尔松的《仲夏夜之梦》等。

◇ 促进食欲音乐

如果有时候胃口不好，可以听听下面的音乐。如《花好月圆》、《欢乐舞曲》等。这些作品充满对生活的热情，令人心情愉快，食欲大增。

胎教音乐的选择应根据自己的身体状况、兴趣爱好以及胎儿的承受能力综合考虑，不能光凭自己的一时兴趣。

7.孕妈妈保持好心情的方法

孕妈妈的情绪与胎儿的生长发育关系密切。孕妈妈的情绪，还将直接影响胎儿出生后的外表、生理功能、智力、情绪及行为等。

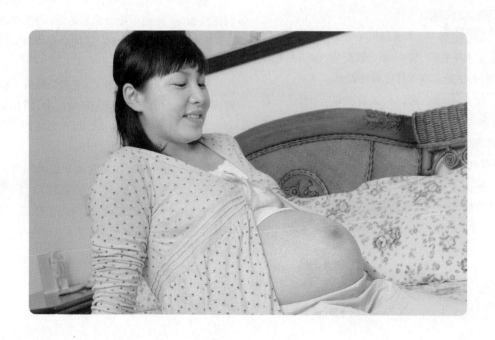

为了孕育一个聪明、健康、活泼的孩子，孕妇要对腹内胎儿怀以博大的爱心，加强自身修养，学会自我心理调节，善于控制和缓解不健康情绪，随时保持良好的心情。

那么，当孕妈妈心情不好的时候，该如何消除不良情绪呢？

社交法 闭门不出会使孕妇郁郁寡欢。孕妇应积极参与孕妈妈俱乐部活动，广交朋友，将自己置身于乐观向上的人群中，充分享受友情的欢乐。

告诫法 在孕期要经常告诫和提醒自己不要生气、不要着急，要想着自己的情绪正在无时无刻地影响着腹中的宝宝。

释放法 这是相当有效的情绪调剂方法，可通过打电话或写信等方式向可靠的朋友叙说自己的处境和感情，使你的烦恼烟消云散，得到令人满意的"释放"。

协调法 每天抽出半个小时的时间，到附近草木茂盛的宁静小路上散散步、做做简易的体操，心情就会变得非常舒畅起来。

美容法 可以尝试着改变一下自己的形象，如改变一下发型，换一件衣服。还可买一些家居饰品，点缀家庭的同时，也让自己拥有一份良好的心境。

转移法 消除烦恼的最好办法是离开使人不愉快的环境。可以通过能引起自己兴趣的活动，如听音乐、看画册、郊游等，使情绪转向欢乐。

8.准爸爸课堂

■ 帮妻子提高睡眠质量

孕妈妈马上就要进入孕晚期了，腹部迅速增大，会很容易感到疲劳，有的孕妈妈还会出现脚肿、腿肿、静脉曲张等状况，感到不适。准爸爸在孕晚期的3个月里应该更加体贴妻子。一般来说，孕妇每天至少应保持8个小时的睡眠，并且要注意睡眠质量，睡得越沉、越香越好。那么，怎样让孕妈妈的睡眠达到一定的时间和深度呢？

首先应保持室内安静和空气新鲜，卧具要整洁、舒适。为了提前酝酿睡眠，准爸爸要提醒孕妈妈注意以下事项：

① 睡前2小时内不要大吃大喝，不要饮用刺激性饮品，睡前不要做剧烈运动，避免过度兴奋、劳累；用温水泡泡脚，或冲个热水澡，且排空膀胱。

② 你可以陪她聊聊天，或者为她做一些按摩：用双手食指推抹其前额30次左右，或用拇指推擦太阳穴50次等。试一试，这些方法都可以帮她解除失眠的烦恼。

另外，还可以让她与其他孕妈妈和有经验的妇女多交流，学习一些实战经验。这样可以让她更加自信，摆脱烦恼，从而保证睡眠，促进健康。

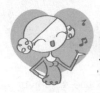

第26周：从容应对腿脚问题

1.孕妈妈和胎宝宝变化

■ 孕妈妈的变化

这个时候，孕妈妈的腹部和乳房处开始出现妊娠纹，这是皮肤伸展的标记。随着子宫的增大而使横膈上升，心脏被推向上方，靠近胸部并略向左移；心脏的工作量增加，原因是心率加速和心搏量加大。随着胎儿的成长，子宫日渐变大，由于无法抵抗子宫的挤压，肋骨从下往上弯曲，产生疼痛感。子宫还会压迫胃，影响胃的消化功能。随着子宫的扩张，孕妈妈的腹部常常感到针扎一样的疼痛。

■ 胎宝宝的发育

26周的胎宝宝身长不到35厘米，体重800克左右。宝宝的皮下脂肪已经开始出现，但这时候的宝宝依然很瘦，全身覆盖着细细的绒毛。26周宝宝开始有了呼吸，但不是呼出吸入真正的空气，原因主要是因为胎儿的肺部还没有发育完全。此外，宝宝已经可以睁开眼睛了，如果这时候孕妈妈用手电筒照腹部，胎儿会自动把头转向光亮的地方，这说明胎儿视觉神经的功能已经开始在起作用了。

2.缓解孕期静脉曲张

静脉曲张时常发生于小腿皮下，有时在外阴部，或形成肛门周围的痔疮。这是由于子宫压迫盆腔静脉，使小腿静脉压增高从而引起血液倒流。血液存积在小腿静脉内引起静脉扩张。如果有家庭史、超重、长时间站立或坐着，更容易患静脉曲张。静脉曲张通常在分娩后消退，但有时会消退不完全。

◇ 静脉曲张对孕妈妈的影响

静脉曲张虽不会对孕妈妈和胎宝宝的全身

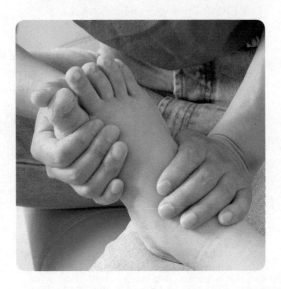

循环造成影响，但是它会使孕妈妈感到发胀、酸痛、麻木和乏力。尤其是外阴部的静脉曲张，常伴有阴道和子宫颈静脉扩张，分娩时胎头经过，容易发生静脉破裂和出血。因此，外阴静脉曲张要及时采取治疗措施，并禁止性交和骑自行车。

◇ 预防静脉曲张的方法

1 避免提过重的物品，减少对腿部的压迫。

2 不要久坐或久站，经常活动双腿，促进血液循环。

3 休息时将双腿抬高，帮助血液回流至心脏。

4 睡觉时采取左侧卧位，避免压迫到下腔静脉，并用枕头将脚部垫高。

5 穿着渐进压力式的医疗级弹性袜，每天起床时先穿好弹性袜再下床。刚开始可以穿强度为20～30毫米汞柱的弹性袜，适应之后再穿效果较佳的30～40毫米汞柱的弹性袜。

3.防治孕妈妈小腿抽筋

半数以上的孕妈妈在孕期会发生小腿抽筋，多发生于怀孕7个多月后。较易发生在熟睡醒来后，或是在长时间坐着、伸"懒腰"伸直双腿时。

◇ 发生小腿抽筋现象的原因

1 孕期由于体重逐渐增加，双腿负担加重，腿部的肌肉经常处于疲劳状态。

2 孕妈妈为满足胎宝宝的发育，需要摄入更多的钙，尤其在妊娠中、晚期，更应增加孕妈妈钙的摄入量。如果饮食中摄取钙不足，血钙浓度低，当体内缺钙时，肌肉的兴奋性增强，容易发生肌肉痉挛。而此时你的腿部肌肉负担要大于其他部位，因此更容易发生肌肉痉挛。

3 夜间血钙水平比白天更低，故小腿抽筋常在夜间发作。

小腿抽筋的应对措施

睡前保持下肢温暖	常按摩抽筋的脚部肌肉使循环增加以利于排除代谢物，并可以搭配热敷，晚上洗澡时，双腿泡热水10分钟，效果会更加显著。睡眠时保持下肢温暖，尤其在入睡前，不要直接让小腿吹风
注意腿部休息	不要过度疲劳，避免走路太多或站得太久
休息时采取正确姿势	休息时可平躺将脚部稍微抬高，脚趾向上伸展，可使小腿后部肌肉舒张；睡觉时可采取侧卧姿势，可以减轻症状
饮食习惯	平时多吃含钙丰富的食物，增加维生素的摄取量(尤其是维生素D)；少吃太咸、腌制食物，以免造成水肿。每天喝数杯新鲜橙汁、石榴汁或番茄汁补充矿物质，这都可以预防小腿抽筋
抽筋时立刻脚着地	发生抽筋的时候，可下床脚跟着地，或平躺时脚跟抵住墙壁，也可以将脚掌身上弯以抽伸小腿；另外，伸直膝盖，并把脚掌向膝盖的方向翘，向上屈曲，小心地以踝进行绕圈运动，也可减轻症状

4.孕期浮肿的食疗法

孕期浮肿除了可以通过一些日常生活中的护理来缓解外，还应该从孕期饮食上着手，注重孕期饮食的调理。

① 浮肿的孕妇，特别是由营养不良引起浮肿的孕妇，每天一定要保证食入畜、禽、肉、鱼、虾、蛋、奶等动物类食物和豆类食物。这类食物含有丰富的优质蛋白质。贫血的孕妇每周要注意进食2~3次动物肝脏以补充铁。

② 孕妇每天别忘记进食蔬菜和水果，蔬菜和水果中含有人体必需的多种维生素和微量元素，它们可以提高肌体的抵抗力，加强新陈代谢，还具有解毒利尿等作用。

③ 浮肿时要吃清淡的食物，不要吃过咸的食物，特别不要多吃咸菜，以防止浮肿加重。

④ 对于浮肿较严重的孕妇，应适当的控制水分的摄入。

⑤ 少吃或不吃难消化和易胀气的食物，如油炸的糯米糕、白薯、洋葱、土豆等。以免引起腹胀，使血液回流不畅，加重浮肿。

5.该补DHA和EPA了

DHA是构成细胞及细胞膜的主要成分之一，它能够增强大脑传递信息的能力，是大脑发育、成长的重要物质之一。孕期补充DHA，能够优化胎宝宝大脑锥体细胞的磷脂的构成成分，刺激大脑皮层感觉中枢的神经元增长更多的突触，促进胎宝宝的大脑发育。另外。DHA还有利于提高胎宝宝视网膜光感细胞的成熟度，促进视力发育，使宝宝的眼睛更明亮。

EPA能够增进血液循环，促进体内饱和脂肪酸的代谢，降低血液黏稠度，预防心血管疾病。

DHA和EPA同时补充，能够促进胎宝宝智力发育，还可有效减少早产的发生。

怀孕7个月以后是胎宝宝大脑中枢神经元分裂和成熟最快的时期，对DHA和EPA的需求量也最大，所以从这个时候开始你就需要专门进行补充。DHA的每日摄取量至少为200毫克，一般含DHA的食物都含EPA，满足DHA摄入的同时，就能摄入充足的EPA。

◇ DHA和EPA的来源

深海鱼类 深海鱼类和贝类的脂肪中含有大量的DHA和EPA，且容易被身体吸收，你平时可以适当吃一些金枪鱼、鲑鱼、三文鱼等深海鱼。如果担心海鱼受污染严重，可以选择其他的补充方式。

海藻类 藻类物质受污染小，DHA含量和纯度更高，且EPA含量极低，不用担心EPA摄入过度。

孕妇奶粉和营养补充剂 市面上售的孕妇奶粉、鱼油和海藻胶囊等都含有DHA和EPA，且配比更科学，服用更方便，在购买时要选择适用于孕妇的营养制剂。

坚果类 核桃、榛子等坚果和橄榄油、亚麻油等植物油中所含的亚麻酸，能够在体内转化为DHA和EPA，也可以作为间接补充来源。

6.给胎儿进行英语启蒙教育

怎样对胎儿进行英语启蒙教育呢？方法是：孕妈妈把一个袖珍耳筒式录音机固定在腹部，在妊娠的最后4个月或5个月以英语儿歌的节奏摇晃腹中的胎儿，每天进行2~3小时，但一次不要超过45分钟。因为超过这个时间，胎儿就烦了，不听。

为了对胎儿进行英语启蒙教育，应选用温柔舒缓的英语歌曲，但不能选用摇滚乐，否则，孩子出生后会变为神经质。要进行英语启蒙教育，孕妇应学会观察胎儿的蠕动，以确定胎儿是否醒着的时候，才能打开录音机，而且，音量应该适当，决不能过大，因为胎儿怕噪音。

埃伦·罗伊认为："在胎儿期接受了英语启蒙教育的孩子，在学校学习英语只不过是一次简单的饭后散步，轻而易举。'他们的发音好极了，比那些其父母精通两种语言的孩子们还要好。'""如果在接受了产前英语启蒙教育之后，又继续接受正规教育的话，这个在母腹中就开始上学的孩子，其前途无可限量。"若希望自己的孩子将来成为精通英语的人才，最好在胎儿期进行英语启蒙教育，并作为胎教的一个内容。

7.神奇的胎教新工具"BabyPlus"

近年来，胎教越来越受到重视。国外发明出一种叫"BabyPlus"的胎教工具，经过18年的科学研究证明，这一工具确实有效，全世界6万名儿童从中受益匪浅。

这种胎教工具使用简单，每天孕妇只要佩带两小时，即早晨1小时，晚上1小时，就能收到良好的胎教效果。

"BabyPlus"由16种经科学设计的不同节奏的声音组成，这些音节模仿孕妇的心跳声并随着孕期的增加，节拍逐渐加快，胎儿可非常清晰地听到这些有节奏感的声音，同时，将听到的来自"BabyPlus"的声音与来自妈妈的声音加以区别。由"BabyPlus"发出的声音尽管对成年人来

说是单调乏味的。但它的节拍随着孕期不同而微妙的变化，却对胎儿的大脑发育非常有利，最初"BabyPlus"的搏动频率为每秒1次(1赫兹)。这与孕妇的心跳频率和新生儿的脑波频率(1~2赫兹)非常接近。这种搏动的声音传递到胎儿耳中，使胎儿听起来非常像孕妇体内动脉血液流经子宫的声音。随着"BabyPlus"模拟声音节拍速度的加快(每周进行一次频率调整)，胎儿会将这种声音与他所听到的周围背景"噪音"(孕妇的呼吸心跳、胎盘血流、静脉血流声等)进行比较对照，从而辨认出节拍的变化。模拟音节拍的加速，促使胎儿不得不提高大脑抓取和处理这些声音信号的速度。以便将其与其它背景"噪音"进行比较。这就自然激励了胎儿脑神经网络和大脑记忆库的发育。

使用"BabyPlus"进行胎教的益处还有如下表现形式：

❶ 婴儿生下来后眼睛和手都是张开的，精神放松，很少哭泣，而且睡眠好。

❸ 能够及早辨别出父母的声音。

❹ 注意力能较长时间集中。

8.准爸爸课堂

■ 为妻子穿衣系鞋带

有些孕妇装，特别是孕妇裙都在背后有拉链。行动越来越"笨"的孕妈妈想要自己拉好拉链还是挺吃力的，系鞋带也同样有难度。这时准爸爸如能主动上前帮助妻子，一定会让她心情大悦。关键是要主动，别总是等着妻子要求你做这做那。这样才能让妻子时刻感到你对她的爱。

第27周：宝宝开始长头发

1.孕妈妈和胎宝宝变化

孕妈妈的变化

本周，孕妈妈腹部明显隆起，腹部隆起的程度与孕妈妈的身高、体重、体格及包围胎和的羊水量有关。这时能听到强烈的胎动。孕妈妈对胎动的感觉程度是因人而异的，因此，不必过多考虑胎动的次数和强度。一般来说，胎动频繁表示胎儿很健康。另外，这个时候，孕妈妈的血压会略有上升，不用过于担心。但是，如果出现体重突然增加等症状，则有患病的可能。

胎宝宝的发育

27周的胎儿身长大约38厘米，体重900克左右。宝宝这时候眼睛已经能睁开和闭合了，同时也有了睡眠周期。宝宝有时也会将自己的大拇指放到嘴里吸吮。

27周的胎儿开始会做梦了，但是还没有人能够说出宝宝到底做的是什么梦，有一点是肯定的，那就是胎儿大脑活动在27周时是已经非常活跃。大脑皮层表面开始出现特有的沟回，脑组织快速增长。此时，胎儿已经长出了头发。

2.羊水过多或过少

羊水是维系胎宝宝生存的要素之一，从胚胎开始形成之前，就必须先要有羊水将厚实的子宫壁撑开来，提供胎宝宝生长发育所需的自由活动空间。它还是子宫遭受外力冲击时的缓冲剂，能维持稳定的温度，可以通过分析其成分来了解胎宝宝的健康情况与成熟度等，而且阵痛时借着水囊传导力亦可协助扩张宫颈。

◇ 羊水过多

症状 妊娠期羊水量超过2000毫升时就是羊水过多，羊水过多大都发生在妊娠7~10个月，发生得愈早愈严重。

原因 胎儿先天畸形往往伴有羊水过多，约占羊水过多总数的40%。此外，在妊娠高血压、妊娠合并糖尿病及双胎时，皆可发生羊水过多。

危害 羊水过多，使胎儿在宫腔内过于浮动，容易发生胎位不正。破水时，有发生脐带脱垂的危险。

治疗 羊水过多，首先应查明原因，针对疾病进行治疗。

轻度的羊水过多，不需特殊治疗，大多数在短时间内可自动调节。如果羊水急剧增加，孕妇应请医生诊治，同时减少食盐的摄入。

假若中度羊水过多，可通过忌盐饮食、利尿药物应用、中医中药治疗以缓解病情，也可在医院通过穿刺的办法减少羊水。

◇ 羊水过少

症状 怀孕足月时羊水量少于300毫升，称为羊水过少。孕妈妈常无自觉症状，只有医生作腹部触诊，并进行B超检查后才能诊断。

原因 胎宝宝畸形。如先天性肾脏缺损、肾脏发育不全、输尿管或尿道狭窄等泌尿器官畸形，致使胎宝宝尿少或无尿。因胎宝宝尿液是羊水的组成部分，所以羊水量也就少了。

过期妊娠。由于胎盘缺血缺氧、功能减退，引起胎宝宝血液重新分配，使胎宝宝血液主要供给胎宝宝脑和心脏，致使肾血流量减少，使胎宝宝尿液减少，因此羊水量减少。

胎膜本身病变，也可引起羊水过少

危害 羊水过少如果发生在孕早期，使胎膜和胎体发生粘连，可造成胎宝宝严重畸形，如肢体缺损。如果发生在妊娠中、晚期，子宫四周压力直接作用于胎体，易引起胎宝宝斜颈、曲背、手足畸形及肺发育不全等。其中若发生在孕晚期，常导致胎宝宝宫内窘迫、新生儿窒息及围产儿死亡等。

治疗 羊水过少的治疗也要先查明发病原因。如果羊水过少，胎儿经检查无畸形，孕妇没有严重并发疾病，可在大夫的指导下，通过快速饮水的办法增加羊水量。凡足月未临产而又属缺乏羊水的孕妇，可在2小时之内饮水2000毫升(约4碗水)，如果仍然达不到要求，还可重复上述办法。这种办法安全、有效、简便、易行，也没有副作用，可在大夫的指导下进行。

3.睡觉采取左侧卧位

孕晚期孕妈妈的睡姿会影响到子宫的位置及胎儿的健康，不正确的睡姿会增加妊娠子宫对周围组织及器官的压迫，影响子宫和胎盘的血流量。孕晚期，孕妈妈应采取的最佳睡眠姿势是左侧卧位。

◇ 保证胎盘血液供给

左侧卧位可减轻增大子宫对动脉的压迫，可维持子宫正常血流量，保证胎盘血液供给，给胎儿提供生长发育所需的营养物质。

◇ 减轻妊娠高血压疾病

左侧卧位可减轻子宫对下腔静脉的压迫，增加回心血量，使肾脏血流量增多，改善脑组织的血液供给，有利于避免和减轻妊娠高血压综合征的发生。

◇ 有利于胎儿的发育

孕晚期，孕妈妈的子宫呈右旋转，左侧卧位可改善子宫的右旋转程度，由此可减轻子宫血管张力，增加胎盘血流量，改善子宫内胎儿的供氧状态，有利于胎儿的生长发育，这对于减少低体重儿的出生和降低围产儿死亡率有重要意义。特别是在胎儿发育迟缓时，采取左侧卧位可使治疗取得更好的效果。

4.孕妈妈睡眠促进法

孕妈妈充足的睡眠，是孕育健康宝宝的前提，因此孕妈妈在孕晚期更应该注意自己的睡眠质量。下面就为那些经常失眠的孕妈妈介绍几种睡眠促进法。

◇ 放松心情促进睡眠

孕妈妈放松心情的方法有很多，如睡前洗个热水澡以放松全身、睡前不要过于兴奋、听一些和缓的音乐，都可以使自己完全冷静下来，以促进孕妈妈入睡。另外，孕妈妈还可以参加一些经验交流活动，如孕妈妈课堂等，以克服自己的产前恐惧心理，从而提高孕妈妈的睡眠质量。

◇ 六种睡姿促进睡眠

❶ 若要采取仰卧位的姿势入睡，最好在膝盖下垫一个枕头或靠垫，以帮助更好地入睡，也可以睡得踏实。

❷ 当孕妈妈腹部越来越大的时候，可以适当地改变睡姿，采取侧卧位，同时为了让自己睡得舒服，也可以在两腿之间夹一个枕头或靠垫等。

❸ 妊娠中、晚期时，孕妈妈最好完全采取侧卧位睡姿，同时，将上面的那条腿向前弯曲，紧紧地与床贴着，让腹部也紧紧地贴在床上，这样可以帮助孕妈妈更好地入睡，且睡得更加安心。

❹ 孕妈妈的腹部变得更大的时候，可以放一个长长的枕头，以供孕妈妈倚靠，起到安心的效果，也可以将枕头夹在孕妈妈的两腿之间，以帮助其舒服地入睡。

❺ 若孕妈妈的腿部出现大面积的水肿现象，则应该在侧卧位时，拿一个枕头或靠垫放在脚下，帮助孕妈妈抬高双脚，促进血液循环，达到消肿的目的。

❻ 孕妈妈在孕晚期，因为腹部越来越大，在选择左侧卧位时，应该将枕头叠起来或将枕头垫高于头部，并在背部靠一个枕头，以缓解腰部不适，减轻腹部的压力，从而促进睡眠。

5.均衡饮食保证充足营养

随着食欲增加和胎儿迅速长大，应注意增加饮食中蛋白质和维生素的摄取量。胎宝宝生长迅速需要增加热能。热能主要从主食中摄取，如米和面，摄取不足就会出现肌肉酸痛、身体乏力等不适。

❶ 优质蛋白是胎宝宝大脑发育的最理想的"原料"，也是生长的物质基础。牛奶、鱼类、豆类都是优质蛋白质的最佳来源。

❷ 不要整天进食大鱼大肉，而忽略主食的摄取。应选择标准米和标准面粉，少吃精米、精面。最好多吃面食，面食较大米含铁多，肠道吸收率也高。同时搭配一些小米、玉米面、燕麦等杂粮。

❸ 每天喝1~2杯牛奶或豆浆。常吃豆类及豆制品，各种瘦肉也是很好的优质蛋白来源，其中以猪肉为佳。

❹ 多吃富铁食物，如瘦肉、禽、血(鸭血、猪血)及蛋类，每周至少吃50克动物肝脏，同时多吃新鲜蔬菜和水果，以促进铁的吸收。

❺ 经常吃一些核桃仁、松子、葵花籽、杏仁、榛子、花生等脂类食物，这些食物富含大脑发育必需的脂肪酸。

6.孕妈妈不宜节食

女性怀孕后需要增加饮食，以供给母子营养所需，但也有少数孕妈妈怕身体肥胖影响自己的形体美，或者怕胎儿太大，生育困难，就采取节食的方法，尽量减少进食。这种做法是不对的。

女性怀孕以后，子宫、乳房、胎盘都要发生变化，比孕前需要更多的营养，而且胎儿出生时体重达3000~4000克。因而，女性在孕期的体重要比孕前增加9.0~13.5千克，这些增重是必要的，否则胎宝宝不能正常发育。如果盲目节食，就会使胎宝宝先天营养不良。这样即使胎宝宝出生了，也会因为身体虚弱而发生多种疾病，不但达不到优生的目标，还会给孩子带来疾患。

另外，孕妈妈盲目节食还会影响胎宝宝的大脑发育。宝宝大脑发育的重要时期是怀孕4个月至出生后2周岁，而这当中最关键的一段时期又在孕期的最后3个月至出生后6个月内。人的脑组织发育有个特点，就是细胞增殖"一次性完成"。新生儿的脑神经细胞可达100~140亿个，此后其数量不再增加。如果错过了这段时间，是无法再弥补的。因此，在整个孕期，孕妈妈要保证营养充足，如果人为节食，势必导致营养素的摄入不足而使脑细胞达不到最大的增殖数目。

7.准爸爸协助孕妈妈做胎教

进行胎教中都是对孕妈妈有很多的要求，却忽视了准爸爸的作用。但是专家指出，从某种意义上说，诞生聪明健康的小宝宝在很大程度上取决于准爸爸。因此，做一个称职的爸爸，对于孕育一个聪明的宝宝有着非常重要的意义。

孕妇的情绪对胎儿发育影响很大。因此，在情绪胎教中爸爸有着义不容辞的责任，应该注意做好以下几方面的工作：

当好"后勤部长" 怀孕的妻子一个人要负担两个人的营养。如果营养不足或食欲不佳，

不仅使妻子体力不支，而且严重地影响胎儿的智力发育。因为宝宝智力形成的物质基础，有2/3是在胚胎期形成的。所以准爸爸要关心妻子孕期的营养问题，尽心尽力做好妻子和胎儿的"后勤部长"。

丰富生活情趣 早晨陪妻子一起到环境清新的公园、树林或田野中散步，做做早操，嘱咐妻子白天晒晒太阳。这样，妻子也会感到准爸爸温馨的体贴，心情舒畅惬意。

风趣幽默处事 妻子由于妊娠后体内激素分泌变化大，产生种种令人不适的妊娠反应，因而情绪不太稳定，因此，特别需要向准爸爸倾诉。这时，准爸爸唯有用风趣的语言及幽默的笑话宽慰及开导妻子，才是稳定妻子情绪的良方。

协助妻子胎教 准爸爸对妻子的体贴与关心，准爸爸对胎儿的抚触与"交谈"，都是生动有效的情绪胎教。

8.父亲与胎儿的对话

生活中我们会看到这样的现象，一些婴儿，即使不熟悉的女性逗他，他也会微笑，而父亲逗他则反而会哭，别说其他的男性了。这正是孩子从胎儿期到出生后的一段时间里，对男性的声音不熟悉造成的。为了消除孩子对男性包括对父亲的不信任感，所以，在呼唤胎教中父亲应该扮演一个非常重要的角色。

声学研究表明：胎儿在子宫内最适宜听中、低频调的声音，而男性的说话声音正是以中、低频调为主。因此，父亲坚持每天对子宫内的胎儿讲话，让胎儿熟悉父亲的声音，能够唤起胎儿最积极的反应，有益于胎儿出生后的智力及情绪稳定。

◇ 父亲的开场白和结束语

父亲在开始和结束对胎儿讲话的时候，都应该常规地用抚慰及能够促使胎儿形成自我意识的语言对胎儿讲话。开场白结束语的设计可以如下：

开场白的语言是："宝宝(或者叫乳名)，我是你的爸爸，我会天天和你讲话，我会告诉你外面一切美好的事情。"对话结束时，要对胎儿给予鼓励："宝宝学习很认真，你是一个聪明的孩子，但愿我对你讲授的一切都能对你将来的人生有用。好吧，今天就学习到这儿，再见！"在可能的情况下，父亲应每天和胎儿对话，这样才能加深与宝宝的感情。

◇ 具体与胎儿对话方法

准爸爸可以让妻子坐在宽大舒适的椅子上，然后由妻子对胎儿说："乖宝宝，爸爸就在旁边，你想听他对你说什么吗？"这时，准爸爸应该坐在距离妻子50厘米的位置上，用平静的语调开始对话，随着对话内容的展开再逐渐提高声音，不能一下子发出高音而惊吓了胎儿。

◇ 与胎儿对话的内容

对话的话题最好事先构思好，先拟写一篇小小的讲话稿，稿子的内容可以是一段优美动人的小故事、一首纯真的儿歌、一首内容浅显的古诗，也可以谈自己的工作及对周围事物的认识。用诗一般的语言，童话一般的意境，告诉孩子外面这个美丽的世界。

9.准爸爸课堂

■ 安抚妻子不要担心失去美丽

相对于准爸爸所担心的事业、经济收入等"大事"来说，妻子的顾虑可能会简单很多。由于孕期孕妈妈身体上的一些变化，孕妈妈可能会为自己不再美丽了而苦恼。第一个想到的，可能就是从此婀娜有致的身材将日见臃肿，皮肤也会失去往日的光洁与娇嫩，于是就郁郁寡欢，这样的坏情绪不仅影响孕妈妈的身体健康，还关系到孕妈妈腹中宝宝的健康成长。

准爸爸应该告诉她，这种"牺牲"只是暂时的，女性身材的改变很多时候并不能怪罪于生育。如果在生完宝宝后，积极进行母乳喂养，科学合理地饮食，并配以适当的运动，是能够恢复优美体形的。至于脸上的斑斑点点、腹部的沟沟壑壑，也大多会在生产之后褪去，不必过于担心。看看周围的年轻妈妈，大多恢复得不错，还比过去多了一种成熟的韵味。

第28周：做好自我监护

1.孕妈妈和胎宝宝变化

孕妈妈的变化

在过去的一个月里，子宫增长大约4厘米，现在，向上升至胸廓的底部，使胸廓下部的肋骨向外扩张，感到有些不舒服。这时，孕妈妈不仅肚子鼓起来，胳膊、腿等部位也可能会出现肿胀和浮肿，因此，特别容易感觉到疲劳。轻微的浮肿在任何一位孕妈妈身上都有可能出现。另外，这一时期，乳房内开始形成初乳，初乳中有免疫成分，同时也含有各种营养元素。

胎宝宝的发育

胎宝宝身长约40厘米，体重1100克左右。大脑已相当发达，可以逐渐控制自己的身体了。已形成自己的睡眠周期。小男孩的阴囊明显，睾丸已开始由腹部往阴囊下降；女孩的小阴唇、阴核渐渐突起。大脑皮层已变得发达，大脑发育进入第二个高峰期，已经建立起来的脑神经细胞可传导脑神经细胞的兴奋冲动。包裹胎宝宝的胎膜内羊水量与他们的身体相比，已达到妊娠最高峰。胎位不能完全固定，可能出现胎位不正。内耳与大脑发生联系的神经通路已接通，对声音的分辨能力大为提高。胎宝宝的动作可能比较频繁，常常活动筋骨或是干脆翻个身。

2.在家自测宫高

孕期子宫的增大有一定的规律性，每月的增长是有一定的标准的。到妊娠中晚期通过测量宫高和腹围，还可以估计胎儿的体重。因此，从宫高的增长情况也可以推断妊娠月份和胎儿发育情况。

孕期10个月子宫大小和宫底高的大致变化

月份	子宫大小与宫底变化
孕1月末	子宫比孕前略增大一些,像个鸭蛋
孕2月末	子宫增大至拳头般大小
孕3月末	子宫底约在耻骨联合上缘2~3横指
孕4月末	子宫底达脐和耻骨联合上缘之间
孕5月末	子宫底在脐下2横指
孕6月末	子宫底与肚脐持平
孕7月末	子宫底在脐上3横指
孕8月末	子宫底在脐和剑突之间
孕9月末	子宫底在本月达到最高点,在剑突下2横指
孕10月末	本月胎头下降入骨盆,宫底下降回复到孕8月末的水平

◇ 在家自测宫底高

测量前，孕妈妈应该排空膀胱，然后平躺在床上，保持全身放松。然后将测量尺的末端放置于耻骨联合的上缘顶端，测量尺平置在腹部上，到达宫底顶端，读取两者之间的距离。

宫底高度可以每周测量一次。若连续2～3周宫底高度无变化，或宫高明显低于怀孕月份，应及时到医院查找病因。如果过分高于怀孕月份就应到医院检查，以排除羊水过多、滋生细胞疾病等，还可了解是否有多胎妊娠。由于家庭监护往往需准爸爸配合完成，故不仅可保障母儿健康，还可促进父亲对胎儿的感情。

3.按时做胎心监护

◇ 什么是胎心监护

胎心监护是一种简单、无痛的产前检查，用于评估胎儿的状况。在胎心监护检查过程中，医生能够监测胎儿的心跳，包括宝宝休息和活动时的胎心率分别是多少。你活动的时候心跳会加速，胎儿也一样，他活动或踢腿的时候胎心率应该加快。如果你孕期一切正常，那么医生通常会建议从你怀孕第36周开始每周做一次胎心监护。但如果你有妊娠并发症，可能根据情况从怀孕第28～30周就要开始做胎心监护了。

◇ 需要做胎心监护的情况

如果你有以下情况之一，那么胎心监护对你来说就可能会格外重要：

❶ 你有糖尿病，并且在进行胰岛素治疗。你血压高，或有其他疾病可能会影响你孕期的健康。

❷ 你的宝宝比较小，或者发育不正常。

❸ 你的宝宝比平时胎动少了。

❹ 你羊水过多或羊水过少。

❺ 你做过胎儿外倒转术等来纠正胎位，或者在孕晚期做过羊水穿刺，做过羊水穿刺后，医生会建议你做胎心监护，以确定你的宝宝状况良好。

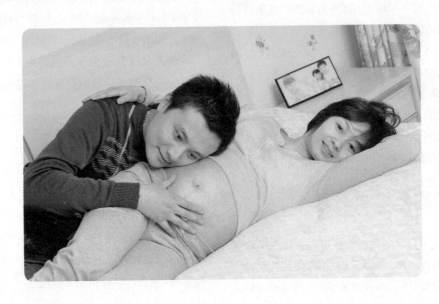

⑥ 你已经过了预产期，医生想看看宝宝在你的肚子里状况怎么样。

⑦ 你以前曾经在孕晚期出现过胎死宫内，或者造成上次流产的问题在这次怀孕中有可能再次出现。这种情况下，医生可能会建议你从怀孕28周就开始做胎心监护。

◇ 怎样做胎心监护

做胎心监护前，你可以吃点东西，据说这样可以刺激胎儿动得更多。虽然没有证据表明吃东西真的有效，但也没什么坏处。做之前最好去趟洗手间，因为你最长可能要在胎心监护仪旁呆上40分钟。

做胎心监护时，你最好左侧位躺着，还可以在背后垫个靠背。在中国的一些医院里，孕妇会坐靠在椅子上做胎心监护，和你坐在躺椅上的姿势差不多。胎心监护操作人员会把两个小圆饼形状的小设备绑在你的肚子上。这两个小圆饼，一个用来监测宝宝的心跳，另一个记录你的宫缩情况。有时，操作人员还可能会让你在感觉到宝宝动了时，按一下按钮。每次胎心监护通常会持续20~40分钟。操作人员可以听到胎儿的心跳，还能在一个电子屏幕上看到胎儿的心跳情况，同时，胎心监护仪还会把宫缩情况记录在纸上。

如果你的宝宝没有动，可能是因为他在睡觉呢。你可以喝点儿水或果汁，让他动起来。操作人员也可能会轻轻推揉你的整个肚皮，碰碰小宝宝，让他醒过来。

4.参加分娩学习班

复杂医疗设备的广泛使用和各种各样的减痛法都各有利弊，需要孕妇去了解。在分娩时，孕妈妈会发现自己必须对分娩有个全面的了解，从而做一个果断的决定，最好的方式就是去上一下分娩学习班。

◇ 分娩学习班能教些什么

首先而且最重要的是，分娩学习班使孕妇有机会更多地了解妊娠。拜访医生很少有悠闲的交谈时间，在弄明白之前，谈话就结束了。你想问的问题仍没有得到解答。在分娩学习班这样的环境里，孕妇可以问任何想问的问题。自己忘记的问题，说不定旁边的孕妇会记住。分娩教育的最终目的就是为孕妇介绍分娩经验。教师会简要介绍生理和情感上发生的情况，并示范和演练具体的处理方法。

分成小组讨论非常有益。班上其他孕妇的情形都相似，对发生在自己身上的任何事她们都完全理解。产前学习班也是一个结识新朋友的好地方，他们对婴儿和儿童有共同的兴趣。许多学习班里的"大学毕业生"能继续建立起新的父母支持小组或活动小组。

让丈夫参加产前学习班也有好处，这样可使他明白在分娩中的作用，包括参与妊娠过程和为宝宝的出生做准备。对于孕妇及丈夫来说，第一次为人父母是一个强烈的情感生长期。一位优秀的指导教师会认识到这些并提出方法帮助他们完成这些变化中的大部分内容。

◇ 孕妈妈能学到什么

分娩学习班常于怀孕第28~32周开始。依据需要，可以参加为期数周的学习班，或者参加一次性的复习提高班。学习班常在晚上或周末举行，一般由助产士指导。尽管重点不同，学习班包含的基本知识是：分娩和胎儿娩出时发生的情况，什么时候呼叫医生，放松和呼吸技巧，药物减痛，剖宫产以及新生儿护理。

◇选择学习班

向医生、助产士、朋友和家人咨询建议，在附近找一家合适的分娩学习班。保健服务班常由医院、保健中心和外科诊所举办，助产士或保健学者授课；如果议程中有医疗的问题，则邀请医生来讲授。

私人分娩学习班常常在某人家里，或某种社区场所举办，由受过专门机构训练的教师讲课，但他们不一定是保健专家。有些分娩学习班允许孕妇参加一次讲座，以便决定是否合适。在上课时，一个班理想的人数是5~7对夫妇。每个人都能得到关注，又能够进行很好的讨论。

5.给胎儿补脑益智的七种坚果

坚果含有胎儿大脑发育所需的第一营养成分脂类(不饱和脂肪酸)，还含有15%~20%的优质蛋白质和十几种重要的氨基酸，这些氨基酸都是构成脑神经细胞的主要成分。所以为了让宝宝更聪明，孕妈妈应多吃坚果。

坚果	功效	推荐食用方法
夏威夷果	是一种原产于大洋洲的坚果，别名叫昆士兰果或澳洲胡桃。夏威夷果含油量高达60%~80%，还含有丰富的钙、磷、铁、维生素B_1、维生素B_2和氨基酸	夏威夷果可以鲜食，但更多的是加工成咸味或甜味的，也可以作为糖果、巧克力和冰淇淋等的配料
花生	花生蛋白质含量高达30%左右，其营养价值可与鸡蛋、牛奶、瘦肉等媲美，而且易被人体吸收。花生皮还有补血的功效	与黄豆一起炖汤，也可以和莲子一起放在粥里或是米饭里。最好不要用油炒
榛籽	榛籽含有不饱和脂肪酸，并富含磷、铁、钾等矿物质以及维生素A、维生素B_1、维生素B_2、烟酸，经常吃可以明目、健脑	如果不想单吃棒子，可以压碎伴在冰淇淋里或是放在麦片里一起吃
瓜籽	南瓜籽可以防治肾结石病；西瓜籽中医认为性味甘寒，具有利肺、润肠、止血、健胃等功效；葵花籽所含的不饱和脂肪酸能起到降低胆固醇的作用	大多是炒熟或煮熟了吃。不过在煮的过程中可以依据自己的口味加入香料或调味剂，可以有五香的、奶油的等等
核桃	补脑、健脑是核桃的第一大功效，另外其含有的磷脂具有增长细胞活力的作用，能增强机体抵抗力，并可促进造血和伤口愈合。另外，核桃仁还有镇咳平喘的作用。尤其是经历冬季的孕妈妈，可以把核桃作为首选的零食	核桃可以生吃，也可以加入适量盐水煮熟吃，还可以和薏仁、栗子等一起煮粥吃
松籽	松籽含有丰富的维生素A和维生素E，以及人体必需的脂肪酸、油酸、亚油酸和亚麻酸，还含有其他植物所没有的皮诺敛酸。它不但具有益寿养颜、祛病强身之功效。还具有防癌、抗癌之作用	生着吃，或者做成美味的松仁玉米

6.孕妈妈应多吃益智食物

胎儿大脑发达必须具备三个条件：大脑细胞数目更多；大脑细胞体积更大；大脑细胞间相互连通更多。这三点缺一不可。根据人类大脑发育的特点，脑细胞分裂活跃又分为三个时间段：孕早期、孕中晚期的衔接时期及出生后的三个月内。此时，胎宝宝大脑的发育已经进入了一个高峰期，在这时候宝宝的大脑细胞迅速增殖分化，体积增大。

孕妇此时的饮食营养对胎儿的智力有明显的影响。人的大脑主要是由脂类、蛋白质、糖类、B族维生素、维生素C、维生素E和钙等营养成分构成，孕妇如果充分保证这几种营养成分的摄取量，就能促进胎儿大脑的发育。富含这几类营养素的食品被称为益智食品。

益智食品主要包括大米、小米、玉米、红小豆、黑豆、核桃、芝麻、红枣、黑木耳、金针菜、海带、紫菜、花生、鹌鹑蛋、牛肉、兔肉、羊肉、鸡肉、草莓、金橘、苹果、香蕉、猕猴桃、柠檬、芹菜、柿子椒、莲藕、西红柿、萝卜叶、胡萝卜等。

7.剪纸艺术与胎教

剪纸，也是一种艺术胎教。孕妈妈可以先勾轮廓，而后再剪，剪个"胖娃娃"、"双喜临门"、"喜雀登梅"、"小放牛娃"，或孩子的属相，如猪、狗、猴、兔等，别怕麻烦，别说没时间，别说不会剪，因为问题不在于你剪得好坏，而在于你在进行艺术胎教，你在向胎儿传递深深的"爱"，传递"美"的信息。

曾有专家对多名孕妈妈的行为进行比较研究，统计比较的结果表明，那些勤于动手动脑的孕妈妈生出的宝宝智商很高，而过于慵懒的孕妈妈生出的宝宝反应缓慢的比例要高于勤劳的孕妈妈。

8.编织艺术与胎教

经胎教实践证明，孕期勤于编织的孕妈妈，所生的孩子都会比在孕期不喜欢动手动脑的孕妈妈所生的孩子，在日后的教育培养上更"心灵、手巧"一些。

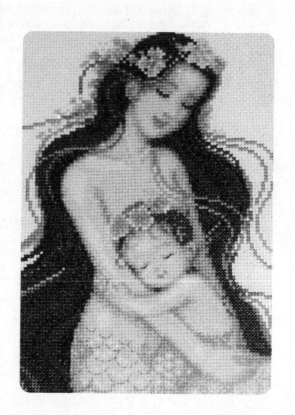

运动医学研究证明，在进行编织时，会牵动肩膀、上臂、小臂、手腕、手指等部位的30多个关节和50多块肌肉。

这些关节和肌肉的伸屈活动，只有在中枢神经系统的协调配合下才能完成。管理和支配手指活动的神经中枢在大脑皮层上所占面积最大。手指的动作精细、灵敏，可以促进大脑皮层相应部位的功能发展。

统计研究表明，妈妈的手指精细动作，可以通过某种传递方式，促进胎儿大脑发育和手指精细动作的能力。

编织的物品步骤如下：

① 设计图案，给宝宝织毛衣、毛裤、毛袜或线衣、线裤、线袜。

② 钩针钩织宝宝生活用品等。

③ 绣花，在家可以做点十字绣，给宝宝绣条方巾也可以。

④ 编织其他美术品，如壁挂(各种娃娃等)或贴花等。

不管编织的东西样式如何，是否好看，只要是用心去做，带着好心情去做，那么胎教的目的就达到了。

9.准爸爸课堂

■ 日常生活中帮助妻子

随着胎儿一天天长大，孕妈妈的身体会越来越笨重，所以有些家务活孕妈妈已不能胜任了，而有些家务活对于孕妈妈来说甚至是危险的。准爸爸要随时注意帮忙，比如帮妻子放物品到高架上、洗马桶和卫生间等。这些小小的动作能够带来很大的效果。

■ 帮助妻子进行乳房保健

到了怀孕晚期，孕妈妈的乳腺组织开始发达，乳房日渐增大。这时，应该开始对乳房进行保健，以促进乳房的血液循环和乳腺组织发育，同时纠正凹陷或扁平的乳头，为日后顺利哺乳做准备。每次洗澡前，准爸爸可在妻子乳房上涂些润肤膏，然后轻柔地按摩。如果乳头扁平凹陷，准爸爸可以用手指轻轻向外牵扯或向内推挤。

特别提醒，如果妻子曾有早产或习惯性流产史，准爸爸不宜采用以上方法矫正乳房。

八、怀孕第8个月

◎本月要事提醒

1.远游或长时间外出，一定要交代家人行踪，以确保安全。

2.提取重物宜将身体重心放在双腿上，切勿直接弯腰取物。

3.平衡膳食，注意营养素的补充。

4.只可做轻松的家务事，大扫除、清洗浴厕，请家人代劳。

5.了解生产前的征兆，避免过度劳累，万一发生早产情形，态度宜冷静沉着赶快就医诊治。

6.睡眠姿势避免仰卧位，提倡左侧卧位。

7.减少出入公共场合，人多或过度拥挤的地方要少去，不但可减少感染机率，也可避免母亲因情绪过度激动或受惊吓紧张而早产。

8.注意皮肤泛油光，随时使用吸油纸擦拭。

9.剪个线条利落的短发，并更注意清洁。

10.应该穿孕妇装，但长度不可太短，最好及膝或超过膝盖。

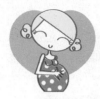

第29周：腰酸背痛要挺住

1.孕妈妈和胎宝宝变化

■ 孕妈妈的变化

进入孕晚期，胎动逐渐多起来。胎儿的"拳打脚踢"有时候会让孕妈妈吓一跳，继而产生疼痛感。特别是此时，胎儿开始调整位置，头朝下脚朝上，这时，做踢脚动作就会踢到孕妈妈的肋骨，从而使孕妈妈感觉到胸部疼痛。此外，孕妈妈还容易出现静脉曲张。

■ 胎宝宝的发育

胎宝宝身长大约43厘米，体重已经有1300多克。这一周小家伙有个十分可爱的小动作不会被你察觉，那就是"微笑"。

2.防治孕期背痛

背痛是半数孕妇在孕晚期几乎会天天抱怨的症状。

怀孕期间，韧带组织因为要让宝宝比较容易通过骨盆，逐渐放松，而松弛的韧带会造成肌肉负担过重，尤其是支撑脊柱的那些肌肉。另外，过度拉扯的腹部肌肉会迫使孕妇依靠背部来支撑体重，从而增加了背部肌肉的工作负担。尤其在孕晚期，一些工作过度的肌肉和背部韧带会因此产生疼痛。

◇ 预防背痛

❶ 穿柔软合适的低跟或坡跟鞋，不要穿高跟鞋，以防止下肢浮肿。

❷ 避免在坚硬的路面慢跑。

❸ 不要扭转脊椎。

❹ 避免长时间的站立或坐着，不要过多走路，下腹部可使用腹带。

❺ 晚上睡的床垫应硬度适中。采用侧睡，每次醒过来就更换姿势。

❻ 以正确的方式搬重物，即在搬重物时，要像一个刚学步的孩子，用大腿使劲。不要把腰背部当成了起重机。

❼ 注意休息和睡眠，饮食方面多吃些猪腰、芝麻、核桃等补肾利腰之品。

◇ 缓解背痛

❶ 在疼痛的地方冷敷或热敷。

❷ 淋浴时，用热水淋冲疼痛的地方。

❸ 请准爸爸按摩背部：沿着她的脊柱两侧，利用拇指按压的方式，由上往下按摩。接下来，继续往她的下背部两侧，沿着她的骨盆上缘按摩。最后按摩肩膀，揉捏她的颈部和肩膀肌肉，然后往下按摩她的脊柱，以及横向按摩她的下背部。

假如疼痛向下延伸到腿部，甚至到脚上，就应该去看骨科医生，进一步的检查和治疗。

3.减缓孕期腰痛

孕晚期，孕妇的腰痛通常局限在下腰部，每天只痛一会，或每周只痛一次。有人则稍重一些，当站、坐、弯腰、提重物时，便感到腰痛。走路、打喷嚏、用力解大小便时，疼痛更加厉害，或引起臀部和大腿酸痛，以致不能走远路、做家务，极少数还需要住院治疗。

孕妇腰痛基本上是一种生理性反应，不必过于忧虑。怀孕前应注意经常锻炼，增强体质。要注意劳逸结合，特别是不要增加腰部负担。平卧睡觉的时候，可在膝关节后方垫以枕头或软垫，使髋关节、膝关节屈曲起来，帮助减少腰腿

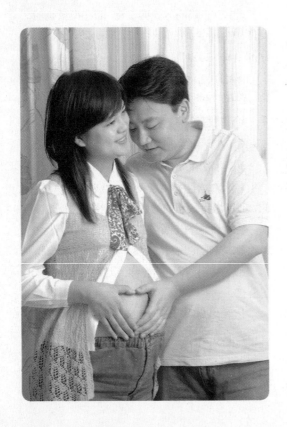

后伸，使腰背肌肉、韧带、筋膜得到更充分的休息。孕妇不要穿高跟鞋，防止因此加重挺腰的姿势，又影响足部的血液供应。

孕妇腰痛绝大部分不需要治疗，如症状严重，除了休息外，可以对症治疗。但要注意，不少治疗腰痛的中药常含有活血化瘀的成分，孕妇不宜服用，也不宜贴膏药，以免影响胎儿发育，甚至流产。分娩以后，这些症状就会消失。

个别孕妇腰痛是患了腰椎间盘突出症，宜采用卧硬板床休息、牵引等方法治疗。

4.缓解眼睛干涩

眼睛干涩的现象多发生在孕晚期，主要是因为孕妈妈的眼睛水液层分泌不足，结膜杯状细胞受激素的影响而减少，导致黏液素层分泌减少，破坏了泪液膜的均匀分布。另外，怀孕期间眼睑的水肿使眼睑容易发炎，使油脂层的分泌遭到破坏，导致泪液膜中的水液层更易蒸发。泪液膜量的减少以及质的不稳定，造成了眼睛干涩的症状。

◇ 不能随便用眼药水

普通的眼药水中一般都含有氯霉素、金霉素、四环素等化学物质，这些物质对胎宝宝存在潜在的危害，如氯霉素具有严重的骨髓抑制作用，使用后可能导致新生儿严重的不良反应，四环素也会导致胎宝宝畸形。

如果眼睛干涩得厉害，你可以选用相对比较安全的红霉素类眼药水，但一定要遵循医生的指导和建议。

◇ 多吃预防眼睛干涉的食物

富含维生素A和维生素C的食物是预防眼

睛干涉的食补良方,你平时可以多吃一些胡萝卜、番茄、红枣,以及黄绿色蔬菜。

◇ 暂不要戴隐形眼镜

如果你是近视眼,那么在怀孕期间就不要配戴隐形眼镜了,因为隐形眼镜会增加角膜的缺氧程度,加重干涉症状。另外,由于你泪液分泌减少,眼球表面的润滑度降低,长时间佩戴隐形眼镜,眼睛黑白交接处可能会产生新生血管,容易引发"眼球血管增生症"。

配戴框架眼镜的时间也不要过长,工作需要时和看电视时可以戴上,平时尽量不要戴眼镜。

5.孕8月营养要点

❶ 到了孕晚期,孕妈妈每天应摄入的食物量如下所列:主粮(米、面)400~500克;豆类及豆制品50~100克;蛋类50~100克;奶类250克;新鲜蔬菜(绿叶蔬菜为主)500~750克;畜、禽、鱼、肉类200克;水果200克;粗粮50克;植物油40克等。

❷ 孕晚期,胎儿的骨骼、肌肉和肺部发育正日趋成熟,营养需求达到了最高峰,妈妈需要摄入大量的蛋白质、维生素C、叶酸、B族维生素、铁质和钙质,每天大约需要1000毫克的钙用于胎儿的骨骼发育。

❸ 这一时期如碳水化合物摄入不足,会造成蛋白质缺乏或酮症酸中毒,所以孕8月应保证热量的供给,增加主食的摄入,如大米、面粉等。一般来说,妈妈每天平均需要进食400克左右的谷类食品,这对保证热量供给、节省蛋白质有着重要意义。另外在米、面主食之外,要增加一些粗粮,比如小米、玉米、燕麦片等。

❹ 这段时间正好是胎宝宝开始在肝脏和皮下储存糖原及脂肪的时候,妈妈自身的基础代谢和胎儿的生长速度都达到最高峰。所以建议妈妈依旧实行少量多餐的进食方式,及时补充食物,保证营养供给。

❺ 这段时间是胎宝宝大脑增殖高峰期,大脑皮层增殖迅速,丰富的亚油酸可满足大脑发育所需。植物油中就含有丰富的亚油酸,此外,玉米、花生、芝麻等果实也含亚油酸。

❻ 海参、海米、海带、紫菜、海蜇等海产品含有丰富的微量元素,而且食用安全,还不会使妈妈的增重过快,所以不妨多吃一些。

6.孕8月营养食谱

◇ 银鱼豆芽

原料 银鱼20克,黄豆芽300克,鲜豌豆50克,胡萝卜丝50克。

调料 白糖、白醋各适量。

做法

(1)银鱼焯水,沥干,豌豆煮熟。

(2)炒锅加油,葱花爆香,炒黄豆芽、银鱼及胡萝卜丝。

(3)略炒后加入煮熟的豌豆,可调成糖醋味。

功效 银鱼、黄豆芽都含钙丰富,胡萝卜中含大量维生素A。

◇ 双耳牡蛎汤

原料 水发木耳、牡蛎各100克,水发银耳50克。

调料 料酒10克,葱姜汁20克,精盐3克,鸡精2克,醋各1克,胡椒粉0.5克,高汤500克。

做法

(1)将木耳、银耳撕成小块。牡蛎入沸水锅中焯一下捞出。

(2)另在锅内加高汤烧热，放入木耳、银耳、料酒、葱姜汁、鸡精煮约15分钟。

(3)下入焯好的牡蛎，加入精盐、醋煮熟，加入鸡精、胡椒粉调匀，出锅装碗即成。

功效 可以为孕妈妈提供丰富的钙、铁、锌等微量元素。

◇ **生姜羊肉汤**

原料 羊肉650克，生姜、山药各20克。

调料 盐、牛奶各适量。

做法

(1)将羊肉洗净，切成小片，生姜洗净，切片，一起放入沙锅中，加适量清水、盐，用文火炖6小时，用筷子搅匀。

(2)山药去皮，洗净，切片。

(3)另取一锅，倒入羊肉汤1大碗，加入山药片煮烂，倒入牛奶煮沸，即可饮汤食肉。

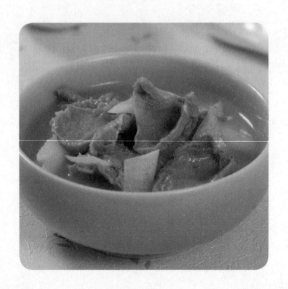

功效 健脾益气、温补肾阳。孕妈妈可以在冬天食用。如果晚餐吃，就可以不再吃主食了，因为它含淀粉较多。

◇ **七彩美味丁**

原料 蟹柳5条，腰果50克，白果50克，马蹄50克，青瓜半根，红萝卜半根，红枣6粒，姜片3片。

调料 食盐1茶匙，鲍汁半汤匙，绍酒少许，芡汁1汤匙，花生油500克。

做法

(1)将蟹柳切丁；白果飞水；马蹄去皮，切丁；青瓜、红萝卜切丁；红枣用温水浸泡，去核。

(2)起油锅烧至六成热，放入腰果炸至微变色，待甩，再放入白果略炸，捞起沥干油分，去外壳。

(3)起锅爆香姜片，放入白果、马蹄丁、红萝卜丁，溅入绍酒爆炒，再放蟹柳丁、青瓜丁、红枣翻炒，加食盐、鲍汁调味；推入芡汁，撒入腰果上碟。

功效 可以补充丰富的维生素。

7.妊娠晚期的胎教任务

妊娠29周至分娩为妊娠晚期。这一时期，随着胎儿的长大，母体的负担日益加重，孕妈妈的身体往往会后倾，行动不便，出现心跳气喘、食欲不振等现象。孕妈妈一方面急切地盼望分娩，另一方面又对分娩怀有恐惧感，这一时期胎教的主要任务是：

❶ 情绪放松，保持镇静。孕妈妈要意识到怀孕、分娩是每个女性的必经之路，它给人生增添了一份幸福与痛苦交错的体验。一个渴望做妈

妈的人就必须勇敢地去面对它,以平和的心态去迎接新生命的到来。

❷ 继续给予胎儿音乐、语言和抚触的良性刺激。

❸ 保证营养,控制糖类和脂肪的摄入。一方面孕妇要保证胎儿旺盛生长所需的营养量,另一方面要适当控制糖类和脂肪的摄入量,防止胎儿生长过大,给分娩带来困难。

❹ 禁止性生活,防止早产。

8.孕晚期的放松运动

妊娠最后3个月,不宜进行剧烈运动,以免早产。但运动胎教还是要继续进行,可以经常做一做放松运动。学会放松有助于孕妈妈孕期健康及顺利分娩,同时享受与胎儿共处的每一刻。

可以每次拿出20分钟的时间,找到自己肌肉紧张和放松的区别。然后,做几项放松身心的运动:

❶ 戴上耳机,调暗灯光,坐在舒适的椅子上或躺下。孕晚期不能平躺,可以用垫子支撑住腰腹部或侧卧。

❷ 用一段时间,平静下来,脑子里什么都不想。

❸ 伸展脚趾,感受到牵拉力,然后慢慢放松,再摇几下。

❹ 用力绷紧双膝和大腿肌肉,保持几秒钟,然后再放松,让大腿向两侧摆动。

❺ 轻轻地适当绷紧腹肌,给胎儿一点儿紧缩力量,然后尽量放松,使胎儿活动空间加大。

❻ 握紧拳头,保持一小段时间,然后尽量放松手指。

❼ 尽量向上提肩,保持一小会儿后再放下,反复几次,使双肩得到放松和舒适。

❽ 深呼吸,体会身体放松的感觉,让胎儿在越来越拥挤的空间中得到更多的氧气。

9.准爸爸课堂

■ 不要总是走在妻子身后

出门时很多准爸爸会像往常一样,走在妻子的身后,很有"君子风度"。然而,大腹便便的妻子在人多的场合需要准爸爸的保护,走在来来往往的人群中时,准爸爸更多的时候应比妻子走得靠前一些,在前面侧身保护妻子不被迎面走来的人碰到。如果大家都向同一个方向走,准爸爸还是应走得稍后些,保证后面的人不会挤到孕妈妈。

■ 不要让空调温度过低

夏天天热,很多准爸爸贪凉,总喜欢按照自己对温度的感受设置温度,可这样做很不妥。如果将室内温度调得过低,和室外的温差太大,这种忽冷忽热的温度就会使抵抗力下降的孕妈妈很容易感冒。所以,准爸爸在这个夏天只好委屈一下了,最好把空调温度调到26℃以上。从空调房间出来到户外之前,最好能有个过渡,这对孕妈妈和胎宝宝才是最安全的。

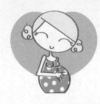

第30周：艰难时刻来临

1.孕妈妈和胎宝宝变化

孕妈妈的变化

子宫越来越大，子宫底的高度上升到肚脐到胸口之间，压迫胃和心脏，使胃和心脏不能很好地发挥各自的功能，于是，孕妈妈就会出现胸口发闷、胃部难受的症状，有时，就像食物堵在胸口一样。呼吸也会变得急促，就像在氧气不足的环境里一样。出现这种症状的原因是子宫太大压迫了横膈膜。要减轻呼吸急促的症状，站着或坐着的时候应该采用端正的姿势，以免压迫横膈膜。睡觉时最好在头部和肩膀部位垫枕头和软垫。

胎宝宝的发育

胎宝宝身长约44厘米，体重在1500克左右。头部还在增大，大脑发育非常迅速，大脑和神经系统已发达到了一定程度，一旦遇到强烈的声音刺激和震动，胎宝宝就会大惊失色，做出非常惊谔的样子，张开双臂好像要抓住什么。大多数胎宝宝此时对声音都有了反应，眼睛也可以自由开闭、能辨认和跟踪光源。胎宝宝的头部逐步下降，进入骨盆。

2.预防肝内胆汁淤积症

许多孕妇在妊娠中晚期，甚至孕早期就出现全身广泛性瘙痒，最典型是首发于手掌和脚掌，然后逐步延及小腿、大腿、上肢、后背、前胸及腹部，除了抓痕以外还伴有皮损，瘙痒程度各有不同，可从轻度偶然的瘙痒到严重的全身瘙痒，个别甚至无法入眠。在这种情况下，应考虑是否得了妊娠胆汁淤积症。它的临床表现以皮肤瘙痒为主，严重时出现黄疸，肝功能检查GPT升高，少数患者感到乏力、腹泻、腹胀。孕妇出现了这些警示信号，应该及时就诊，以免病情继续发展。

许多孕妇患了妊娠肝内胆汁淤积症，因临床症状比较轻，所以思想上不重视，虽然皮肤瘙痒，黄疸这些表现在分娩之后都会自然消失，肝功能也会恢复正常，但该病对胎儿有很大影响，可引起胎儿窒息、早产、死胎、孕妇产后大出血。据报道，在未发现此病以前，有很多不明原因早产、死胎，其实是因该病引起的，所以孕妇千万不能把它当做"胎气"，疏忽大意，一定要及时去医院诊治。

孕妇一旦患了妊娠肝内胆汁淤积症必须严密观察胎儿情况，勤数胎动，由家属听胎心，发现异常情况及时与医生联系，遵医嘱服用中西药，以确保宝宝安全度过难关。

3.孕晚期应避免性生活

孕晚期孕妇的腹部突然膨胀起来，腰痛，懒得动弹，性欲减退。此阶段胎儿生长迅速，子宫明显增大，对任何外来刺激都非常敏感。子宫在孕晚期容易收缩，因此要避免给予机械性的强烈刺激。夫妻间应尽可能停止性生活，以免发生意外。

尤其是临产前4周或前3周时必须禁止性交。因为这个时候胎儿已经成熟。为了迎接胎儿的出世，孕妇的子宫已经下降，子宫口逐渐张开。如果这时性交，孕妈妈极有可能发生严重感染，感染不但威胁着即将分娩的产妇安全，也影响着胎儿的安全，可使胎儿早产，而早产儿的抵抗力差，容易感染疾病。即使不早产，胎儿在子宫内也可能受到母亲感染疾病的影响，身心发育也会受到影响。

对于准爸爸来说，目前是应该忍耐的时期，只限于温柔地拥抱和亲吻，禁止具有强烈刺激的行为。

4.孕妇吃火锅注意事项

◇ 火锅太远勿强伸手

假如火锅的位置距自己太远，不要勉强伸手灼食物，以免加重腰背压力，导致腰背疲倦及酸痛，最好请准爸爸或朋友代劳。

◇ 加双筷子免沾菌

孕妈妈应尽量避免用同一双筷子取生食物及进食，这样容易将生食上沾染的细菌带进肚里，而造成泻肚及其他疾病。

◇ 自家火锅最卫生

孕妈妈喜爱吃火锅，最好自己在家准备，除汤底及材料应自己安排外，食物卫生也是最重要的。

◇ 食物要灼至熟透

切记，无论在酒楼或在家吃火锅时，任何食物一定要灼至熟透，才可进食。

◇ 降低食量助消化

怀孕期间可能会出现呕吐反胃现象，因此胃部的消化能力自然降低。吃火锅时，孕妈妈若胃口不佳，应减慢进食速度及减少进食分量，以免食后消化不了，以致身体不适。

◇ 吃火锅还必须讲顺序

涮火锅的顺序很有讲究，最好吃前先喝小半杯新鲜果汁，接着吃蔬菜，然后是肉类。这样，才可以合理利用食物的营养，减少胃肠负担，达到健康饮食的目的。

5.孕妈妈应多喝酸奶

许多孕妇都习惯早晚喝牛奶，这样对孕妇的身体很有益。然而，却很少有人知道孕妇喝酸奶的好处，其实，午饭之后孕妇喝上一杯酸奶，对其健康可以起到很好的作用。那么，具体孕妇喝酸奶的好处有哪些呢？我们不妨一起来了解一下。

专家指出酸奶中含有大量的乳酸、醋酸等有机酸，它们不仅赋予了酸奶清爽的酸味，还可以帮助它形成细嫩的凝乳，从而抑制有害微生物的繁殖，与此同时，使肠道的碱性降低，酸性增加，促进胃肠蠕动和消化液的分泌。

6.巩固胎教的效果

孕晚期，孕妈妈常常会感觉动作笨拙、行动不便，因此，许多孕妈妈会放弃孕晚期的胎教训练，这样不仅影响前期训练的效果，而且影响孕妈妈的身体与生产的准备。所以，孕晚期孕妈妈最好不要轻易放弃自己的运动以及对胎儿的胎教训练。因为，适当的运动可以给胎儿躯体和前庭感觉系统自然的刺激，可以促进胎儿的运动平衡功能。为了巩固胎儿在孕早期、孕中期对各种刺激已形成的条件反射，孕晚期更应坚持各项胎教训练。

此阶段，胎儿各器官、系统发育逐渐成熟，对外界的各种刺激反应更为积极，例如：当用光源经孕妇腹壁照射胎儿头部时，胎头可转向光照方向，并出现胎心率的改变，定时、定量的光照刺激是这个时期的一个胎教内容。

胎教的方法很多，从始至终坚持胎教对夫妇双方或孕妇都不是件容易的事情。但有理由相信，每位计划要小孩的夫妇，都会为了自己的孩子付出爱、耐心与时间，别人能做到的事情，你们也一定能做到。所以在妊娠的最后阶段孕妈妈和准爸爸一定要坚持做好最后的胎教。

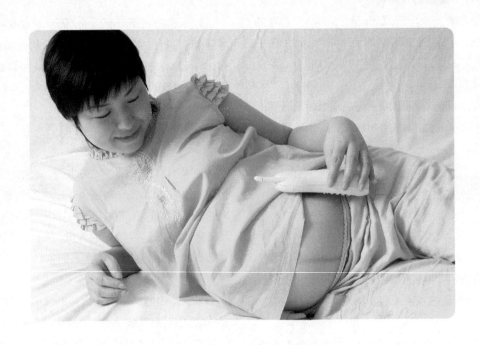

7.继续与胎儿对话

与胎儿对话,是训练听觉能力和建立母子(或父子)亲情最重要的手段。

孕晚期,不仅可以在前几个月的基础上继续有计划地进行对话,还可以结合实际生活出现的各种事情,不断扩大对话的内容和对话的范围。

可以把生活中的每个愉快的生活环节讲给孩子听,通过和胎儿共同生活、共同感受,使母子、父子间的纽带更牢固,并且为今后智力发展打下基础;使胎儿对孕妈妈、父亲和其他人有信赖感、安全感,生活适应能力强,容易感受到人世间的幸福。

针对分娩即将来临的特点,主动进行沟通。比如可以告诉胎儿:"我的小宝宝,不久以后你就要出来了,妈妈好盼望这一天。你一定很想和妈妈见面了,是吗?"或者夫妻一起对胎儿说"爸爸妈妈为迎接你的诞生,已经准备了整整10个月。外面的世界很美丽,你一定会喜欢的。"等等。通过对话,促进情感的建立和心灵的沟通。

8.准爸爸课堂

■ 睡觉时帮妻子翻身

对于孕晚期的孕妈妈来说,睡觉可不是件舒服的事。翻身变得越来越有难度,要么是身子先过去,再把肚子挪过去;要么是肚子先过去,身子再跟过去;甚至干脆翻不过去。这时,身边再有个只顾自己呼呼大睡,对妻子的困难一无所知的准爸爸,那份心情可想而知。

所以,这一时期的准爸爸就要牺牲一点自己的睡眠了,警醒一些,多留意身边的妻子,适时帮她翻个身,别让她在这些难受的状况下无法入眠。

■ 记得在妻子入睡时关灯

灯光刺激会严重抑制褪黑色素的分泌,打乱孕妈妈的生物钟,因此,准爸爸要记得在孕妈妈入睡时把卧室的灯关掉。为了方便孕妈妈起夜,准爸爸可以给孕妈妈打开一盏小夜灯。

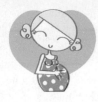

第31周：沉甸甸的幸福

1.孕妈妈和胎宝宝变化

孕妈妈的变化

在最后的几周中孕妈妈的体重可能会增加很多，这是因为这时候宝宝生长的速度很快。孕妈妈的子宫底高度上升到肚脐和胸口之间，压迫胃和心脏，由于胃和心脏不能很好地发挥各自的功能，孕妈妈会出现胸口发闷、胃部难受等症状。另外，孕妈妈可能会发现自己变得非常健忘。

胎宝宝的发育

胎宝宝身长45厘米左右，体重约1500~1800克。胎宝宝身体和四肢继续长大，直到和头部的比例相当。皮下脂肪更加丰富，皱纹减少，看起来更像一个初生的婴儿了。各个器官继续发育完善，这时胎儿的肺部和消化系统已基本发育完成，可以分泌消化液。味蕾更加发达。这时小家伙喝进去的羊水已经可以经过膀胱排泄在羊水中，这是在为出生后的小便功能进行锻炼。

2.及早纠正胎位不正

胎儿在子宫中正常的姿势是头位。这种姿势是使胎儿最大的头部先出来，其他的部位才容易出来。假如妊娠8个月以后仍为臀位，则应查清原因。如无其他原因，可在医生的指导下进行自我矫正。

◇ 胸膝卧位法

胸膝卧位法适用于30周后胎位仍为臀位或横位，无脐带绕颈。具体操作为：孕妈妈于饭前、进食后2小时或早晨起床及晚上睡前，先排空尿液，然后松解裤带，双膝稍分开(与肩同宽)平躺在床上，胸肩贴在床上，头歪向一侧，大腿与小腿呈直角，双手下垂于床两旁或者放在头两侧，形成头高臀低位，以使胎头顶到母体的横膈处，借重心的改变来使胎宝宝由臀位或横位转变为头位。每天做2~3次，每次10~15分钟，一周后进行胎位复查。每次矫正前后都应注意胎动和胎心变化，如发现异常，应及时去医院。

◇ 侧卧位法

侧卧位法适宜于横位和枕后位。具体做法为：侧卧时可同时向侧卧方向轻轻抚摸腹壁，每天做2次，每次10~15分钟。经过以上方法矫正仍不能转为头位，需由医生采取外倒转术。若至临产还不能正常就难以自然分娩，要提前住院，由医生选择恰当的分娩方式。

3.孕晚期"缓"运动

令人期待的时刻越来越近了。随着妊娠月份的增加，肚子逐渐突出，使身体的重心向前移，孕妈妈的背部及腰部的肌肉常处在紧张状态。此外，增大的子宫对腰部神经的压迫，也是造成腰背疼痛的原因。

这时候运动的目的是舒展和活动筋骨，以稍慢的体操为主。比如简单的伸展运动：坐在垫子上屈伸双腿；平躺下来，轻轻扭动骨盆等简单动作。这些运动能加强骨盆关节和腰部肌肉的柔软性，既能松弛骨盆和腰部关节，又可以使产道出口肌肉柔软，同时还能锻炼下腹部肌肉。每次做操时间在5～10分钟左右就可以了。

另外，产前做瑜伽对于分娩时调整呼吸很有帮助，而一些棋类活动能够起到安定心神的作用。

临近预产期的孕妈妈，体重增加，身体负担很重，这时候运动一定要注意安全，本着对分娩有利的原则，千万不能过于疲劳。在运动时，控制运动强度很重要：脉搏不要超过140次/分，体温不要超过38℃，时间以30～40分钟为宜。不要久站久坐或长时间走路。

4.帮助孕妈妈顺产的运动

担心"顺产不顺"是多数孕妈妈不肯自然分娩的原因。所以，学会一些有利自然分娩的锻炼方法，就能帮助她们打消顾虑。在此提供了4种方法以供孕妈妈练习。

◇ 普拉提式的侧腔呼吸

吸气时尽量让肋骨感觉向两侧扩张，吐气时则要让肚脐向背部靠拢。

这种呼吸方法可以使身体深层的肌肉都获得锻炼，有助于加强腹肌和骨盆底部的收缩功能，对孕妇的自然生产很有帮助。此外，对肺活量的锻炼，也能让她们在生产时呼吸得更加均匀平稳。

◇ 力量型训练，如蹲举

随着孕妇体重的不断增加，她们的膝盖会承受越来越大的压力，这就需要做些蹲举运动了。它不但可以锻炼腿部耐力，还可增强呼吸功能及大腿、臀部、腹部收缩功能。

运动时，双手自然下垂，两脚与肩同宽，脚尖正对前方，然后吸气往下蹲，蹲到大腿与地面呈水平，吐气站立。下蹲时，应注意膝盖不能超过脚尖，鼻尖不能超过膝盖。每个动作重复12～15次，一周3～4次。

◇ 举哑铃、杠铃

可选择一些小重量的哑铃和杠铃，一边双臂托举，一边配合均匀呼吸。这样不但可以锻炼手臂耐力，加强身体控制，还可以增强腹肌收缩功能和腰部肌肉的柔软性。

◇ 坐姿划船及坐姿拉背

坐姿划船：平坐在椅子上，双手向后拉固定在前方的橡皮筋，来回水平运动。

坐姿拉背：平坐在椅子上，双手向下拉固定在头顶的橡皮筋。每个动作重复15次左右，每周3～4次。

此运动可有效增强臂力及背部肌肉力量，孕妇生产时臂肌和背肌能够均匀用力，有助顺产。

需要注意的是，孕期最好不要做俯卧或仰卧运动，采取坐姿或侧卧较好。此外，在怀孕3个月内和7个月后，若有流产经历、怀有多胞胎、怀孕期间有不明原因流血现象、患有妊娠高血压的孕妇，都不宜做运动。

5.妊娠后半期补足蛋白质

孕期蛋白质的贮存量随着孕周的增长而逐渐增加，在孕1月时每日仅贮存0.6克，至妊娠后半期每日需贮存6~8克，以满足胎儿组织合成和快速生长的需要。

妊娠后半期蛋白质的补充要更充足，不仅胎儿生长需要蛋白质，而且孕妇本身也需要一定数量的蛋白质供给子宫、增大的乳房以及胎盘、羊水和血容量增加的需要。整个妊娠期母体增加蛋白质贮存约910克，其中约500克由胎儿积累，60克存于胎盘，其余部分存于母体非脂肪组织。如果孕妈妈蛋白质不足，不但会导致胎儿发育迟缓，而且容易引起流产或者发育不良，造成先天性疾病和畸形，同时产后母体也不容易恢复。实验结果表明，如果孕妈妈孕期缺乏蛋白质，新生儿体重、肝脏和肾脏重量就会降低，有的肾小球发育不良，结缔组织增多，肾功能出现不良。

我国营养学会建议，孕妇每日应较非孕妇增加蛋白质摄入量为：孕中期增加15克，孕晚期增加20克。以轻体力劳动的妇女为例，每日膳食蛋白质推荐摄入量为65克，怀孕后则孕中期应增至每日80克，孕晚期应达到每日85克。除数量保证外，其中动物性食品及豆类等优质蛋白质应至少占1/3以上，以提高摄入蛋白质的营养价值。

富含蛋白质的食物有牛肉、猪肉、鸡肉、鲤鱼、肝类、蛋、牛奶乳酪等，豆腐、黄豆粉、百叶、炒花生仁、绿豆、赤小豆、紫菜等植物性食物含蛋白质也较丰富。如果孕妈妈能把以上的动物、植物食品结合食用，将是极好的蛋白质补充方法。

6.胎宝宝进行宫内训练

孕妈妈在妊娠中晚期应定期给胎宝宝进行宫内训练，抚触胎宝宝，轻轻推着胎宝宝转动，人为地使胎宝宝在宫内移动，这样可有利于胎宝宝寻找平衡的感觉，很好地促进胎宝宝脑部的发育，使其更聪明，长大以后对旋转的适应能力更强。这是因为人的前庭系统位于脑干中央，并与内耳紧密相连。胎儿期最早发育的脑神经系统是听觉系统，而前庭系统早在妊娠第16周就开始活动了。

胎教时有规律地缓慢转动胎宝宝，使其耳朵半规管里的液体保持流动，促进其听觉系统发育。转动还刺激了胎宝宝前庭系统的平衡与协调功能，同时也刺激了大脑的发育，使大脑产生更多的树突和联结。经过这种刺激胎教训练的胎宝宝，出生后使其学站，学走都会快些，且身体健壮、手脚灵敏。胎宝宝在出生时大多灵敏，啼哭不多。与未经训练的同龄婴儿比，显得更活泼可爱。

7.和胎宝宝一起做"胎教操"

从怀孕第9周起，小家伙就开始活动了，小至吞咽、眯眼、咂拇指、握拳头，大至伸展四肢、转身、翻筋头，都可以做到。孕妈妈和准爸爸可以通过动作和声音，与胎宝宝沟通信息，这样做，他会有一种安全感，感到舒服和愉快。出生后也愿意同周围的人交流。在母腹中进行体操锻炼，小宝宝的肌肉活动力增强，出生后翻身、抓、握、爬、坐等各种动作的发展，都比没有进行过体操锻炼的要早一些。

你可以每天在固定的时间给小宝宝一个信号：宝宝，快来和妈妈一起做操。

躺在床上，全身尽量放松。在腹部松驰的情况下用双手捧住胎儿，轻轻抚触，然后用一个手指轻轻一压再放松。这时胎儿便会作出一些反应。如果此时胎儿不高兴，就会用力挣脱，或者蹬腿反对，你就要停止。在刚开始的时候，胎儿只作出响应，过几个星期后，胎儿对孕妈妈的手法熟悉了，一接触妈妈的手就会主动要求"玩耍"。

胎儿6、7个月时，孕妈妈可以感觉出他的形体，这时就可以轻轻地推着胎儿在腹中"散步"了。8个月时，孕妈妈可以分辨出胎儿的头和背了。胎儿如果"发脾气"用力顿足，或者"撒娇"身体来回扭动时，孕妈妈可以用爱抚的动作来安慰胎儿，而胎儿过一会儿也会以轻轻地蠕动来感谢孕妈妈的关心的。

如果能够和着轻快的乐曲同胎儿交谈，与胎儿"玩耍"，效果会更好。

叫宝宝做操比较理想的时间是在傍晚胎动频繁时，也可以在夜晚10点左右。但不要太晚，要是他兴奋起来，手舞足蹈，你还怎么睡。你也不希望小宝宝一生下来就黑白颠倒吧。

8.准爸爸课堂

■ 享受和妻子一起的乐趣

孕期准爸爸可以帮孕妈妈做她做不了的事情：搬重物，组装家具，爬到高处放东西等等，当然，也可以和她一起完成她能做的事情。比如，你们可以一起去挑选最合适的摇篮，在宝宝房间贴上最可爱的墙纸，一起讨论哪种奶瓶最实用。还有，不要错过共同享受互相陪伴的乐趣，和互相依偎的安静时光，要知道这样的宁静很快就要过去了，是人生中难得的回忆。

■ 和妻子一起挑选尿布

宝宝很快就要出生了，准爸爸应该和妻子一起挑选尿布。常用的尿布一般包括纸尿裤和普通尿布，前者价格相对较贵，后者需要经常换洗，比较麻烦。准爸爸应根据实际情况确定选购合适的尿布。

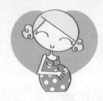

第32周：关注胎儿异常情况

1.孕妈妈和胎宝宝变化

■ 孕妈妈的变化

本周，孕妈妈的胸部疼痛加剧，呼吸更加费力，当胎儿下降到骨盆之后，症状会有所减轻。随着胎儿的快速成长，孕妈妈的体重继续增加，子宫的顶端已上升到最高点，到达肚脐以上12厘米处，孕妈妈腹中几乎没有多余的空间。这时，孕妈妈的体重每星期增加0.5千克左右。

■ 胎宝宝的发育

胎宝宝身长约46厘米，体重1800~2000克左右。皮肤淡红并日益光滑起来，但皮肤皱折仍然很多，看起来像个小老头。胎动次数减少、动作也减弱，再也不会像原来那样在你的肚子里翻筋斗了，但只要你还能感觉得到小家伙在蠕动，就说明一切正常。

2.警惕孕晚期腹痛

孕晚期随着胎宝宝不断长大，孕妈妈的腹部以及全身负担也逐渐增加，再加之接近临产，出现腹痛的次数会比孕中期明显增加。

◇ 生理性腹痛

子宫增大压迫肋骨 随着胎宝宝长大，孕妈妈的子宫也在逐渐增大。增大的子宫不断刺激肋骨下缘，可引起孕妈妈肋骨钝痛。一般来讲

这属于生理性的，不需要特殊治疗，左侧卧位有利于缓解疼痛。

胎动 胎动于28~32周间最显著。在20周时，每日平均胎动的次数为200次，在32周时则增加为375次，每日的胎动次数可能介于100~700次之间。自32周之后，胎宝宝逐渐占据子宫的空间，他的活动空间也将越变越小，但是他偶尔还是会用力地踢你。当他的头部撞在你骨盆底的肌肉时，你会突然觉得被重重一击。

◇ 病理性腹痛

胎盘早剥 胎盘早剥多发生在孕晚期，发生率为0.5%~1%，一般较易发于有高血压、多胞胎、子宫肌瘤和抽烟的孕妈妈身上，胎盘剥离所产生的痛，通常是剧烈的撕裂痛，多伴有阴道流血。所以在孕晚期，患有高血压的孕妈妈或腹部受到外伤时，应及时到医院就诊，以防出现意外。

子宫先兆破裂 子宫破裂常发生于瞬间，当产妇感觉下腹持续剧痛，极度不安，面色潮红，呼吸急促，此时为先兆子宫破裂；子宫破裂瞬间有撕裂样剧痛，破裂后子宫收缩停止，疼痛可缓解，随着血液、羊水、胎宝宝进入腹腔，腹痛又呈持续性加重，孕妈妈呼吸急促，面色苍白，脉搏弱，血压下降，陷于休克状态。出现持续腹痛或者剧烈腹痛，务必立即上医院。

子宫的扭转 在妊娠晚期，多在活动中有突发性下腹部剧烈疼痛，疼痛多为持续性，可遍及全腹部，与卵巢瘤蒂扭转的临床症状很相似。遇到突发性腹部疼痛，要及时就医。

3.孕妈妈谨防早产

怀孕满28周但不足37周的分娩叫早产。早产儿的存活率低，即使成活，也容易发生各种疾病，其后天的体质、智力等一般情况下都比不上足月儿。

◇ 诱发早产的原因

❶ 孕妈妈的年龄太小(小于20岁)或太大(大于35岁)。

❷ 有反复流产、人工流产、流产或引产后不足1年再次怀孕的孕妈妈。

❸ 双胎或多胎妊娠、胎位不正、胎儿畸形、前置胎盘等。

❹ 孕妈妈子宫异常，如子宫畸形、子宫颈松弛、子宫肌瘤等。

❺ 妊娠合并急性传染病或某些内、外科疾病，如风疹、急性肝炎、心脏病、妊娠糖尿病、妊娠高血压等。

❻ 过度劳累、孕晚期频繁性生活、过度吸烟酗酒、严重营养不良等生活环境因素。

◇ 预防早产好习惯

❶ 早进行产前检查，找出自己的危险因子，评估营养、身心及过去的生产史。

❷ 补充钙、镁、维生素C、维生素E等营养素。深海鱼油中含有亚油酸，可以调节免疫功能，预防早产，同时还能大大降低新生儿将来患多动儿症的几率。

❸ 充分休息，减少压力。

❹ 如出现下腹不适、分泌物大量增加、膀胱不适、尿频及阴道点状出血或出血等症状，应尽早就医。

❺ 注意宫缩情况，如果出现不规则收缩增加或疼痛逐渐规则的情形，就应就医。

❻ 若患有生殖道感染疾病，应该及时请医生诊治。

❼ 孕晚期最好不要进行长途旅行，避免路途颠簸劳累。

❽ 不要到人多拥挤的地方去，以免碰到腹部。

❾ 走路时，特别是上、下台阶时，一定要注意一步一步地走稳。

❿ 不要长时间持续站立或下蹲。

⓫ 在孕晚期，须禁止性生活。

⓬ 怀孕期间，孕妇要注意改善生活环境，减轻劳动强度，增加休息时间。

⓭ 孕妈妈心理压力越大，早产发生率越高，特别是紧张、焦虑和抑郁与早产关系密切。因此，孕妈妈要保持心境平和，消除紧张情绪，避免不良精神刺激。

⓮ 要摄取合理充分的营养。

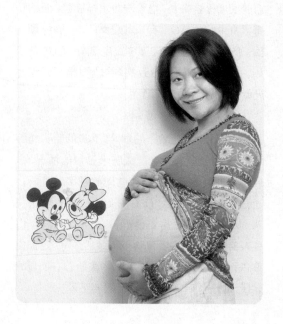

⑮ 孕晚期应多卧床休息，并采取左侧卧位，减少宫腔向宫颈口的压力。

4.脐带绕颈不可怕

胎宝宝的健康平安是孕妈妈最大的期盼，但是像脐带绕颈、脐带扭转等意外事故，事前毫无征兆，孕妈妈应该对这样的情况有所了解，以便早发现早治疗。

◇ 关于脐带绕颈

脐带连接子宫的胎盘和胎宝宝的肚脐，脐带是母体供应胎宝宝氧气与营养成分以及胎宝宝排除代谢废物的专用通道，也可以说是胎宝宝赖以生长发育和维系生存的生命线。一旦脐带血流遭到外力阻碍，直接危及胎宝宝的健康，轻微阻碍者只是产生短暂的缺氧现象，持续严重阻碍者将导致胎宝宝窘迫甚至胎死腹中。

脐带绕颈是胎儿较常见的情况，脐带内的血管长度比脐带长，血管卷曲呈螺旋状，而且脐带本身由胶质包裹，有一定的弹性，一般绕颈一圈，脐带有一定长度，多不发生意外。而绕颈多周，由于胎动牵拉，导致绕颈过紧，也可引起胎儿缺氧，甚至死亡。

◇ 临产时脐带绕颈

在临产时，随着宫缩加紧，下降的胎头将缠绕的脐带拉紧时，才会造成脐带过短的情况，以致不能顺利分娩。这时缠绕周数越多越危险。通过B超检查可在产前看到胎儿是否有脐带绕颈。因此，这时更需要勤听胎心，注意胎动，以便及时采取措施。发现脐带绕颈后，不一定都需要进行剖宫产，只有胎头不下降或胎心有明显异常(胎儿窘迫)时，才考虑是否需要手术。

5.缓解孕期不适的食物

◇ 富含维生素C果蔬——预防先兆子痫

先兆子痫是孕晚期容易发生的一种严重并发症，影响孕妇和胎儿的安危。有关专家对数百名先兆子痫及健康孕妇的饮食进行调查时发现，每天从食物中摄取维生素C较少的孕妇，血液中的维生素C水平也较低，她们发生先兆子痫的几率是健康孕妇的2～4倍。因此，专家建议孕期应注意摄取富含维生素C的新鲜蔬菜和水果，每天的摄取量最好不低于85毫克。

◇ 蜂蜜——促进睡眠并预防便秘

在天然食品中，大脑神经元所需要的能量在蜂蜜中含量最高。如果孕妇在睡前饮上一杯蜂蜜水，所具有的安神的功效可缓解多梦易醒、睡眠不香等不适，可改善睡眠质量。另外，孕妇每天上下午饮水时，如果在水中放入数滴蜂蜜，可缓下通便，有效地预防便秘及痔疮。

◇ 冬瓜——帮助消除下肢水肿

怀孕晚期孕妇由于下腔静脉受压，血液回流受阻，足踝部常出现体位性水肿，但一般经过休息就会消失。如果休息后水肿仍不消失或水肿较重又无其他异常时，称为妊娠水肿。冬瓜性寒味甘，水分丰富，可以止渴利尿。如果和鲤鱼一起熬汤，可使孕妇的下肢水肿有所减轻。

◇ 南瓜——防治妊娠水肿和高血压

南瓜的营养极为丰富。孕妇食用南瓜，不仅能促进胎儿的脑细胞发育，增强其活力，还可防治妊娠水肿、高血压等孕期并发症，促进血凝及预防产后出血。取南瓜500克、粳米60克，煮成南瓜粥，可促进肝肾细胞再生，同时对早孕反应后恢复食欲及体力有促进作用。

◇芹菜——防治妊娠高血压

芹菜中富含芫荽甙、胡萝卜素、维生素C、烟酸及甘露醇等营养素，特别是叶子中的某些营养素要比芹菜茎更为丰富，具有清热凉血、醒脑利尿、镇静降压的作用。孕晚期经常食用，可以帮助孕妇降低血压，对缺铁性贫血以及由妊娠高血压综合征引起先兆子痫等并发症，也有防治作用。

◇黄鳝——防治妊娠高血压和糖尿病

每100克鳝鱼肉中含蛋白质18.8克、脂肪0.9克、磷150毫克、钙380毫克、铁16毫克、维生素A428国际单位，还含有黄鳝素A、黄鳝素B及硫胺素等。鳝鱼是一种高蛋白、低脂肪的食品，能够补中益气，治虚疗损，是身体羸弱、营养不良者的理想滋补品。孕妇常吃黄鳝可以防治妊娠期高血压病和糖尿病。要注意的是黄鳝一旦死亡，体内细菌大量繁殖并产生毒素，故以食用鲜活黄鳝为佳。

6.吃水果不宜过量

荔枝 孕妇体质一般偏热，阴血往往不足。此时，一些热性的水果如荔枝等应适量食用，否则容易产生便秘、口舌生疮等上火症状，尤其是有先兆流产的孕妇更应谨慎，因为热性水果更易引起胎动不安。

西瓜 每天吃水果不宜超过250g，适量吃西瓜可以利尿，但吃太多容易造成孕妇脱水。胎动不安和胎漏下血(有早产症状者)要忌吃。而且西瓜含糖量较高，吃多了易造成妊娠糖尿病。

柑橘 柑橘好吃，不可多食。因为柑橘性温味甘，补阳益气，过量反于身体无补，容易引起燥热而使人上火，发生口腔炎、牙周炎、咽喉炎等。孕妇每天吃柑橘不应超过3只，总重量在250克以内。

柿子 柿子虽然有很好的营养及医疗作用，但柿子有涩味，吃多了会感到口涩舌麻，收敛作用很强，引起大便干燥。遇酸可以凝集成块，与蛋白质结合后产生沉淀。所以孕妇可以吃柿子但是不可以多吃。

猕猴桃 猕猴桃营养丰富，也好吃，但并非人人皆宜。由于猕猴桃性寒，故脾胃虚寒者应慎食，经常性腹泻和尿频者不宜食用。食用时间以饭后1~3个小时较为合适不宜空腹吃。有先兆流产现象的孕妈妈千万别吃猕猴桃。

菠萝、香蕉、玫瑰香葡萄、石榴和杏 菠萝、香蕉、玫瑰香葡萄等水果含糖量都较高，肥胖、有糖尿病家族史的孕妇也应少吃为妙，以免摄入过多糖分。如果孕妇贫血还应该少吃石榴和杏。

孕妈妈应首选糖含量相对较低的水果，如苹果、梨、橘子、桃、葡萄等，每天吃水果也别超过500克，而妊娠期糖代谢异常或是妊娠糖尿病患者则要减半，最好等血糖控制平稳后再吃水果。另外，如果喜欢吃香蕉、菠萝、荔枝、柿子之类含糖量较高的水果，就一定要减量。吃水果的时机最好选在两餐之间，这样既不会使血糖太高，又能防止低血糖的发生。

7.消除烦闷情绪的方法

很多孕妈妈在孕期常自诉心情烦闷，情绪不畅，这其实是一种精神上的不适，孕妈妈对此要提高警惕，因为不良情绪会伤害到胎宝宝。

消除烦闷情绪的有效办法是合理安排日常生活，坚持有规律和劳逸结合的生活，制定一个作息时间表，并坚持执行。

孕妈妈每天早晚可到户外散步10~20分钟。同时还要特别注重心理卫生，适当参加一些有益身心的娱乐活动，应该有一两种业余爱好，与书、琴、诗、画、花卉、交朋友，使8小时工作之外的生活过得丰富多彩。另外，孕妈妈在身体情况允许的情况下还可以做一些有意义的公益活动，如到养老院探望老人、到孤儿院慰问儿童，这些都是很好的胎教教材，不但丰富了孕妈妈的日常生活，还缓解了不良情绪。

除此之外，准爸爸对孕妈妈的不良情绪也不能袖手旁观，应亲切、细心地照料孕妈妈，要为她的精神生活创造有利条件，并经常与孕妈妈谈心、交流感情，帮助她保持心理平衡和情绪稳定。

8.倾诉可排解不良情绪

对于孕妈妈来说，其精神状态和心理情绪不好，不仅对自己的身体有害，而且影响胎儿的健康发育，因此，孕妈妈应学会通过各种途径来排除不良情绪。

孕妈妈可以通过诉说的方式，来排解内心焦虑与急躁的情绪，诉说也是一种很好的宣泄渠道，是调节心理情绪的一种好方法。

当然，孕妈妈倾诉心中的担忧、顾虑，进行心理调整，则需要家人耐心地"洗耳恭听"，来配合默契地做好心理因素调整。

一旦孕妈妈把心里憋着的话全都倾诉出来，精神状态就能够有所放松，至少，能改善失眠或晚上睡不踏实的情况。与其让自己的心里憋着、闷着，把自己弄得整天心神不宁、坐卧不安、吃不下、睡不着地难受，不如找到父母、家人或者闺密好友，干干脆脆地全部倾诉出来。一旦说出来，就会发现自己的思想负担减轻了，情绪也改善了。困扰自己睡不好觉的心理暗结，会通过倾诉而淡化掉，生理上的不适感也不至于那么难以忍受了。

9.准爸爸课堂

■ 藏起你的焦虑情绪

孕妈妈着急分娩，害怕分娩，而作为准爸爸，其心里也不会轻松。但准爸爸应该记住，把你的焦虑心情藏起来。要知道，此时，你是孕妈妈唯一的依靠，如果你自乱阵脚，孕妈妈也会更紧张。所以，准爸爸们应该勇敢些，做好妻子的工作，每日与妻子共同完成胎教的内容，并对妻子进行多方面照料，体贴入微，陪妻子一起愉快地度过分娩的时光。

■ 帮助妻子与朋友相聚

如果妻子是那种羞于到公共场所，不愿拜访别人的人，那么准爸爸可以时常邀请一些亲朋好友到家中小聚。热闹的气氛，开心的畅谈，有利于孕妇情绪的调节，也有利于胎儿的发育。

九、怀孕第9个月

◎本月要事提醒

1.不要单独外出。若必须外出，则务必交代行踪及联络事宜。

2.备妥住院生产所需用物，最好是装放在一方便取用的背包内，以便随时紧急使用(背包内用物建议携带洗脸毛巾一条、洗澡毛巾一条、牙刷、牙膏、洗脸清洁剂、肥皂、保养品、换洗内衣裤3～5套、轻便休闲服2～3套、饮水杯、卫生纸、产垫、筷子、汤匙等进食用具)。

3.备妥住院生产所需重要证件，如健保卡、夫妻二人的身份证、孕妇健康手册、医院挂号证等。

4.若发生不正常的出血或早期破水，应马上前往医院待产，切不可拖延时间。

5.饮食宜多吃蔬菜、水果、低盐及高蛋白食物。

6.每天至少散步20～30分钟。有助于产程的顺利进行。

7.每周使用深层洗发精清洁并保持发型。

8.服装布料选择不容易产生皱折的质料。

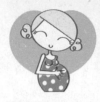

第33周：谨防产前异常情况

1.孕妈妈和胎宝宝变化

■ 孕妈妈的变化

9个月的时候，宫底已升至心窝正下方，子宫高约28~30厘米，胃和心脏受压迫感更为明显。孕妈妈有时感到气喘、呼吸困难，胃饱感。由于子宫压迫膀胱，排尿次数增加，尿频明显。有的人会感到有时有轻度子宫收缩。这些都是正常的生理过程。如果这是第一个宝宝，他可能转为头朝下的姿势，为出生做好准备。一旦宝宝的头朝下，孕妈妈的呼吸会容易些，消化不良的症状也会得到改善。

■ 胎宝宝的发育

胎宝宝身长约47厘米，体重2000~2250克左右。呼吸系统、消化系统发育已近成熟。对于初产妇，这时候胎宝宝的头部已经降入你骨盆，紧紧的压在子宫颈上；而对于经产妇，胎宝宝入盆的时间会较晚些。随着胎儿皮下脂肪的快速积累，他（她）的皮肤已经开始变得富有光泽，不再像个皱巴巴的小老头了。

2.孕晚期胎盘早剥

胎盘早期剥离（胎盘早剥）是指附着于正常位置的胎盘在胎儿娩出之前从子宫壁剥离。虽然该病的发病率并不是很高，但却是孕晚期的一种严重并发症，应引起孕妈妈的注意。

◇ 胎盘早剥的严重程度

如果剥离严重，大部分胎盘剥离，胎儿就不能得到足够的氧，面临着生命危险。如果只有一小部分的胎盘剥离，危险就会大大地减少。

如果剥离小，正常的做法是卧床休息直到流血停止，在剩余的时间里必须接受密切的监控。根据分离的严重程度，症状也不同，包括：①阴道流血。②腹痛。③贫血及休克。

◇ 具有高危因素者应高度警惕

对于有重度妊娠高血压综合征、慢性高血压、慢性肾炎的孕妇，如果出现上述表现，应特别引起重视。有腹部受撞、摔倒等外伤时，出现腹痛及阴道流血时，也要小心胎盘早剥的可能性。凡出现可疑情况，应及时去医院检查。

诊断本病最直接有效的办法是超声波检查。在超声波下，如果见到子宫壁与胎盘之间有异常的占位性液性暗区，可确诊为胎盘早剥。

◇ 确诊后应及早终止妊娠

胎盘早剥一经确诊，应及早终止妊娠。选择经阴道分娩或是剖宫产，一般应由医生根据患者的病情、产道情况及胎儿情况来决定。

3.前置胎盘的危害

正常妊娠时，胎盘附着于子宫体的前壁、后壁和侧壁。如果胎盘部分或全部附着于子宫下段或附着在子宫颈内口上，我们称之为前置胎盘。那么前置胎盘对母儿有哪些危害呢？

◇ 阴道出血

此种出血往往发生于不自觉中。有时孕妇半夜醒来，突然发现自己阴道有出血。阴道出血发生时间的早晚，发作次数及出血量的多少，与前置胎盘的种类有很大关系。完全性前置胎盘初次出血的时间较早，约在妊娠28周左右。出血次数较频，量较多，往往一次大量出血就可使病人进入休克状态；低置性前置胎盘初次出血多发生在妊娠37～40周或分娩开始时，量也较少；部分性前置胎盘初次出血的时间和出血量界于前二者之间。

◇ 早产和难产

完全性前置胎盘若一次出血量较多，且反复发作，治疗无效，往往造成早产，因胎盘附着位置低，阻碍胎儿先露部下降进入骨盆，故常导致胎头高浮和胎位异常，如臀位、横位等，从而造成难产。

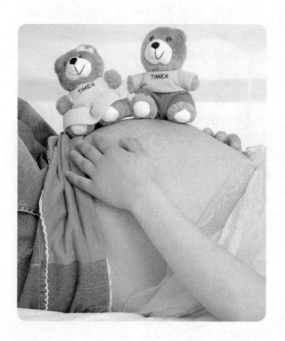

◇ 产后出血

分娩时由于子宫下段收缩力较差，附着于此处的胎盘不易剥离，剥离后血窦往往不易闭合，故常发生产后出血。同时胎盘附着处的子宫颈或子宫下段血管丰富、组织脆弱。在进行阴道操作时容易发生撕裂，也是导致出血的原因。

◇ 贫血和产褥感染

由于妊娠期多次阴道出血，产妇往往出现贫血。机体抵抗力降低。胎盘的剥离面离阴道较近，开放的血窦可成为细菌进入体内的门户，凝固的血液又可以助长细菌的滋生，加之分娩时常需要手术操作，所以产后易发生产褥感染。

◇ 羊水栓塞

前置胎盘时，胎膜破裂，羊水由血窦进入血液循环而发生羊水栓塞。这种情况虽然少见，但危害性较大，可以危及产妇的生命。

4.需要提前入院的情况

经系统产前检查，若发现孕妇有下列情况，就应按医生建议提前入院待产，以防发生意外。

❶ 如果孕妇患有内科疾病，如心脏病、肺结核、高血压、重度贫血等，应提前住院，由医生周密监护，及时掌握病情，及时进行处理。

❷ 经医生检查确定骨盆及软产道有明显异常者，不能经阴道分娩，应适时入院，进行剖宫产。如果孕妇患有中重度妊娠高血压病，或突然出现头痛、眼花、恶心、呕吐、胸闷或抽搐，应立即住院，以控制病情的恶化，待病情稳定后适时分娩。

❸ 如果胎位不正，如臀位、横位等，或属于多胎妊娠，就需随时做好剖宫产准备。

④ 有急产史的经产妇应提前入院，以防再次出现急产。

⑤ 前置胎盘或过期妊娠者应提前入院待产，加强监护。

⑥ 临近预产期。如果平时月经正常的话，基本是预产期前后分娩。所以，临近预产期时就要准备住院。

⑦ 高危孕妇应早些入院，以便医生检查和采取措施。

5.孕9月营养要点

① 孕晚期逐渐增大的胎宝宝给妈妈带来负担，妈妈很容易发生便秘。妈妈应该注意摄取足够量的膳食纤维，以保证肠道蠕动。全麦面包、芹菜、胡萝卜、白薯、土豆、豆芽、菜花等，各种新鲜蔬菜水果中都含有丰富的膳食纤维。妈妈还应该适当进行户外运动，并养成每日定时排便的习惯。

② 孕妈妈要多吃粗制谷物、豆类食品来补充维生素B_1，若维生素B_1补充不足，易引起呕吐、倦怠，还可能影响分娩时子宫收缩，使产程延长，分娩困难。还要注意适量摄入动物肝脏及绿叶蔬菜等，补充维生素K。如果缺乏维生素K，会造成新生儿出生时或满月前后出现颅内出血。

③ 孕妈妈要保证每天75～100克蛋白质的摄入量。可以多吃一些海产品，比如味道鲜美的干贝，营养丰富，可食部分每100克含蛋白质63.7克，比鸡蛋高3.2倍，还含有脂肪、糖类、钙、磷、铁等营养元素。与鸡肉、蛋类一起烹调食用，能更好地发挥补益作用。

④ 这个月胎宝宝的肝脏以每天5毫克的速度储存铁，直到储存量达到240毫克。如果此时

铁摄入不足，可影响胎儿体内铁的存储，出生后易患缺铁性贫血，动物肝脏、绿叶蔬菜是最佳的铁质来源。

⑤ 孕妈妈要保证每天60克脂肪的摄入量，来补充足够的体力。可以适量食用一些南瓜、红薯、土豆、藕来代替米面等作为主食，它们不仅含淀粉、糖，还含有纤维素和一些微量元素，可提供更全面的营养，而且热量较低。

⑥ 玉米很适合孕晚期的孕妈妈食用。因为玉米是低热高营养食物，每100克含热量196千卡，而粗纤维却比精米、精面高4～10倍。还含有大量镁，可加强肠壁蠕动，促进机体废物的排泄，有利尿、降脂、降压、降糖作用。

6.孕9月营养食谱

◇ 银耳老鸽汤

原料 老鸽1只(约500克)，干银耳50克，枸杞10粒，姜两片。

调料 食盐适量。

做法

(1)银耳放入水中浸软，去蒂，洗净沥干待用；枸杞泡软，洗净待用。

(2)鸽子洗净焯水，再洗净，切大件待用。

(3)烧开适量清水，放入鸽肉，枸杞和姜片，用中火煲约1小时到材料熟，加入银耳，再煲30～40分钟至汤浓，加入食盐调味后即可盛出食用。

功效 可以补血、安神。

◇ 健康牛肉烩

原料 西兰花50克、黑木耳50克、瘦牛肉(牛里脊)150克、洋葱(少量)。

调料 红酒、红糖、酱油、鸡精、食盐、黑胡椒各适量。

做法

(1)牛肉切小片用红酒、红糖、酱油、鸡精、少量盐和黑胡椒腌30分钟。

(2)用少量山茶油和洋葱呛锅(热锅凉油),放入牛肉、西兰花。

(3)待牛肉变色,加入适量腌牛肉的调料,翻炒均匀即可出锅。

功效 西兰花中维生素A和β-胡萝卜素的含量是所有蔬菜之首。

◇ 木耳炒茭白

原料 茭白250克、水发木耳100克。

调料 盐3克、胡椒粉各1克、鲜汤20克、淀粉10克、泡辣椒碎5克、蒜片、姜片各10克、葱花15克。

做法

(1)茭白洗净,切成长4厘米的薄片;木耳洗净。

(2)将盐、胡椒粉、鲜汤、淀粉对成咸鲜芡汁;泡辣椒、葱分别切成马耳朵形。

(3)锅置火上,放油烧热,下泡辣椒碎、姜片、蒜片炒香,再放入茭白片、木耳至断生,放入葱花及咸鲜芡汁,待材料成熟收汁后,出锅装盘即成。

功效 木耳是补血、降压佳品,尤其适宜血压偏高的孕妇食用。

◇ 葱香鱼片

原料 草鱼1条。

调料 葱花,姜末,蒜末,盐,料酒、水淀粉,蛋清,花生油,老抽,醋,白糖各适量。

做法

(1)将草鱼去鳞洗净。

(2)鱼肉切片,放入葱花,姜末,蒜末,盐,料酒等调味料,用水淀粉,蛋清挂糊,热花生油炸熟。

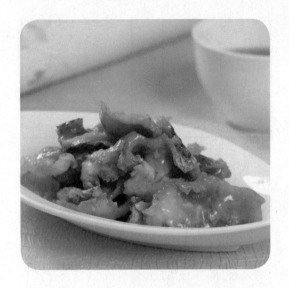

(3)把盐、老抽、料酒、醋、白糖等倒入锅中,加水淀粉勾芡。

(4)将炸好的鱼倒入,推匀即可。

功效 含蛋白质、钙、磷等,易于消化吸收。具有暖胃和中,平降肝阳的功效。

7.用彩色卡片进行胎教

孕妈妈可利用彩色卡片引导胎宝宝学习数字、文字、图形等等。孕妈妈通过深刻的视觉印象将卡片上描述的图象,形状与颜色传递给胎宝宝。

◇ 制作彩色卡片

准备一张浅色的纸,以纯白色、淡黄、淡粉、淡蓝等为宜,尺寸约42厘米见方;准备一支写字的笔,可以深色的,也可以是彩色等,然后用笔在纸上写上数字、文字或画上图形等,这样可以让写上去的字显得清晰,能让孕妈妈在胎教过程中强化意念和集中注意力,并促进孕妈妈获得明确的视觉感。

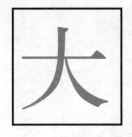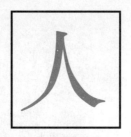

◇ 利用卡片教宝宝

如教"大"这个汉字时，要一边反复地发好这个音，一边用手指写它的笔画。这时最重要的是能通过视觉将"大"的形状和颜色深深地印在脑海里。因为这样一来你发出"大"这一汉字信息，就会以最佳状态传递给胎儿，从而有利于胎儿用脑去理解并记住它。和教"大"一样，孕妈妈可以用同样的方法教胎宝宝学习数字，认识图形。

在教胎儿学习的时候，孕妈妈要用真挚的感情和耐心，切忌急躁、敷衍了事。

8.给胎宝宝讲述生活点滴

孕妈妈可以对腹中的宝宝讲述一天的生活，从早晨醒来到晚上睡觉，自己和家人做了什么，想了些什么，都讲给宝宝听。这既是语言胎教的常识内容，又是牢固母子感情、培养孩子对孕妈妈的信赖感以及对外界感受力和思维能力的好方法。

孕妈妈在早晨起床时，对孩子说的第一句话是："早上好！我可爱的小宝贝，让我们一起度过这美好的一天吧！"打开窗户时说："你看，太阳已经升起来啦！真是个晴朗的好天气！"或者是："今天下雨啦！"、"天上飘雪花啦！"，给宝宝描述风雨的声音、气温的高低或风力的大小。

孕妈妈在洗漱时，告诉宝宝怎样把脸洗干净，怎样刷牙，怎样梳洗打扮。然后继续告诉宝宝起床后要喝一杯凉开水，早晨要去散步，早餐一定要丰盛，给宝宝介绍上班路上看到的高楼、绿树、汽车、行人等等。只要孕妈妈细心观察周围的事物，以快乐之心感受生活的美好，并把这种美好的感受带给宝宝，必然会对宝宝有非常好的作用。

9.准爸爸课堂

■ 给宝宝取个好名字

准爸爸可以和妻子一起为宝宝取个好名字，给宝宝取名字是父母给宝宝的第一份珍贵礼物，可以多取几个，再和长辈讨论哪一个更适合宝宝。

给宝宝取名时，要注意字义，父母必须先了解自己所选字的意义，因为有些字较不常见，或者换了偏旁部首，意义就不一样了，所以最好在取名字前，查阅《辞海》，通过《辞源》确定字义。并且注意音韵，好的名字悦耳，不佳的名字会影响形象。好名字不仅会令人印象深刻，自己也感觉好。

■ 帮助妻子练习分娩呼吸法

分娩时每位孕妈妈都要经受产痛的考验，有些孕妈妈因对产痛过于紧张而造成难产。如果从怀孕晚期开始，准爸爸尽量抽时间陪妻子去孕妇学校练习分娩呼吸法和放松法，并在家里一直帮助妻子坚持练习，那么，到了真正分娩时就会在很大程度上帮助妻子减轻产痛，消除紧张和恐惧的心理，顺利地生出孩子。

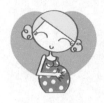

第34周：准备分娩用品

1.孕妈妈和胎宝宝变化

孕妈妈的变化

为了支撑硕大的腹部，孕妈妈腿部的负担非常重，常常出现痉挛和疼痛，有时还会感到腹部抽痛，一阵阵紧缩，孕妈妈应该躺下，充分休息。这时，孕妈妈可能会发现手上的戒指紧了，或者手脚肿胀，这是因为液体积留。如果紧身的衣服限制了血液流动，情况会变得更糟。

胎宝宝的发育

胎宝宝身长约48厘米，体重在2300克左右。小家伙的头部进入骨盆，但这时胎儿姿势尚未完全固定，还有可能发生变化，需要密切关注。原本长满全身的胎毛逐渐消退。

2.为母乳喂养做准备

如果决定要用母乳喂养宝宝，那么在孕期就应该为将来的母乳喂养做好各方面的准备。

◇ 注意孕期营养

孕妈妈营养不良会造成胎儿宫内发育不良，还会影响产后乳汁的分泌。在整个孕期和哺乳期，都需要摄入足够的营养，多吃富含蛋白质、维生素和矿物质的食物，为产后泌乳做准备。

◇ 注意对乳头和乳房的保养

在孕晚期，可在清洁乳房后用羊脂油按摩乳头，增加乳头柔韧性；使用宽带、棉制乳罩支撑乳房，防止乳房下垂。乳头扁平或凹陷的孕妇，应在医生指导下，使用乳头纠正工具进行矫治。

◇ 定期进行产前检查

发现问题及时纠正，保证妊娠期身体健康及顺利分娩，是妈妈产后能够分泌充足乳汁的重要前提。

3.为宝宝购买日用品

分娩在即，孕妈妈和准爸爸是不是已经迫不及待了，那么本周我们就一起来为孕妈妈准备好入院待产包，为宝宝准备好日用品。为孕妈妈顺利分娩和宝宝的到来做好充足的准备。

需要为宝宝准备的日用品

餐具	奶瓶2个(一大一小，大的240毫升，小的150毫升)	选择微波炉适用且广口的玻璃奶瓶
	奶嘴5个	选择小号、十字开口的

续表

浴具	洗澡盆1个	
	小盆2个	主要用来洗衣服，给宝宝洗脸、洗屁股
	天然海绵	也可以用纱布澡巾，家里有新口罩也可
	浴巾2~3个	除了擦身体，还可以当被子盖，侧着喂奶时还可垫在宝宝身后
	水温计1个	用来测量宝宝洗澡水的水温
衣物	衣服3套	和尚袍、中号、长袖，可以买大点儿
	裤子3条	婴儿经常吐奶，汗湿，衣服和裤子多备点没坏处
	婴儿袜子3双	注意不要选太紧的，避免勒腿
	帽子1~2顶	避免宝宝着凉
	防抓手套1双	避免宝宝双手舞动时指甲划破皮肤
	围兜3~5条	初生婴儿吃奶、喝水、吃药弄脏了可以马上替换
	布尿片20~40条	可以自制，买白色的棉纱布剪即可
寝具	睡袋1个	不会发生踢了被子着凉的情况
	包被2条	可根据天气购买夏天或冬天用的
其他	小玩具若干	鲜艳、会发声、可悬挂
	指甲钳1个	必须是婴儿专用的，可以防止剪伤手指
	体温计1个	
	纸尿裤1包	小号的即可
	棉签1包，脱脂棉花1包，消毒酒精1瓶	给宝宝清洁面部、脖子、屁股比较卫生、方便

4.多吃鱼可降低早产概率

鱼的蛋白质含量丰富，远远高于肉类，且属优质蛋白，易消化。鱼还含有丰富的维生素A、维生素D，矿物质含量也较高。鱼肉不仅可以预防心血管病，而且有利于神经系统发育。因此，孕妈妈应多吃鱼。

研究发现，孕妇吃鱼越多，怀孕足月的可能性越大，出生时的婴儿也会较一般婴儿更健康、更精神。

经常吃鱼的孕妇出现早产和生出低体重儿的可能性，要远远低于那些平时不吃鱼或很少吃鱼的孕妇。调查还发现，每周吃一次鱼，就可使从来不吃鱼的孕妇早产的可能性从7.1%降至1.9%。

研究人员推断，鱼肉之所以对孕妇有益，因为它富含ω-3脂肪酸，这种物质有延长怀孕期、防止早产的功效，也能有效增加婴儿出生时的体重。

5.孕妈妈吃鱼有讲究

孕妇吃鱼虽然有很多好处，但有四种鱼孕妇不能吃即鲨鱼、鲭鱼、旗鱼及方头鱼。因为这些鱼的汞含量比较高，汞进入孕妇体内之后，可以破坏胎儿的中枢神经系统，影响胎儿的大脑发育。

◇ **各种鱼的不同功效**

鲫鱼　　有益气健脾，利水消肿、清热解毒、通络下乳等功能。腹水患者用鲜鲫鱼与赤小豆共煮汤服食有疗效。用鲜活鲫鱼与猪蹄同煨，连汤食用，可治产妇少乳。鲫鱼油有利于心血管功能，还可降低血液粘度，促进血液循环。

鲤鱼　　有健脾开胃、利尿消肿、止咳平喘、安胎通乳、清热解毒等功能。鲤鱼与冬瓜、葱白煮汤服食，治肾炎水肿。大鲤鱼留鳞去肠杂煨熟分服之，治黄疸。用活鲤鱼、猪蹄煲汤服食治孕妇少乳。鲤鱼与川贝末少许煮汤服用，治咳嗽气喘。

鲢鱼　　有温中益气、暖胃、润肌肤等功能，是温中补气养生食品。

青鱼　　有补气养胃、化湿利水、祛风除烦等功能。其所含锌硒等微量元素有助于抗癌。

黑鱼　　有补脾利水，去瘀生新、清热祛风、补肝肾等功能。黑鱼与生姜红枣煮食对治疗肺结核有辅助作用。黑鱼与红糖炖服可治肾炎。产妇食清蒸黑鱼可催乳补血。

墨鱼　　有滋肝肾、补气血、清胃去热等功能。是孕妇的保健食品，有养血、明目、通经、安胎、利产、止血、催乳等功能。

草鱼　　有暖胃和中平肝祛风等功能，是温中补虚养生食品。

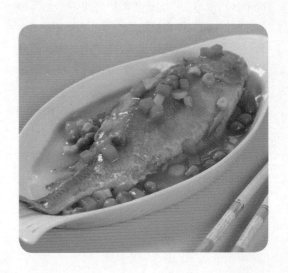

带鱼 有暖胃、补虚、泽肤、祛风、杀虫、补五脏等功能，可用作迁延性肝炎、慢性肝炎的辅助治疗。肝炎患者用鲜带鱼蒸熟后取上层油食之，久服可改善症状。

鳗鱼 有益气养血、柔筋利骨等功能。

6.自然产是最好的胎教刺激

如果你的体质好，产道及胎位都正常，胎儿也不算太大，也就是说，经产前检查确定你关于分娩的各方面条件都不错，那么，你最好是顺其自然，由产道分娩。因为这是一条正确的分娩途径，对你的胎儿脱离你的庇护，走上独立的生活是十分有益的。

首先，分娩时强烈的子宫收缩造成的压力为胎儿在子宫外世界的生活做好准备。胎儿在子宫内是由脐带输送氧气的，他的肺并没有担任呼吸任务，他的肺里还有一些吸入的少量羊水。在产道分娩中，由于子宫的压力，使胎儿体内分泌出大量激素和一些化合物，促使胎儿肺部液体的吸收，并使胎儿的肺部更容易充气膨胀，为出生后立即启用胎儿的肺部呼吸创造了十分有利的条件，而且据报道，上述有关激素的分泌，还将使胎儿出生后保持一种安静、机灵的精神状态。

其次，分娩过程中子宫收缩及孕妈妈的产力造成的推力，与母体产道的阻力相对抗，可将胎儿鼻腔及口腔中的黏液挤出，防止呼吸时吸入肺部。同时，在产道分娩时，胎儿头部受压。

对其呼吸中枢有一种刺激作用，有助于出生后的呼吸和啼哭，而这些经历都是剖宫产的婴儿所没有的经历。

胎儿通过产道，就是对胎教的总结。

7.准爸爸课堂

■ 帮助妻子洗头发

洗头发对一般人来说，是再简单不过的事情，不过对于挺着大肚子的孕妈妈来说，可就不那么简单了。淋浴的话，弯腰会很不舒服，站太久也很累。有些人会选择盆浴，但这样细菌容易侵入阴道，不适合孕妇。如果想在洗面盆的地方洗，更不可能弯下腰了。

这时准爸爸应该主动出手帮忙。孕妈妈可以躺在躺椅上，由准爸爸来帮着洗头，这对于准爸爸来说是举手之劳，不仅解决了孕妈妈洗头难的问题，也能让洗头过程充满爱意，是交流感情的好机会。

■ 鼓励妻子克服惰性

准爸爸应鼓励妻子加强"专业"学习，培养妻子多方面的兴趣。妻子妊娠以后，难免有惰性心理，而准爸爸的责任就是要千方百计地把这种惰性心理加以转化，特别是在妊娠晚期还可以与胎儿一起学习，如看儿童读物，读读外语等。

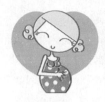

第35周：在忐忑不安中等待

1.孕妈妈和胎宝宝变化

孕妈妈的变化

进入妊娠35周，子宫底达到最高位置，上升到了胸口部位，压迫胃、肺、心脏，因此，孕妈妈的呼吸困难和心脏疼痛程度最为严重。腿部感到刺痛，骨盆部位会出现麻木痉挛现象，这是因为胎儿的重量压迫了腿和骨盆的神经。另外，孕激素松弛素及宝宝的体重作用引起骨盆连接部扩张，为分娩做准备。这时孕妈妈可能感觉到这些部位有些不舒服。

胎宝宝的发育

胎宝宝身长不到50厘米，体重约2500克。胎宝宝的两个肾脏已经发育完全，肝脏也具备了代谢功能。头部下降到骨盆里，因为那里空间较小，胎宝宝显得老实多了。肺部发育已基本完成，如果这时小家伙"提前报到"，存活的可能性为99%。

2.谨惕孕晚期异常宫缩

从怀孕开始，孕妈妈的子宫会自然出现零星且不规则的收缩，这种宫缩通常强度不大，是孕期正常现象，不必担心。不过，当孕妈妈在怀孕期间有下面这些异常宫缩时，就应仔细辨别，采取相应的措施。

◇ 怎样判断异常宫缩

频繁宫缩 一般计算宫缩时，如果每小时宫缩次数在10次左右就属于比较频繁的，应及时去医院，在医生的指导下服用一些抑制宫缩的药物，以预防早产的发生。

假性阵痛 孕晚期，宫缩变得不规律，甚至有时伴有阵痛，令孕妈妈很不舒服。这样的宫缩是假性宫缩。如果逐渐规律，很难区分，必须到医院检查并进一步观察。

早产宫缩 当孕妈妈发生早产时，子宫收缩压力增加，孕妈妈不但下腹部酸痛，还会痛到腹股沟甚至有持续性下背酸痛，重的还会伴随阴道分泌物增加及阴道出血。当有不正常的分泌物或出血情况时，就要尽快就诊，预防早产。

◇ 怎样防止外力导致的异常宫缩

避免外力撞击腹部 孕妈妈跌倒或腹部不慎受到撞击时，不但会压迫到子宫内的宝宝，还会因为疼痛、惊吓导致子宫内血液供给变少，引起宫缩，严重的撞击甚至会造成胎盘早期剥离，危及孕妈妈与胎宝宝的生命，应及时就医。

不要提重物 孕晚期孕妈妈提搬重物时，会在腰及下腹部用力，引起腹部的压迫及子宫的充血，引起宫缩。

避免进行激烈运动 身体处于长期的摇晃状态、进行激烈的运动，常会不自觉地出现宫缩，疲倦时躺下休息，保持安静，会很有效。

放松心情 孕妈妈长期处于过度紧张和疲劳的环境下也较容易出现频繁的宫缩，压力积攒后也容易出现腹部变硬，最好能做到不要积存压力，放松身心。

谨慎性生活 剧烈的性交动作及射精，容易引发子宫收缩，男上女下的姿势也会压迫腹中的胎宝宝，所以，此时一定要避免性生活。

防止着凉 空调使下肢和腰部过于寒冷，也容易引起宫缩。在空调房间里睡觉时，可以穿上袜子，盖上毯子。

3.注意胎儿六大危险信号

孕妈妈孕育宝宝的过程，既充满希望和快乐，又潜伏着危险。孕妈妈需要随时注意胎儿传递的危险信号。

◇ 阴道出血

如果孕妈妈发现自己在妊娠尚未满28周时发生阴道流血，表明有先兆流产的可能。这时孕妈妈也不必太过紧张，最简单的方法就是左侧位卧床休息，精神放松。如果情况没有改善，反而严重，则需要及时就医。

◇ 不明原因的腹痛

孕妇在某些阶段会感觉轻微的腹部闷痛，这种状况大都正常。但如果是突如其来的腹部疼痛，并且是痉挛性的，这就需要引起重视。

◇ 胎动减少

当胎盘功能发生障碍、脐带绕颈、孕妇用药不当或遇外界不良刺激时，则可能引起不正常的胎动。若在1小时以内胎动少于3次，或12小时胎动少于10次，则说明胎儿有宫内缺氧危险，应去医院检查，及时处理。

◇ 子宫增长过缓

宫底达不到孕周应有的高度，这是胎儿宫内生长受限的信号。一般认为，胎儿宫内生长受限与遗传因素、胎盘与血管因素、母亲营养及母体妊娠合并症或妊娠并发症有关。

孕妇的体重从孕13周起至足月，体重以平均每周增加350克的速度增长。从孕13~28周起，孕妇体重的增加是以自身重量增加为主，孕28周后则以胎儿的体重增加为主。

◇ 临产提前

妊娠中晚期，如果出现腹部胀痛、破水，或者阴道见红，子宫强烈收缩并引起下坠感，肚子明显变硬，这些是早产的迹象。早产儿因未成熟，出生后容易出现各种并发症。因此，孕妈妈要定期进行产前检查，对可能引起早产的因素给予充分重视，尽量避免早产的发生。

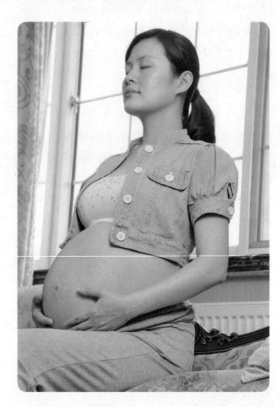

◇ 预产期超过两周

孕妇在接近预产期时应到医院进行产前检查，如果超过预产期仍未出现宫缩，应到医院进行胎盘功能检查和胎儿状况的检查。如超过预产期10天仍未分娩，则应住院引产。确诊为过期妊娠，且胎儿大、颅骨较硬、羊水较少，尤其是对于有其他妊娠并发症者，医生可能会建议以剖宫产的办法来终止妊娠。

4.什么时候开始休产假

正常情况下，产假都是3个月，晚婚晚育的会增加1个月，即4个月产假。这也是不算短的一段时间了，所以一定要好好计划一下。

至于什么时候开始休产假，就要根据个人情况来定了。如果产检一切正常，那么你就可以工作到预产期前1周；如果身体不允许，那就提前1个月或者更早开始休产假，不过产后休息的时间就会相对短一些。另外，也要看天气情况，如果是在夏天或冬天，天气太热、太冷，上下班不方便，那就可以早点休产假。总之，什么时候开始休产假可以由孕妈妈自己灵活掌握。

◇ 交接工作

如果你打算休产假了，那么至少要提前1个月开始准备交接工作。工作的交接大体可以分为以下3方面内容。

和上司谈话 这项工作很重要，它关系到你休产假时的待遇和休完产假后的工作安排等问题。建议你选择在上司工作不太繁忙、心情较好的时候和他谈。首先要感谢他对自己的栽培、照顾和理解，然后再谈具体安排，包括产假期间的工资、具体谁来接手自己的工作等问题。

交换工作 如果接手你工作的人是专门安排给你的，没有其他工作，那么你就可以让他跟在你身边学习。先将整个工作流程展示给他，然后再分步骤、内容一项一项地传授。如果你要交接的对象还有其他工作，那么，你就要将自己的工作中的重点内容及需要注意的事项、遇到问题时找谁及如何解决等一一列在纸上，力求清晰简明、一目了然，交给你要交接工作的对象。

和同事告别 3个月的时间不能和同事见面了，也算是小别了，所以告别工作一定要重视。如果有精力，你可以和同事小聚一餐或提前分发喜糖，为以后良好关系的继续做好辅垫，不至于因为休了一次产假就变得陌生和有距离感。

◇ 产假计划

刚开始休产假时，因为突然轻松下来，难免会有一种无所事事的茫然感，这时千万不要闲着，趁着分娩前好好地计划一下产假的内容，比如什么时候做最后一次产检，生产时都要准备些什么等，这些都关系到你的产假能否有条不紊地进行。

5.不宜过多摄入高糖食物

众所周知，糖是热能的主要来源，具有保护肝脏和解毒的作用，是构成细胞质和细胞核的重要成分，也是构成软骨、骨骼等其他组织的成分，故孕妇适当摄取糖类食物有利于母体健康与胎儿正常发育，但孕妇也不宜长期采用高糖饮食。

医学专家发现，血糖偏高的孕妇生出体重过高胎儿的可能性、胎儿先天畸形的发生率分别是血糖偏低孕妇的3倍、7倍。另一方面，孕妇在妊娠期肾的排糖功能有不同程度的降低，如果血糖过高，则会加重孕妇的肾脏负担，不利于孕期保健。

6.多盐饮食不利于健康

孕期孕妈妈需要注意的东西比较多，其中，食盐的摄入就是不可忽视的一条。孕妈妈摄入食盐要适量，如果过量则很容易造成妊娠高血压等病症，同时还会增加肾脏负担、加重妊娠浮肿。

我们日常饮食和餐桌上还有一些看不见的盐，通常各种各样的食品和调味品中都含有盐的成分。往往在孕妈妈还没有注意到的时候，盐的摄入量就已经超标了。如腌制食品、卤制食品、罐头食品、糕点食品、冷冻食品、熟食、调味品等等。食用前，都要考虑到其中盐的含量，避免用盐过度。

平时孕妈妈可以通过以下的方法，减少盐的摄入量。

❶ 多用天然的调味品，如葱、姜、蒜、肉桂、五香粉、香草片等，或者购买低盐或无盐酱油。

❷ 在烹饪的过程中注意盐的用量，千万不要因为一时的味道喜好而过度用盐。同时，烹饪方法可以多采用蒸、炖、烤等多种方法，保持食物的鲜美，而不要加入太多的调料。

❸ 选择本身就含有甜味的蔬菜，如西红柿、瓜类、芋头、新鲜的甜玉米等，即使不加入调味品，味道也很可口。

❹ 不要选择含钠量较高的蔬菜，如胡萝卜、发芽的蚕豆等。这些蔬菜含钠量比较高，应该少量食用。

7.缓解孕期便秘的粥疗法

便秘是孕妇常见病症。因为怀孕期间黄体素分泌增加，使胃肠道平滑肌松弛，蠕动减缓，导致大肠对水分的吸收增加，粪便变硬而出现排便不畅。在怀孕晚期，胎儿和子宫日益增大，对直肠产生一种机械性压迫，也易引起便秘。

◇ 下面介绍几款缓解便秘的粥疗方法

胡桃粥 取胡核仁4个，粳米100克。将胡桃仁捣烂同粳米一起煮成粥。适用于体虚肠燥的孕期便秘患者食用。

芝麻粥 先取黑芝麻适量，淘洗干净晒干后炒热研碎，每次取30克，同粳米100克煮粥，适用于身体虚弱、头晕耳鸣的孕妇便秘患者食用。

酥蜜粥 酥油30克、蜂蜜50克、粳米100克。先将粳米加水煮沸，然后兑入酥油和蜂蜜，煮成稠粥。适用于阴虚劳损等便秘患者食用。

柏子仁粥 将柏子仁30克洗净去杂捣烂，加粳米100克煮粥，服时兑入蜂蜜适量。适用于患有心悸、失眠的孕期便秘患者食用。

无花果粥 无花果30克、粳米100克。先将米加水煮沸，然后放入无花果煮成粥。服时加适量蜂蜜和砂糖。有痔疮的妇女及便秘患者可食用无花果粥。

8.产前爱抚很重要

抚触胎教是促进胎宝宝智力发育、加深父母与胎宝宝之间情感联系的有效方法。特别是在临近分娩的孕晚期，父母在抚触胎宝宝的时候谈谈心，交流一下感情，憧憬一下宝宝出生后的美好生活，营造出温馨、甜蜜的气氛，这样有利于加深一家三口的感情。

胎宝宝在父母的爱抚下，更加向往着外面的世界，想着赶紧出来与父母见面。因为这时候的胎宝宝已经是个有知觉的小人儿了，孕妈妈的腹壁已经很薄，而宝宝又已经大到几乎贴近子宫壁，因此，胎宝宝对外界的刺激和感受是相当灵敏的，他能强烈地感受到父母的安抚，并做出相应的反应，比如拳打脚踢，或者静静地吸吮着自己的小手指，倾听父母的谈话，享受着父母的爱抚。

要注意的是，进行抚触胎教时动作一定要轻柔，如果有不良产史的孕妈妈(比如流产、早产、产前出血等)，则不适合采用抚触胎教的方式。

9.听些摇篮曲

在妊娠晚期，因接近临产，孕妇有些急躁，这时期可多听些摇篮曲、幼儿歌曲，使孕妈妈感受到为人之母的幸福。例如勃拉姆斯的《摇篮曲》："安睡吧! 小宝贝，你甜蜜地睡吧! 睡在那绣着玫瑰花的被里；愿上帝保佑你，一直睡到天明。"这类歌充满母爱，充满做孕妈妈的自豪感，语言优美，旋律轻柔，是孕妈妈和胎儿都能接受的。

10.准爸爸课堂

■ 丰富家庭业余生活

和谐的家庭氛围，可使胎儿在这种快乐轻松的胎教环境中获得良好的心灵感受，从而健康地成长。准爸爸要创造良好的家庭氛围，丰富家庭业余生活。假日里夫妻可以共赏音乐，畅谈感受，或者是一起到河边垂钓，效外踏青，散步谈心，欣赏摄影作品，使孕期生活充满情趣，富有活力。

■ 提前学习育儿方法

准爸爸要多增加相应的知识储备，这样能让孕妈妈有种幸福和踏实的感觉。多学习不同的东西，例如照顾孩子的科学方法，育儿的技巧，早期教育的实施方法，为照顾出生后的宝宝打下基础，这样也会让妻子更加健康快乐，更加向往宝宝的到来。

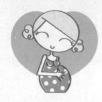

第36周：了解分娩方式

1.孕妈妈和胎宝宝变化

孕妈妈的变化

36周的时候，孕妈妈的腹部高度隆起，宫底从胸下2横指处，上升到心窝下面一点，宫底高度为29.8~34.5厘米，挤压胃肠现象加重，且使膈肌上移，心脏向左上方移位。心脏和双肺受到挤压，加之血容量增加到最高峰，故心脏负荷加大，心跳呼吸增快，气喘、胃胀、食欲不振、便秘，此时胎儿开始逐渐下降入盆腔，挤压膀胱，引起尿频，孕妈妈会感到下腹部坠胀，甚至会时时有宝宝要出来的感觉。

胎宝宝的发育

胎宝宝身长约50厘米，体重约2800克。心、肝、肺、胃、肾等器官已经发育成熟。全身呈现淡红色的皮肤也没有了皱褶，体型圆圆胖胖的。手和脚的肌肉也很发达，头部进入妈妈的骨盆中，身体位置又稍稍下移。

2.自然分娩的优缺点

瓜熟蒂落，这是一个自然法则，自然分娩是女性怀孕之后再自然不过的事情了。但是不少孕妈妈对于自然分娩的优缺点还无法衡量。专家指出：自然分娩的优点在于恢复快，对胎儿有很大的好处。缺点就是会导致阴道松弛。

◇ **自然分娩的优点**

① 分娩的过程中子宫有规律的收缩能使胎儿肺脏得到锻炼，肺泡扩张促进胎儿肺成熟，小儿生后很少发生肺透明膜病。

② 经阴道分娩时，胎头受子宫收缩和产道挤压，头部充血可提高脑部呼吸中枢的兴奋性，有利于新生儿出生后迅速建立正常呼吸。

③ 分娩时腹部的阵痛使孕妇大脑中产生内啡肽，这是一种比吗啡作用更强的化学物质，可给产妇带来强烈的欢快感。另外产妇的垂体还会分泌一种叫催产素的激素，这种激素不但能促进产程的进展，还能促进母亲产后乳汁的分泌，甚至在促进母儿感情中也起到一定的作用。

◇ **自然分娩的缺点**

① 产前和产后会有持久的阵痛。

② 可能会有骨盆腔子宫膀胱脱垂的后遗症。

③ 伤害到会阴组织，因此会造成感染，或者是外阴血肿等情况。

④ 产后还可能会因子宫收缩不好而造成出血，如产后出血得不到控制，就需要紧急采取剖宫产处理，严重者会需要切除子宫，甚至危及生命。

⑤ 同时产后感染也是比较容易发生的，尤其是早期破水，产程延长者。

在上述自然分娩的优缺点对比之下，为了胎儿的健康，自然分娩所带来的危害甚至微乎其微。但是应该在医生诊断后确定分娩方式。

3.剖宫产要谨慎选择

剖宫产手术，除了麻醉方面的风险外，还可能在术中或术后出现一些相应的并发症。此外，剖宫产还可能对新生儿和孕妈妈产生一系列的伤害。

◇ **剖宫产对宝宝的伤害**

锁骨骨折　见于小儿前肩娩出不充分时，即急于抬后肩，使前锁骨卡在子宫切口上缘，造成骨折。

股骨或肱骨骨折　股骨骨折多见于臀位，是因为术者强行牵拉下肢所致。肱骨骨折则是术者强行牵引上臂所致。

颅骨骨折　多见于小儿已进入骨盆入口较深的部位，或胎位异常，娩头时术者在胎头某一局部用力过猛。

软组织损伤　在切开子宫时，由于子宫壁过薄或术者用力过猛，致使器械划伤胎宝宝的先露部位。

◇ **剖宫产对妈妈的伤害**

膀胱损伤　多见于分离膀胱层次时有误，或剖宫产术后再孕时，子宫切口瘢痕与膀胱粘连造成的损伤。

肠管损伤　如患者曾有过开腹手术或炎症造成肠管粘连，剖宫产时，易将肠壁误认为腹膜，造成误伤。

子宫切口裂伤漏缝而致产后大出血　剖宫产手术中常会出现切口延裂，边缘不齐，缝合时止血不完全，术后出现腹腔内出血。

后期疼痛剧烈　虽然无须经历自然分娩的剧痛，但手术后的疼痛绝不亚于分娩时的疼痛，而且手术后的恢复比较缓慢，不同于阴道分娩宝宝生下来后疼痛消失，而是随着麻醉药作用渐渐消退，一般在术后几小时便开始感觉疼痛。此时，医生会安排术后镇痛，多数情况下不需要再用其他止痛药物。过量应用镇痛药物会影响肠蠕动功能的恢复。所以，要对疼痛作好一定的精神准备。

子宫永远存留疤痕　剖宫产术后，应特别注意避孕问题，万一避孕失败而做人工流产术时，会增加手术难度和危险性。若是继续妊娠，则无论在妊娠或分娩过程中，都存在子宫疤痕破裂的可能性，因此孕妈妈要谨慎选择剖宫产。

4.必须实施剖宫产的情况

◇ **分娩前**

❶ 胎宝宝过大造成头盆不称，产妇的骨盆口无法容纳胎头。

❷ 超过预产期2周仍未分娩。

❸ 胎位异常，如胎宝宝臀位、横位。

❹ 胎盘早剥或前置、脐带脱垂。

❺ 孕妈妈的健康状况不佳。分娩时可能出现危险情况，如骨盆狭窄或畸形；患有严重的妊娠高血压综合征等疾病，无法自然分娩，高龄产妇初产、有过多次流产史或不良产史及其他因素。

◇ **分娩时**

❶ 胎宝宝的腿先娩出。

❷ 分娩过程中，胎宝宝出现缺氧，短时间内无法通过阴道顺利分娩。

❸ 分娩停滞：宫缩异常或停止，又无法用宫缩药物排除。

❹ 下降停滞：胎宝宝的头部或臀部没有进入产道。

⑤ 胎宝宝窘迫：临产时胎宝宝心音发生病态改变，或血液化验显示过度酸化，胎宝宝严重缺氧。无法以自然方法进行快速分娩。

⑥ 胎膜破裂延迟：已超过24～48小时，分娩仍未开始。

5.无痛分娩的镇痛方法

无痛分娩是几乎没有疼痛的自然分娩。大多数孕妇期望自然分娩，但却担心分娩疼痛、胎儿安全。也正是基于这些担心，很多产妇及其家人选择了剖宫产。但剖宫产毕竟是一种手术，有可能对新生儿和产妇自身造成不必要的损伤。两都利弊显而易见，无痛分娩为害怕生产疼痛的产妇提供了自然分娩机会。

◇ 产程中镇痛的方法有以下几种

精神安慰分娩法 给产妇及家属讲解有关妊娠和分娩的知识，使她们对分娩中所发生的阵缩痛有所了解，对分娩的安全性有了信心，这可使产妇消除恐惧、焦虑心理，分娩时产生强有力的宫缩，有助于产程顺利进展。指导产妇在宫缩增强以后，做缓慢的深呼吸，以减轻阵缩时的疼痛感觉。

药物镇痛 药物镇痛可起到镇痛、安眠、减轻惧怕及焦急心理的作用。临床常用的镇痛药物有安定、度冷丁等，但不可大量使用，尤其是胎儿临近娩出前3～4小时内，以免影响宫缩和抑制新生儿呼吸。

使用镇痛分娩仪 当产妇出现规律性宫缩后，可使用镇痛分娩仪，临床中已收到良好效果。

硬膜外腔阻滞镇痛 镇痛效果较为理想的是硬膜外阻滞镇痛，通过硬膜外腔阻断支配子宫的感觉神经，减少疼痛，由于麻醉剂用量很小，产妇仍然能感觉到宫缩的存在。产程可能因为使用了麻醉剂有所延长，但是可以通过注射催产素加强宫缩，加快产程。硬膜外阻滞镇痛有一定的危险性，如麻醉剂过敏、麻醉意外等。由于在操作时程序比较繁锁，在整个分娩过程中需要妇产科医生与麻醉科医生共同监督、监测产妇情况。

6.不宜长期摄入高蛋白质食物

医学研究认为，蛋白质供应不足，易使孕妇体力衰弱，胎儿生长缓慢，产后恢复健康迟缓，乳汁分泌稀少。

研究证实，过多地摄入蛋白质，人体内可产生大量的硫化氢、组胺等有害物质，容易引起腹胀、食欲减退、头晕、疲倦等现象。同时，蛋白质摄入过量，不仅可造成血液中的氮质增高，而且也易导致胆固醇增高，加重肾脏肾小球滤过的压力。因此，孕妈妈不宜长期食用高蛋白质的食物。

7.不宜过多摄入高脂肪食物

在日常生活中，孕妈妈不仅要重视加强营养，适量多吃些营养丰富的食物，而且在膳食结构、饮食烹调、饮食卫生及食品选择等方面也应当注意，不宜长期采用高脂肪饮食，以保证自身健康及优生。

在妊娠期间，孕妈妈肠道吸收脂肪的功能有所增强，血脂相应升高，体内脂肪堆积也有所增多。但是，妊娠期能量消耗较多，而糖的贮备减少，这对分解脂肪不利，因而常因氧气不足而产生酮体，容易引发酮血症，孕妈妈可出现尿中酮体、严重脱水、唇红、头昏、恶心、呕吐等症状。

8.产前听音乐配合身体运动

现代围产医学研究成果推广应用快而广泛，一般都有在产房中播放音乐，来缓解产妇分娩疼痛的试验。熟悉、优美、能唤起愉快情绪的音乐，能放松肌肉、减轻疼痛，这种试验的效果已经被认可。

最好在产前就进行音乐训练，以便在产程中挑出产妇最喜欢、最熟悉、最能唤起愉快情绪的音乐，起到最佳的镇痛效果。

通常，产前训练部分最好在妊娠36周开始，可以每周训练3~4次，包括听音乐、配合身体运动练习和音乐配合呼吸练习(腹式呼吸和哈气练习)等。

听音乐配合身体运动练习，目的是使孕妈妈在音乐的带领下，把身体各个部位活动开来。此外，还有助于改变对分娩的消极期待心理。

在音乐的节奏中，用手依次轻拍大腿、腰部、手臂、手腕和头部，活动全身。

这是一种比较轻度的运动，可以采用坐姿进行。在选择乐曲上，最好挑一些速度稍快、节奏均匀、轻松的音乐类型，比如克莱德曼的《爱的协奏曲》，有轻快节奏的轻音乐、室内乐也可以采用。

音乐配合腹式深呼吸，可以帮助产妇放松身体，进入到一种舒适的状态。训练时，先慢慢将气吸入腹部，然后再缓慢张嘴吐出。吸气和吐气各自占4拍节奏。

哈气练习，可以帮助产妇能够在生产过程中迅速换气，有助于分娩时向下用力。在这个练习当中，孕妈妈要保持躺卧的姿势，随着音乐节奏哈气，寻找向下用力的感觉，但不要真的用力。进行练习时，应该选用一些长拍子、轻松、速度在每分钟60拍左右的音乐，比如巴赫的《勃兰登堡协奏曲》等乐曲，一般巴洛克音乐作品就非常适合。

当然，如果熟悉和了解音乐，这些训练可以自己练习做，如果条件允许，还是最好找专业音乐治疗师指导。

9.准爸爸课堂

■ 尽量满足妻子的心理需求

孕妈妈的心理很脆弱，因而依赖性增强，心里对准爸爸有很多的期望。准爸爸应尽力满足这种特殊时期的情感需要，使孕妈妈保持安定平稳的情绪，这对于母子的健康非常有益。

■ 随时与妻子保持联系

孕晚期，孕妈妈特别担心孩子发生意外，如早产。因此，孕晚期以后，特别是临近预产期时，准爸爸应留在家中，使妻子心中有所依托。做不到这一点的话，准爸爸也应该按时回家，有要事外出时能随时与妻子保持联系；不要让妻子担忧，更不要让妻子在发生意外情况时处于孤立无援的境地。

PART 2 孕期十个月保健与胎教

十、怀孕第10个月

◎本月要事提醒

1.若发生不正常出血或早期破水宜马上去医院待产,切勿拖延。

2.将可能需要联络的电话,粘贴在电话机上,以方便及时联络。

3.宜充分补充营养及睡眠,保持身体清洁。

4.建议剪个方便又容易清理的短发。

5.不宜过性生活,以免过度刺激造成子宫收缩或早期破水的情形。

6.在预产期的前后1周内出生的宝宝,皆是"足月生产",若预产期2星期后仍无产兆,宜马上就医检查,以免"过期"。

7.夜间睡眠宜左侧卧姿。当坐下或躺卧要起身时,应先用双手支撑上身,动作和缓不宜太快,且分段进行,以免引起眩晕而受伤。

8.穿传统孕妇装,以舒适为原则,布料最好是素面不要有花色。

9.与准爸爸一起练习生产时的呼吸方法及如何用力的方法。

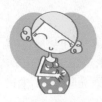

第37周：相见为时不远

1.孕妈妈和胎宝宝变化

孕妈妈的变化

随着预产期临近，孕妈妈时常感到腹部收缩疼痛，甚至会感到阵痛已经开始，如果是不规则的阵痛，那么，这时的疼痛并不是阵痛，而是身体准备适应生产时的阵痛而出现的正常现象。另外，子宫逐渐变得潮湿柔软，且富有弹性，这是在为胎儿出生做准备。这时，子宫分泌物增多，有的孕妈妈还会出现子宫口提前张开的现象，这时应保持心神稳定，注意观察身体变化。

胎宝宝的发育

胎宝宝身长50厘米左右，重量约3000克。有的胎宝宝会相对瘦些，但一般只要超过2500克就算正常。胎宝宝的头现在已经完全进入骨盆，如果此时胎位不正的话，医生通常会建议孕妈妈采取剖宫产的方法分娩。

2.准备好入院待产包

分娩前就要将产后住院所需要的物品作好全面、充分的准备，免得到时候手忙脚乱。

产后住院需准备的物品

证件	准备好你和妻子的身份证、户口本，妻子的保健手册、病历本等
现金	办住院手续时需要用的钱款
卫生巾	日用、夜用多准备几包，要勤更换
衣物	2~3套睡衣，方便更换；拖鞋1双；舒适的帽子1顶；防止乳汁渗漏乳垫2副；哺乳胸罩2个；一次性纸内裤1包
洗漱用品	牙刷、牙膏、毛巾、脸盆等。毛巾至少3条，洗脸、擦身、洗下身各1条；脸盆至少2个，洗脸、擦身各1个
日用品	饮水杯、饭盒等
食物	待产有时是漫长的，要准备些食物补充能量，可准备巧克力、果汁(配上吸管，可以方便喝水)
宝宝用品	小衣服、被子、小毛巾、纸尿裤、湿纸巾
哺乳用品	吸奶器、奶瓶、奶粉、奶嘴、奶瓶消毒锅、消毒钳，宝宝专用电暖水壶
其他	准爸爸自己的必需物品。还可以准备好相机，拍摄宝宝出生后的珍贵照片

3.避免尿频的尴尬

妊娠的最后一个月，胎头在这时已经入盆，并因此压迫到膀胱；增大的子宫也会压迫到膀胱。膀胱在挤压下，储尿量明显减少，结果就是孕妈妈的排尿次数明显增多，大约1～2小时排尿一次，甚至更短。这种现象就叫孕晚期的尿频现象。

孕晚期尿频是正常的生理现象。在尿频的时候，孕妈妈千万不要憋着，应立即去卫生间。如果发生尿频的同时伴有尿急、尿痛、尿液浑浊则是异常现象，应及时请医生检查。

除了排尿次数增多，还有些孕妈妈可能会由于盆底肌肉呈托力差而出现压力性尿失禁。压力性尿失禁也是孕晚期一个正常且常见的生理现象，如果孕妈妈有大笑、咳嗽或打喷嚏等增大腹压的活动，则更是不可避免地会发生压力性尿失禁。

◇ 如何避免发生尿失禁的现象

1 使用卫生巾或卫生护垫，避免关键时刻出现尴尬情形。

2 常做骨盆放松练习，这有助于预防压力性尿失禁。做骨盆放松练习前应咨询医生，如果你有早产征兆，就不要做了。

具体动作如下：四肢跪下呈爬行动作，背部伸直，收缩臀部肌肉，将骨盆推向腹部，弓起背，持续几秒钟后放松。

4.影响分娩的四大因素

现在，人们都提倡回归自然，分娩也如此。自然分娩比剖宫产的孩子更健康聪明，但自然分娩需要疼十几个小时，尽管不会像有的产妇所说的那样会痛的死去活来，但也需要孕妈妈们去忍受。因此，孕妈妈都比较关心如何才能让自己少受痛苦，顺利地度过分娩。那么，哪些因素可以影响孕妇的自然分娩呢？

◇ 第一要素：**产力**

产力是指将胎儿和胎盘等自子宫内逼出的力量，其中最主要的是子宫肌肉的收缩力量。正常的宫缩有一定的节律性，并且临近分娩时逐渐增强。宫缩不管是过弱还是过强，都有可能造成难产。

◇ 第二要素：**产道**

产道是指宝宝分娩时的"通道"，包括骨通道和软产道。

软产道是由子宫下段、子宫颈、阴道及盆底软组织构成的弯曲管道。软产道通常是紧闭的，当分娩时，由于强有力的宫缩以及胎头下降的挤压，软产道被动地慢慢地扩张大，当扩张达到直径10厘米时，宝宝就可以顺利通过。

通常我们所说的产道，是指骨产道(骨盆)，它不是一个四壁光滑的垂直通道，而是一个仅8～9厘米深，形态不规则的椭圆形弯曲管道，宝宝要想通过它可不是那么容易。而且在这个不规则弯曲管道中间还设立两个路障(坐骨棘)，宝宝只能从二者中间通过。

◇ 第三要素：**胎儿情况**

在骨盆和产力正常情况下，如果宝宝在妈妈子宫中的位置不正常(臀位、横位等，以及头先露中持续性枕横位、枕后位、胎头高直位、面先露、额先露、颏先露等胎位异常)，或者宝宝在宫内生长发育得过大(体重大于4000克的巨大儿)，以及脑积水、联体胎儿等畸形儿和先天性有巨大肿瘤的胎儿，这些情况都会影响正常的分娩过程。

◇ 第四要素：产妇的精神

焦虑紧张不仅可以影响产妇情绪还可以消耗她们的体力，使其对疼痛的敏感性增加，使大脑皮层神经中枢指令的发放紊乱。

宝宝要来到人间，发动宫缩，促进分娩，需要听从人的大脑皮层神经中枢司令部的命令，而精神因素的好坏可以直接影响大脑皮层神经中枢命令的传送，使产力过强或过弱，直接影响宝宝的下降及转动，使产程进展缓慢。

5.孕10月营养要点

① 如果维生素B_1不足，容易引起孕妈妈呕吐、倦怠、体乏，还会影响分娩时子宫收缩，使产程延长，分娩困难。妈妈要多吃一些含维生素B_1丰富的食物如：豆类、酵母、坚果、动物肝、肾、心及瘦猪肉和蛋类等，食用大米、面粉时选择标准米面也可以满足需要。

② 这个阶段妈妈应该吃一些富含蛋白质、糖类等能量较高的食品，为临产积聚能量。注意食物要易于消化，预防便秘和水肿。适当地吃些坚果、巧克力之类的食物，可增加体力，以应付随时可能来临的分娩。

③ 除非有医生的建议，妈妈在产前不要再补充各类维生素制剂，以免引起代谢紊乱。

④ 为了缓解水肿、下肢肿胀的情况，妈妈应该多吃一些低盐食物及米粥、红豆汤、绿豆汤，来改善症状。

◇ 临产前应要注意的5个进食原则

① 找准时机，在宫缩间歇期进食。

② 饮食应富含糖分、蛋白质、维生素，妈妈可根据自己的爱好，选择蛋糕、面汤、稀饭、肉粥、藕粉、点心、牛奶、果汁、苹果、西瓜、桔子、香蕉、巧克力等多样饮食。

③ 注意补充水分，多喝红糖水或含铁丰富的稀汤如牛奶、猪肝汤、菠菜汤、鱼汤等，为分娩时将失去过多水分和血液做准备。

④ 以少量多餐的形式，增强营养的补充。以免暴饮暴食，以免加重胃肠道的负担，还可以在生产中引起"停食"、消化不良、腹胀、呕吐，甚至更为严重的后果。

⑤ 饮食要清淡，易消化，忌油腻，最好不吃不容易消化的油炸或肥肉类油性大的食物。

6.孕10月营养食谱

◇ 紫苋菜粥

原料 紫苋菜250克，粳米100克。

调料 精盐、猪油各适量。

做法

(1)紫苋菜择洗干净，切成细丝。

(2)粳米淘洗干净，放入煮锅内，加清水适量置火上，煮至粥快熟时，加入猪油、紫苋菜、精盐稍煮即成。

功效 粥清香爽口。具有清热止痢、顺胎产的作用。

◇ 藕莲炖排骨

原料 排骨500克、莲子200克、莲藕500克。

调料 料酒、盐、姜、葱适量。

做法

(1)排骨剁块洗净，入沸水煮20分钟后，撇去浮沫, 捞出待用, 莲藕刮皮切块, 莲子洗净备用。

(2)砂锅加清水入莲藕煮沸, 加入排骨和莲子, 改用小火炖煮, 入盐和料酒、姜、葱, 炖约1小时, 待骨烂肉酥菜熟即可。

功效 有补心益脾、止血安神作用。

◇ **豆腐皮鹌鹑蛋汤**

原料 鹌鹑蛋8个, 豆腐皮2张, 水发香菇2个, 火腿肉25克。

调料 盐、葱花、姜末、料酒、油各适量。

做法

(1)将鹌鹑蛋打入碗内, 加盐少许, 搅拌均匀。

(2)将豆腐皮撕碎, 撒上温水湿润。

(3)香菇洗净切丝, 火腿切末。

(4)锅置火上, 放油烧热, 下葱花, 姜末爆香, 倒入鹌鹑蛋炒至凝结, 加清水适量, 烧沸, 加入香菇、料酒、盐煮15分钟, 加入豆腐皮, 撒上火腿末, 煮沸即可。

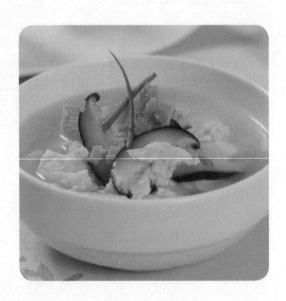

功效 此菜清肺养胃。鹌鹑蛋有通经活血、强身健脑、补益气血的作用。

◇ **小米面茶**

原料 小米面500克, 麻酱100克, 芝麻仁10克。

调料 香油、精盐、姜粉各适量。

做法

(1)芝麻仁去杂用水冲洗净, 沥干水分, 入锅炒焦黄色后擀碎, 加入精盐拌和在一起。

(2)锅置火上入适量清水、姜粉, 烧开后用小米面调成稀糊状倒入锅内, 略加搅拌, 开锅后盛入碗内。

(3)麻酱和香油调匀, 用小勺淋入碗内, 再撒入芝麻盐, 即可食用。

功效 咸香可口, 补中益气、增加营养、助顺产。

7.分娩前坚持胎教

孕晚期, 孕妈妈会非常期盼孩子的到来, 越是临近预产期, 这种心理越强烈, 真正到了预产期, 分娩会令人迫不及待。

十月怀胎, 一朝分娩, 是一件瓜熟蒂落、水到渠成的事, 急不可耐的时候, 要劝诫自己, 漫长的孕期就要结束, 能享受到的母子一体时间已经很有限, 值得珍惜。

在分娩前的最后一段时间中, 坚持像怀孕数月以来那样, 每天给胎儿讲一讲大千世界, 说一说父母对宝宝的相爱相思之情, 听一听熟悉的胎教音乐, 或高唱或低吟几句心爱的歌曲, 咏诵朗读几句诗词名句, 一方面继续坚持对胎儿的胎教, 另一方面, 也对自己在孕期中这几个月来学到的知识，做一个全面梳理回顾，别小看这天长日久一点一滴的积累，等到胎儿真正降生到世间来，你和准爸爸开始正式"上任"，荣任宝宝的"第一任教师"的时候，才会发现，自己前几个月的工夫，一点儿都没有白费力气，儿歌、诗词、名句脱口而出，音乐、运动，样样拿得起来放得下，工夫不负有心人啊！

8.借助胎教放松情绪

孕晚期，孕妈妈时常出现焦虑情绪，建议孕妈妈用各种胎教方法来缓解这种负面情绪，让心灵得到放松。

◇ **听音乐**

在你感到情绪焦躁不安的时候，不妨借助音乐来使心灵恢复平静。采取一种你觉得最舒服的姿势，躺在床上，或者靠墙而坐，静静地聆听自己喜欢的音乐，让自己的情感充分融入音乐的美妙意境中去。

◇ **倾听自然之声**

每天清晨，在睁开眼睛之前，先聆听下窗外的声音：风声、鸟鸣，又或是雨点敲打窗棂的声音，这些来自大自然的天籁会彻底放松你的心情。

◇ **想象**

这也是一种很好的消除紧张的方法，当然，前提是你要想象一些"美好的事情"，或是"美好的事物"。比如，想象一下"宝宝"未来的样子、你和准爸爸恋爱时快乐温馨的场景等。

◇ **唱歌**

俄罗斯的科学家们就鼓励孕妈妈大声唱歌，他们认为歌声不仅能平复心中的焦虑，而且对于胎宝宝来说也是很好的胎教方法。

9.准爸爸课堂

■ 为妻子分娩做准备

为妻子分娩做好经济、物质、环境准备，为迎接新生命的到来做好知识和物质上的准备。要留出足够的资金，要和妻子一起学习哺育、抚养婴儿的知识。检查孩子出生后用具是否准备齐全，不够的要主动操心补充准备。

■ 学会让自己放松

第一次迎接新生命，任何人都会感到紧张，准爸爸虽然只能旁观，但他的紧张、忧虑也是很自然的。然而，在妻子面临分娩时，作为她的精神支柱，如果准爸爸自己先紧张起来，就一定会影响到妻子的情绪，使她更加不安、惶恐。因此，准爸爸一定要学会放松自己，自己先放松，才可能去放松临产阵痛的妻子，给予她最大的安慰与支持。准爸爸应该了解足够多的有关生育方面的知识，平时多与妻子所在医院的医生交流、沟通，做到胸有成竹，心中才能不慌。

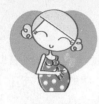

第38周：关注分娩讯号

1.孕妈妈和胎宝宝变化

孕妈妈的变化

在提示分娩的真正的子宫收缩之前，孕妈妈会经历假阵痛收缩。假阵痛收缩不同于子宫收缩，是近似于阵痛的强烈收缩，且是没有规律地出现，只要稍加运动，阵痛就会消失。孕妈妈会感觉心情烦躁焦急，这都是正常现象。同时，孕妈妈身体会越来越感到沉重，因此，要注意小心活动，避免长期站立，洗澡的时候避免滑倒等。总之，孕妈妈要好好休息，密切注意自己身体的变化，随时做好临产的准备。

胎宝宝的发育

身长约50厘米，体重已经长到3200克左右了。当你活动时，小家伙的脑袋会在你的骨盆腔内摇动，但尽管放心，有骨盆的骨架保护，很安全；而且骨盆里也有一定空间让胎宝宝的小胳膊、小腿、小屁股继续生长。

2.分娩的讯号

怀胎十月，终于到了令人兴奋的一刻，宝宝要出生了。宝宝出生时，会给孕妈妈讯号，这些讯号主要有3项，表示孕妈妈要分娩了。

◇见红

见红是分娩即将开始的一个可靠征兆，通常是粉红色或褐色的黏稠液体从阴道流出，或只是阴道分泌物中有血丝。见红通常出现在分娩前24~48小时内，这时子宫颈附近的胎膜与该处的子宫壁分离，毛细血管破裂的少量血液并与宫颈管内的黏液相混合而排出。

如果是淡淡的血丝，量不多，可以先在家观察，避免剧烈运动即可；如果流出鲜血，超过生理期的出血量，或者伴有腹痛的感觉，则需要马上入院就诊。见红的个体差异很大，很多人见红后几天甚至1周后才分娩，所以关键在于见红后要观察它的性状、颜色、流量等再做判断。

◇阵痛

临近分娩时，子宫会开始收缩，把胎宝宝往产道方向挤压，这时会感觉到阵痛。

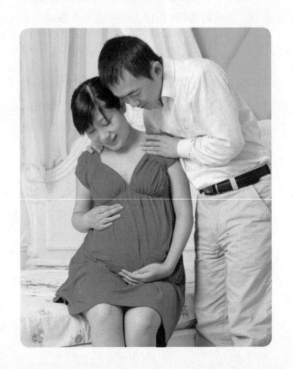

如果感觉到阵痛并伴有宫缩，先不要着急进医院，可以记录一下阵痛和宫缩的间隔时间，如果不规律或有规律但间隔很长，说明离分娩还有一段时间，可以在家休息，等阵痛达到10分钟1次时再入院待产。

◇ 破水

破水就是包裹着胎宝宝的羊膜腔自然破裂，羊水流出，孕妈妈会感觉到一股温热的液体持续从阴道流出。破水一般发生在阵痛之后，如果发生在阵痛前，就是早期破水，早期破水可能会引起细菌感染或是脐带脱垂。

破水之后，不管在什么场合，孕妈妈都要立刻平躺下来，然后立即打电话叫救护车。在去医院的途中，也必须保持平卧的姿势。

3.分辨"假临产"

有一点孕妈妈必须知道的就是"假临产"。在分娩前2~3周，孕妈妈会自觉轻微腰酸，有较频繁的不规律宫缩——其特点是收缩力弱、持续时间短，常少于30秒且不规则，强度也不会逐渐增加；常常在夜间出现，清晨消失；子宫颈不随宫缩而扩张，不伴有血性粘液及流水。由于假临产多在夜间出现，最大的不利因素在于影响休息，使孕妈妈彻夜难眠、疲劳不堪，增加不安或焦虑。所以辨别假临产迹象是很有必要的。那么怎样分辨假临产或者说真假宫缩呢？请看下面真假宫缩的对比情况。

假性宫缩和真性宫缩的区别

分娩前宫缩 （假性宫缩）	不规则；连续几个小时都没有明显的规律出现
	没有进展；强度、持续时间、频率都没有增加
	大部分出现在前面、腹部下方
	有轻微的不舒服，比较像是压力，而不是痛
	如果你改变姿势、走动、躺下、泡个热水澡或淋浴，反应就不那么剧烈，也不那么难过
	感觉子宫像一个很硬的球
分娩宫缩 （也称为真 的宫缩或 真实宫缩）	有规律（虽然不至于分秒不差）
	有进展；越来越强、持续更久、次数更多。宫缩的时间变长（持续20~30秒），间隔则缩短（5~6分钟）
	大部分出现在腹部下方，但是会扩散到背部下方
	从不舒服的压力到紧绷、拉扯的痛。但是通过有意义地放松其他部分的肌肉，这种痛是可以克服的，甚至可以减轻的
	如果你是躺着的，维持这个姿势；如果不是，就改变姿势。走动可能会更痛
	通常会见红

4.耐心做分娩前的检查

孕妈妈正在焦急地等待分娩,往往会对医生要求的各项检查表现得不耐烦,但是分娩前的各项检查都是例行检查,是保证孕妈妈和胎宝宝生命健康的前提和基础,为了自己和胎宝宝的健康,孕妈妈应积极配合。

◇ 配合医护人员的询问

医护人员在分娩前询问有关孕妈妈的基本情况和自我感觉,属于基本检查之一,尤其是当负责接生的医生与诊察医师不同的时候,孕妈妈有无妊娠中毒症或胎盘是否前置等,甚至妊娠的全部过程都是医生需要详细了解的情况,孕妈妈要耐心地和医生说明,让医生在接生的过程中可以做到有备无患。

◇ 检查分娩监视装置

孕妈妈分娩前,医生会把分娩监视装置放在孕妈妈的腹部上,用以观察阵痛情况、胎儿的心脏搏动情况、确认分娩有无出现异常等。这些设备的好坏都应该事先确认好,以免给分娩造成不必要的麻烦。

◇ 最后一次产检的各项检查

为了正确地选择分娩方式、安排分娩时的各项事宜,孕妈妈还必须做产检时的各项检查,包括身高、体重、血压、体温、尿蛋白、腹围等的测量和胎心、阵痛、超声波检查等。

◇ 内生殖器官检查

自然分娩、引产或剖宫产等分娩方式的选择,都需要医生给孕妈妈做进一步的检查后再确定,主要包括宫颈的状况、胎位的正常与否、胎儿下降情况、骨盆的大小等,这些检查基本都需要通过超声波或X光透视来完成。

孕妈妈所做的上述分娩前的检查,很琐碎,也很麻烦,但都是出于对孕妈妈和胎宝宝生命安全的考虑,孕妈妈应该理解,并主动要求做各项检查。

5.产前均衡营养,储备能量

进入孕期最后的加油阶段,孕妈妈胃部不适会有所下降,食欲也有所增加,因此营养的摄取是足够的,只要调整情绪,正确膳食就没有问题。

这个时候应该限制脂肪和糖类等热量的摄入,以免胎宝宝过大,影响顺利分娩。为了储备分娩时消耗的能量,孕妈妈应该多吃富含蛋白质等高能量食物,最好选择一日多餐,保证食物的消化吸收以及全面的营养。孕妈妈尽量避免在外就餐,要保证食物的干净卫生,因为若不小心食物中毒或腹泻都会对宝宝造成不良的影响。

此时宝宝的发育已基本成熟,服用钙剂的孕妈妈应该停止了,多吃些蔬菜水果,保证产前充足的营养。

6.临产前的营养要求

孕妇应多吃新鲜的瓜果蔬菜,可满足孕妇对维生素A、维生素C以及钙和铁的需求。另外,孕妇要多吃粗粮,少食精制的米、面,因为玉米、小米等粗粮含B族维生素和蛋白质比大米和面多;多吃谷类、花生等,因为这些食物中含有大量易于消化的蛋白质、B族维生素和维生素C、铁和钙质等;每天可加食1~2个鸡蛋,因为蛋类含有丰富的蛋白质、钙、磷和各种维生素;多晒太阳,使机体产生更多的维生素D,以保证胎儿骨骼生长的需要；注意多补充微量元素，如锌、镁、碘、铜等，动物类食品、豆类、谷类、蔬菜中含有铁、锌、铜等，海味食品中含碘量高。

如果在此期间营养不良，孕妈妈往往会出现贫血、水肿、高血压等并发症。若发生水肿、高血压，应吃些红豆粥、冬瓜汤、鲤鱼汤等少盐、利尿的食物；若血红蛋白低，可多吃些蛋黄、猪肝、红豆、油菜等含铁量高的食物；如出现小腹坠胀、宫缩频繁时，可服桂圆鸡蛋羹(以桂圆肉15克放入碗内，打鸡蛋1个，加凉水适量，蒸成蛋羹，食前加红糖少许，每日服1~2次)。此外，还应多吃大豆、虾皮、海带、粗纤维蔬菜、水果等。

7.临产前的胎教

胎儿生长到第10个月时，由于胎头已经进入母体盆腔，活动减少，睡眠增多，因此，这个阶段的胎教应当以孕妈妈保持良好的情绪、维持环境为主，不宜再实施过多、过重的接触式胎教。

◇ 怡情养性

由于临近生产，孕妈妈难免会心理紧张，情绪抑郁，这种状况对胎儿很不利。这个月的胎教重点，就是要尽量调整好心态，培养良好情绪。把美好的情绪传导给胎儿。怡情养性的胎教，就是要孕妈妈通过欣赏音乐、阅读诗歌、鉴赏艺术作品、在自然美景中放松心情、呼吸新鲜空气来怡养性情，达到对胎儿产生良性影响的效果。

◇ 适度的语言、音乐

临产前，不必过多地采用刺激性较强的胎教方法，像光照胎教、运动胎教、游戏胎教等，最好是孕妈妈经常听一些平时喜爱的音乐，尤其是表现自然景色、天籁之声，还有虫鸣、鸟啼、溪流、海浪一类比较舒缓、平稳、节奏变化不强

的乐曲，都有安抚孕妈妈精神状态、松弛紧张情绪的作用。语言胎教以孕妈妈喃喃自语和轻声吟咏、诵读、哼唱为主，还可以温习一些古典诗词、儿歌、童话，为未来对孩子实施早期教育和智能开发作好准备。

8.准爸爸课堂

■ 布置舒适的待产环境

在分娩前后，大多数孕妈妈都希望自己处在一个舒适的环境下：光线柔和，室温适宜，环境清静，有亲人的陪伴，有舒缓的音乐……在家中待产时，准爸爸就可以根据孕妈妈的喜好，把家中的环境调节到最佳。

■ 帮妻子缓解宫缩痛

妻子在宫缩时，腹部肌肉紧张是很正常的，此时，身体其他地方要尽量放松，这就需要准爸爸来帮忙了。

时断时续的宫缩要持续8~10个小时。在宫缩刚开始时，妻子还不需要入院，家里的环境可以让她感觉更好些。当她坐着或躺着时，她的身体需要一些支撑，比如枕头、靠背。准爸爸要确保妻子的肘、腿、下腰、脖子都有地方支撑，并检查她身体各部分是否完全放松。妻子可能无法顾及到这些，甚至懒得说话，所以准爸爸要主动帮忙。等到了医院，准爸爸也要随时关心妻子是否躺(坐)得舒服。

如果妻子因疼痛而感觉很紧张，准爸爸可在一旁带她深呼吸，提示她一些保持轻松的要点。准爸爸还可以为妻子按摩，以缓解她临产时的紧张与不适反应。

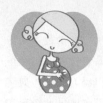

第39周：充分调养和休息

1.孕妈妈和胎宝宝变化

孕妈妈的变化

由于胎儿的下降，孕妈妈感到腹部的隆起有些靠下了。因为下降的子宫压迫膀胱，会出现尿频，而且阴道分泌物也增多起来。但上腹憋闷的症状显著缓解，胃部的压迫减轻，饭量有所增加。此时，子宫出现收缩现象。如果每日反复出现数次，就是临产的前兆。当宫收缩时，把手放在肚子上，会感到肚子发硬。随着分娩临近，孕妈妈羊膜囊可能会破裂。羊水一般是细细流出而不是大量涌出。

胎宝宝的发育

胎宝宝身体各部份器官都已发育完毕，而肺是最后一个成熟的器官——直至小家伙出生后的几个小时里，正常的呼吸模式才能建立起。小家伙的动作似乎安静了很多，主要是因为头部已经固定在骨盆中。随着头部位置的不断下降，与胎宝宝见面的时刻越来越近了。

2.了解分娩时的常见意外

孕妈妈在分娩时总会出现各种各样的风险和意外，但是随着现代医疗水平的提高，大大降低了分娩的风险。孕妈妈们根本无须过于担心和忧虑。保持轻松的心情，并做好应对准备，对顺利分娩大有益处。

◇ 会阴裂口

孕妈妈分娩时，因为会阴受力过大，难免会出现裂口，只要听从医生的指导正确用力，并及时采取会阴侧切术，是可以避免或缓解裂口增大的。

◇ 产后出血

孕妈妈分娩时子宫强烈收缩，会使其过度乏力而不能正常收缩，通常会发生产后大量出血的情况。孕妈妈最好及时遏制出血的迹象，提前入院观察并医治。

◇ 难产

难产是孕妈妈分娩过程中常见的意外，多由胎位不正和胎儿偏大，孕妈妈骨盆过窄等原因所致。妊娠期间，孕妈妈最好适当运动，及时控制体重，并坚持按时做产检。即使难产发生也要从容面对，减轻产痛。

◇ 子宫破裂

多次人流手术会使子宫壁变薄，从而容易导致子宫破裂的意外，分娩时产道不通畅、子宫壁上有明显的淤痕或者分娩前不恰当地使用催产素，都会造成子宫破裂。如出现子宫破裂，孕妈妈也不要过于惊慌，要从容面对。

3."导乐"分娩可减轻疼痛

孕前两周几乎所有的孕妈妈，都会感到心情变得紧张不安，或因对分娩的焦虑，或因对分娩的期待。

几乎100%的产妇都期望在分娩时能有人陪伴在身边，专门的人员正好满足了产妇的这种心理需求。临床统计表明：生产过程中有陪伴的产妇，其产程平均缩短了2~3个小时。其生产和产后的出血量也会减少，需要手术助产的比率降低，新生儿的发病率也呈降低趋势，更加有利于母婴健康。

导乐分娩的好处："导乐分娩"是目前国际妇产科学界倡导的一种妇女分娩方式，其特点为，在产妇分娩的全过程中，都由一位富有爱心，态度和蔼，善解人意，精通妇产科知识的女性始终陪伴在她身边，这位陪伴女性即为"导乐"。"导乐"在整个产程中给分娩妈妈以持续的心理、生理及感情上的支持，帮助分娩妈妈渡过生产难关。

◇ 导乐分娩的方式

❶ 以谈心方式。亲切的交谈，了解产妇在孕妈妈学校所学的有关妊娠和分娩的知识；讲解产妇身体各个系统已为产妇做好了准备，使产妇对分娩充满信心。

❷ 采取各种方法使产程按正常节律进行。教会产妇如何在宫缩期间分散注意力，如何运用深呼吸、按摩法、压迫法、第二产程呼吸法；进行穴位按摩并轻轻敲击产妇肩、手、脚，帮助产妇更换和改变体位，使产妇处于最舒适状态；鼓励产妇进食和饮水，保持足够的营养和能量；利用胎心监护的节律声音，使产妇听到胎儿有力的胎心音，加深做母亲的幸福感和责任感。

❸ 密切观察产程进展，让产妇了解目前产程进展情况，及时发现产程异常。导乐作为医生和产妇间的桥梁，使产妇由被动转为主动，提高产妇对产痛的耐受力，激励和鼓励产妇，形成良好的心理状态。

❹ 必要时酌情给予一定的镇静剂或镇痛剂。

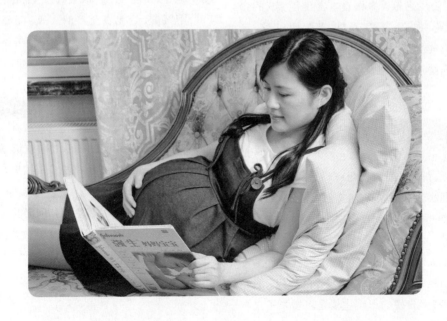

4.维生素K：止血功臣

维生素K是一组化学物质，能被人体利用来产生血浆中的凝血物质。维生素K还是影响骨骼和肾脏组织形成的必要物质，主要参与一些凝血因子的合成，有防止出血的作用，因此，维生素K有"止血功臣"的美称。它经过肠道吸收，在肝脏生产出凝血酶原及一些凝血因子而起到凝血作用。若孕妇（一般指患有肝病的孕妇）维生素K吸收不足，血液中凝血酶原减少，易引起凝血障碍，发生出血。孕妇妊娠期如果缺乏维生素K，就会增加流产的概率。胎儿即使存活，孕妇也会由于其体内凝血酶低下，易发生生产时大出血。

因此，孕妇应注意摄食富含维生素K的食物，以预防产后新生儿因维生素K缺乏而引起的颅内、消化道出血等。故孕妇在预产期前一个月，尤其要注意每天多摄食富含维生素K的食物，如菜花、白菜、菠菜、莴笋、芜菁叶、干酪、肝脏和谷类食物等，必要时可每天口服维生素K。这样可预防产后出血及增加母乳中维生素K的含量。

5.富锌食物：有助自然分娩

最近，国外有研究表明，产妇分娩方式与其妊娠晚期饮食中锌含量有关，每天摄锌越多，其自然分娩的机会越大，反之，则只能借助产钳或剖宫产了。

锌是人体必须的微量元素，对人的许多正常生理功能的完成起着极为重要的作用。据专家研究，锌对分娩的影响主要是可增强子宫有关酶的活性，促进子宫肌收缩，把胎儿驱出子宫腔。当缺锌时，子宫肌收缩力弱，无法自行驱出胎儿，因而需要借助产钳、吸引等外力，才能娩出胎儿，严重缺锌则需剖腹产。因此，孕妇缺锌，会增加分娩的痛苦。此外，子宫肌收缩力弱，还有导致产后出血过多及并发其他妇科疾病的可能，影响产妇健康。

所以孕妇要多进食一些含锌丰富的食物，如肉类中的猪肝、猪肾、瘦肉等；海产品中的鱼、紫菜、牡蛎、蛤蜊等；豆类食品中的黄豆、绿豆、蚕豆等；硬壳果类的有花生、核桃、栗子等，均可选择入食。特别是牡蛎，含锌最高，每100克含锌为100毫克，居诸品之冠，堪称锌元素宝库。

6.姜饭、姜茶：为生产打气

孕妈妈在临产前1～2周，可吃一碗姜饭或喝一碗姜茶，能使生产时更有力气；由于孕妈妈产后阳气虚，容易在生产时入风，而导致一些身体疾患，所以，在产前食姜饭、饮姜茶都有助于祛风。

7.告诉宝宝要和妈妈配合

阵痛是来自胎儿的信息，仿佛告诉孕妈妈："妈妈，我已准备好要出来了。"要用努力和爱帮助胎儿诞生。

快临产了，该和宝宝聊聊如何出世的话题。可以多和胎儿说话。告诉他，父母会爱他，保护他，会给他以安全和保障，孕妈妈在热切地等待他的安全降生。

可以对胎宝宝说："宝宝，你就要离开妈妈到这世界上来了，妈妈和爸爸可想早日见到你，你一定要和妈妈配合好，勇敢地出来。"

准爸爸贴近孕妈妈的肚皮说："宝宝，爸爸妈妈非常欢迎你，时刻等待你降生，你看爸爸给你准备了床、衣服和被子，还有你爱玩的玩具，出来吧，全家都欢迎你。"

8.调整好分娩的心态

随着产期的临近，大多数初产孕妇内心越发忐忑不安，过多地去想象分娩时的疼痛，担心分娩不顺利，忧虑胎儿不健全，甚至有传统意识的孕妇还会担心胎儿的性别等，以至于使自己终日处于惶恐不安之中，这种心态对于即将出世的胎儿是十分不利的。

一方面，孕妇的焦虑不安将导致母体内的激素改变，对胎儿产生不良刺激；另一方面，伴随着焦虑和恐惧而引起的神经性紧张往往会产生许多不适的感觉，使孕妇肌肉紧张、疲惫不堪，并且会导致分娩时子宫收缩无力、产程延长及滞产等现象，甚至造成难产，往往使胎儿发生宫内窒息，使对缺氧敏感的大脑细胞受到伤害，进而影响胎儿智力，甚至危及生命。

因此，在分娩前孕妇应做好心理准备。阅读一些有关分娩的书刊，了解分娩的过程，做到心中有数。要想到你的情况并不特殊，全国每天大约有5万多名婴儿出世，而其中的一名则是由你所创造的。

所以，产妇不必紧张和忧虑，要相信自己是完全能够胜任这个使命的，这样，当阵痛开始时，孕妇就会意识到，这正是腹中的小生命在投奔光明世界冲破重重阻力时向自己发出的求援信号，此时，产妇应以必胜的信念和爱心迎接新生命的到来。

9.准爸爸课堂

■ 帮助妻子适应生产环境

在家中待产时，准爸爸就可以根据妻子的喜好，把家中环境调节到最佳。去医院时，准爸爸也可以带上一些让她心理安慰的东西，比如她喜欢的娃娃、衣服、小摆设等，让她即使在医院里，也能感觉到家的温馨。

临产前，准爸爸应和妻子一起去了解一下病房、产房的环境，熟悉自己的医生。熟悉的环境能让人感觉舒服、放松。同时要给予妻子积极的心理暗示，多把正确、实用的生育知识告诉你的妻子。

平时可以向那些有着顺利分娩经验的人请教，并把这些好的消息带给你的妻子。你还可以常和她一起想象宝宝有多可爱，有了宝宝以后，家庭是多幸福。这样就可以用精神上的美好想象来克服焦虑和不安了。

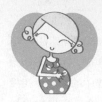

第40周：天使顺利降临

1.孕妈妈和胎宝宝变化

■ 孕妈妈的变化

这一周的某一天，孕妈妈期待了10个月的宝宝就要来到人世了。孕妈妈会感觉到腹部像针扎似的痛，并且，这种疼痛以30分钟或1小时为间隔持续发生，那么，这时就可以认定，阵痛真的开始了。阵痛的时间间隔会因人而异，一旦阵痛间隔时间小于30分钟，不要慌张，沉着地做好住院准备。

■ 胎宝宝的发育

40周是宝宝降生的时候，通常宝宝会在本周出生，但是也有可能提前或错后两周，这都是正常的。如果宝宝比预产期推后两周依然没有要出生的迹象，就应该到医院咨询医生，因为胎儿久久不出生，有时也会有危险。

40周时，原来清澈透明的羊水变得浑浊，同时，胎盘功能也开始退化，到胎儿出生后，胎盘即完成了使命。

2.进入产房需要做什么

◇ 带什么进入产房

水 阵痛会使孕妈妈流很多汗，所以要带点热水进去，抓住机会喝一点，以免孕妈妈发生脱水。

巧克力 进入产房后，宝宝不会马上就出生，所以这个时候还要带点巧克力，用来增加产力。

卫生纸 生产时会流出大量的血液，加上羊水什么的，这时候就需要用卫生纸来擦拭。

包被 用来包裹新生儿。

◇ 进入产房要做什么

进入产房后，医生会询问你的感觉，然后检查胎位，之后是检查子宫，确认宫口张开了多少，然后做胎心监护，以了解此时胎宝宝在宫内的情况。如果没有异常，就可以上产床了。

医生或助产士准备好之后，分娩就会正式开始。这时候你要将注意力集中于产道，收紧下颌，看着自己的肚脐，尽量分开双膝，身体不要向后仰。脚掌稳稳地踩在脚踏板上，脚后跟用力。紧紧抓住产床的把手，像摇船桨一样，朝自己这边提。背部不要离开产床，只有紧紧地贴住，才能使得上劲。在宫缩的间隙立刻用哈气法换气，然后深呼吸，等宫缩来临时向下用力，并配合医生的指示，直到将宝宝娩出。

◇ 产房里的3大忌

忌说泄气话 如果有家属进入产房陪产，一定不要说泄气话，而是要鼓励孕妈妈，否则会使孕妈妈慌乱、紧张，失去信心。

忌秩序混乱 如果一堆亲属前呼后拥，吵吵嚷嚷，手机铃声此起彼伏，必然不能使孕妈妈集中精力生产。所以要遵守秩序，保持安静，为孕妈妈创造良好的分娩环境。

忌不配合医生 临产的恐惧容易使孕妈妈对周围的事物产生抵触情绪，如果不充分信任医生并很好地配合，很有可能增加难产的概率。

3.正确配合医生分娩

◇ 第一产程：子宫颈开口期

第一产程开始时，子宫每隔10分钟收缩一次，收缩的时间也比较短。后来，子宫收缩得越来越频繁，每1～2分钟就要收缩一次，每次持续1分钟左右。当宫缩越紧，间歇越短时，宫口就开得越快，产妇的疼痛感就越明显。当子宫收缩时，产妇会有子宫发紧、发硬的感觉，下腹或腰部疼痛，并有下坠感。

有些产妇对分娩异常恐惧，精神十分紧张，临产后子宫收缩引起的正常疼痛，对她们来说都成为难以忍受的巨大痛苦，不休息，不吃东西，大喊大叫，结果使体力大大损耗，没有足够的力量来增加腹压，娩出胎儿。宫缩无力往往使本来可以顺产的分娩变成难产。所以待产的孕妈妈一定要以充足的精力和良好的心态迎接宝宝的诞生。

助产人员会及时为产妇测量血压，听胎心，观察宫缩情况，了解宫口是否开全，还要进行胎心监护，她们会针对产妇的具体情况，做出正确的判断和及时处理。

第一产程产妇的配合方法

思想放松，精神愉快 紧张的情绪会使产妇的食欲减退，引起疲劳乏力，影响子宫收缩和产程的进展。

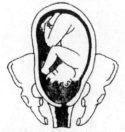

宫口开大2厘米时。阵痛间隔8～10分钟。阵痛间隔还比较长，所以这段时间要充分休息。

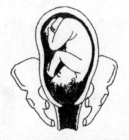

宫口开大6厘米时。阵痛间隔3～5分钟，阵痛加剧。子宫口开全还需2～3小时，到娩出还需7～8小时。

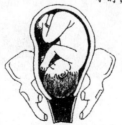

宫口开全时。阵痛间隔约1～2分钟，约持续40～90秒钟。此时的宽度可使胎儿通过。再过2～3小时胎儿将诞生。

第一产程：从有规律的宫缩到子宫口开全

注意休息，适当活动 利用宫缩间隙休息，节省体力，切忌烦躁不安，消耗精力。如果胎膜未破，可以下床活动，适当的活动能促进宫缩，有利于胎头下降。

采取最佳的体位 除非是医生认为有必要，不必要采取特定的体位。只要能使你感觉阵痛减轻，就是最佳的体位。

补充营养和水分 尽量吃些高热量的食物，如粥、牛奶、鸡蛋等，多饮汤水，以保证有足够的精力来承担分娩重任。

勤排小便 膨胀的膀胱有碍胎先露下降和子宫收缩。应在保证充分的水分摄入的前提下，每2～4小时主动排尿1次。

◇ **第二产程：胎宝宝娩出期**

在第二产程，产妇要躺在产床上等候，助产人员会帮助分娩。产妇用力的大小和正确与否，都直接关系到胎儿娩出的快慢、胎儿是否缺氧，以及你的会阴部损伤轻重程度。所以，这时产妇要按照助产师的指导，该用力时用力，不该用力时就抓紧时间休息。

这一时期，宫缩痛明显减轻，子宫的收缩力量更强，子宫收缩也越来越紧，每次间隔只有1～2分钟，持续1分钟，胎儿下降很快，迅速从宫颈口进入产道，然后又顺着产道达到阴道口露头，直到全身娩出。

在宫缩停止的间歇期里，产妇要放松全身的肌肉，抓紧时间休息，切忌大喊大叫或哭闹折腾。当宫缩再次出现时，再重复前面的动作。

当胎头即将娩出时，助产人员会提醒产妇不要再用力了。此时，产妇可以松开手中紧握的产床扶手，双手放在胸前，宫缩时张口哈气，宫缩间歇时，稍向肛门方向屏气。这时，助产人员会保护胎头缓慢娩出，同时认真保护产妇的会阴部位，防止严重撕裂。当胎儿娩出的时候，产妇的臀部不要扭动，保持正确的体位。

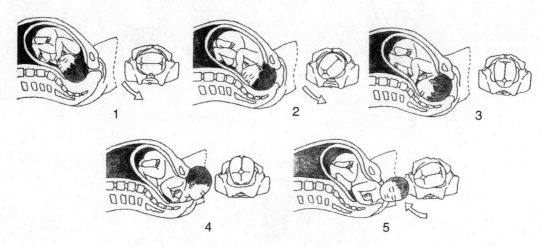

1　　　　　　2　　　　　　3

4　　　　　　5

第二产程：从宫口开全到胎儿娩出

第二产程产妇的配合方法

配合宫缩用力　　一次宫缩时大约要用力3次，产妇要遵照医生的指导，在宫缩时务必配合用力，不要在意自己的样子有多难看，这样才能使使力达到最佳的效果。

憋气以增加腹压　　强烈的宫缩阵痛，迫使产妇不由自主地向下用力。这时，产妇要双手抓住产床边上的扶手或丈夫的手，只管放心地像平时解大便那样向下憋气，憋气时间越长越好，以增加腹压，协助胎儿娩出。

注意休息　　在宫缩停止时产妇要立即全身放松休息，不要用力。这时用力不仅没有作用，反而会使产妇精疲力尽，影响顺利分娩。应该趁机做2~3次腹式深呼吸，为下一次宫缩时的用力做准备。

不必收缩肛门　　胎儿的头在产道里回旋，并随着子宫收缩向产道出口前进，使产妇不自主地使劲憋气，产生想排大便的感觉，甚至会有憋不住的感觉。这是胎头向下压迫所致，不必因担心而收缩肛门，这样会影响胎头下降。

改用力憋气为反复哈气　　当胎先露部要出来，即产妇感到下边有东西堵着时，听到医生的指示后立即把双手交叉在胸前，改用力憋气为反复短促的哈气。提醒一点，此时绝对不可用力，也不要随意扭动臀部，要靠子宫本身的收缩使胎儿自然娩出。这时，即便轻微地用力或发出声音，都会使胎头飞速地从阴道口滑出，造成意想不到的会阴裂伤，甚至撕裂肛门。

摆好姿势　　由于胎儿就要从产道娩出，即使再不舒适也要注意保持仰卧、双脚尽量张开、膝盖弯曲的姿势，以方便医生协助分娩。

◇ 第三产程：胎盘娩出期

第三产程也称胎盘娩出期，从胎儿娩出到胎盘娩出为止，一般经历10~15分钟。一般不超过30分钟。

胎儿娩出后，产妇顿觉腹内空空，产道也如释重负。宫缩暂时停止，子宫逐渐缩小，羊水全部流出。没多久，胎盘自动地从子宫壁上剥离、娩出，此时没有剧烈地腹痛。胎盘娩出后，由于整个过程消耗了极大的精力和体力，产妇就像跑完了一程马拉松，身心疲惫不堪，但内心充满了幸福与喜悦。

此时，产妇可以放松休息了，医生检查胎盘、胎膜是否完整，产道有无裂伤，并进行相应的处理，阴道分娩的全过程就此完成。产后要暂时留在产房，观察子宫有无大量出血，测量血压和脉搏。如果没有特殊情况，产妇才会被送回休息房间。

第三产程产妇的配合方法

不要用手去碰下腹部　　在胎盘尚未娩出之前，产妇不要用手去碰触下腹部，以免刺激下腹造成子宫颈口反射性地收缩，阻碍胎盘顺利娩出。

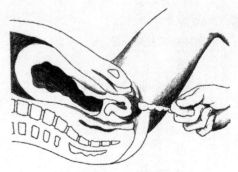

第三产程：胎盘娩出

尽量地张开双腿、让医生处理 胎盘娩出之后，在外阴部消毒干净前，产妇要尽量将双腿张开，以方便医生进行处理。

积极配合医生缝合伤口 胎盘娩出后，如果产妇会阴部有伤，医生要马上进行缝合。为了更好地让医生处理，虽然非常疲惫，但要继续忍耐，并采取医生要求的姿势，坚强地与医生充分进行配合。这样才能方便医生缝合阴道壁及阴道入口的伤口，不至于使日后的性生活受到影响。由于会阴在分娩时受到极大压迫，所以不会感到太疼痛。

4.新生儿阿氏评分

新生儿出生后，需要进行健康测评。新生儿阿氏评分标准，只是众多标准中的一个，但其被接受的程度要高于其它标准。

阿氏(VirgiriaApgar, 一个麻醉科医生)评分标准是：把描述新生儿基本体征的五项指标列入同一表格中，并对其给予评分(每项评分为0、1、2分)，再把五项分数相加，依据其评分之和，对新生儿的状况进行评价。

五项体征是：心跳、呼吸、肌张力反应、对刺激反应、肤色

五项体征的打分标准是：

◇ **心跳**

不能触摸到、也不能听到心跳：0分；

心跳少于100次/分钟：1分；

心跳超过100次/分钟：2分。

◇ **呼吸**

出生后60秒钟无呼吸：0分；

出生后呼吸慢、弱、不规律：1分；

出生60秒钟内呼吸良好、哭声响亮：2分。

◇ **肌肉张力**

四肢肌肉完全松弛：0分；

四肢略微呈屈曲状：1分；

四肢活动有力：2分。

◇ **对刺激反应**

通常在吸净咽部黏液后，弹小儿足底时，或用导管插入鼻孔时：

毫无反应：0分；

面部稍有活动，如皱额等：1分；

反应好，小儿哭闹声响、打喷嚏或咳嗽：2分。

◇ **肤色**

全身青紫或苍白：0分；

躯干红而四肢青紫：1分；

全身皮肤颜色红润：2分。

具体作法：新生儿出生后1分钟、5分钟及10分钟，各评分1次。

其评判标准是：0~3分：严重窒息；4~7分：中度窒息，但心率正常；8~10分：正常新生儿。

5.产前吃巧克力增加产力

产妇在临产前要多补充些热量，以保证有足够的力量，屏气用力，顺利分娩。很多营养学家和医生都推崇巧克力，认为它可以充当"助产大力士"，并将它誉为"分娩佳食"。

◇ **产前吃巧克力的益处**

❶ 巧克力营养丰富，含有大量的优质碳水化合物，而且能在很短时间内被人体消化吸收和利用，产生出大量的热能，供人体消耗。

❷ 巧克力体积小，发热多，而且香甜可口，

吃起来也很方便。产妇只要在临产前吃一两块巧克力，就能在分娩过程中产生足够的热量。

因此，让产妇在临产前吃些巧克力，对分娩十分有益。

6.临产时要重视食物补充

生产相当于一次重体力劳动，产妇必须有足够的能量供给，才能有良好的子宫收缩力，宫颈口开全后，才能将孩子娩出。如果产妇在产前不好好进食、饮水，就容易造成脱水，引起全身循环血容量不足，供给胎盘的血量也会减少，容易使胎儿在宫内缺氧。

产妇在分娩过程中，要消耗极大的体力，而且时间较长，一般产妇整个分娩要经历12~18小时，分娩时子宫每分钟要收缩3~5次，这一过程消耗的能量相当于走完200多级楼梯或跑完1万米所需要的能量，可见分娩过程中体力消耗之大。这些消耗的能量必须在分娩过程中适时给予补充，才能适应产妇顺利分娩的需要。这些能量消耗光靠产妇原来体内贮备的能量是不够的，如不在分娩中及时补充，产妇的产力就不足，分娩就有困难，甚至延长产程或出现难产。

7.生产过程中的饮食安排

◇ 第一产程的饮食

第一产程中，由于不需要产妇用力，所以产妇可以尽可能多吃些东西，以备在第二产程时有力气分娩。所吃的食物应以碳水化合物性的食物为主，因为它们在体内的供能速度快，在胃中停留时间比蛋白质和脂肪短，不会在宫缩紧张时引起产妇的不适或恶心、呕吐。食物应稀软、清淡、易消化，如蛋糕、挂面、糖粥等。

◇ 第二产程的饮食

第二产程中，多数产妇不愿进食，可适当喝点果汁或菜汤，以补充因出汗而丧失的水分。由于第二产程产妇需不断用力，应进食高能量、易消化的食物，如牛奶、糖粥、巧克力等。如果实在无法进食，也可通过输入葡萄糖、维生素来补充能量。

8.胎教与早教的衔接

胎儿在降生之前，准爸爸和孕妈妈已给了胎儿听觉、触觉、视觉等的刺激，这给胎儿的感觉器官和大脑产生了一定的影响，能促进胎儿感觉器官的发育和神经元结构的形成。一般人的想法是，随着分娩过程的完成，胎教也就随之告一段落。然而，由于新生儿在人间的前6个月是大脑细胞增殖的另一高峰期，因此，为了继续促进宝宝的智力发育，需要在产后6个月内继续给予宝宝适宜的信息刺激，进一步促进神经系统的发展。所以胎教还要持续一段时间，直到与早期教育衔接上。

由于孩子出生时大脑的大小和重量只达成人的1/3，神经细胞尚未成熟，神经纤维也没有形成完善的髓鞘，而相互间的联系几乎没有形成，所以，在出生后的初期，只有将大量的刺激传到感觉器官，再通过感觉细胞传达给大脑，才能促进神经细胞的成熟。因此，尽管胎儿刚出生根本不明白语言的意思，但还是要给他各种声音的刺激，如父母要多和宝宝说话、逗乐，在宝宝睡醒后给宝宝听一些轻松舒缓的音乐。除了听觉刺激外，父母还要给宝宝适宜的触觉刺激，父母和家人要多拥抱小宝宝，抚触小宝宝的皮肤，让宝宝练习抬手、踢腿等动作。在视觉训练方面，可用鲜艳的带响声的小玩具吸引宝宝注意，让宝宝学着追视。这些都是"胎教"的"加时课"，是早期教育的衔接教育。

9.准爸爸课堂

■ 妻子分娩时守在身边

一个人生的关键时刻将要到来，有些事情必须要妻子自己面对，但希望准爸爸能给予支持和信心。现在，很多医院的产科开展了温馨的母婴同室工作，孕妇分娩时允许准爸爸守候在身边，这无疑给了妻子很大的支持，对产妇的心理是最好的安慰。大多数产妇在生产时希望准爸爸陪在身边。

妻子在产房待产时，准爸爸能守候在身旁；在妻子出现阵痛时，为她按摩腰部、腹部，帮助克服生产的剧痛；在阵痛间歇时，帮助放松、休息，给妻子水喝、进食，保存体力；在生产的瞬间，帮助妻子、鼓励妻子，配合医生使孩子顺利娩出。

如果准爸爸能在妻子最困难的时候守在身边，与她共同经历这一人生特殊事件，妻子的内心会充满爱的力量。

■ 当好妻子产房的守门人

分娩后，亲朋好友大多会电话问候、直接到医院看望贺喜等，应付这些社交活动，难免会给妻子造成更大的疲惫感。为了让妻子好好休息，新爸爸最好守候在病房门口，以防外人打扰，还要时不时地检查妻子的情况，以确认妻子的身体状况是否出现异常等。

PART 3 产后月子护理完美方案

产后第1个月

◎本月要事提醒

1.休息与活动

保证充足的休息；无特殊情况4～6小时后可下床排尿；第2天可适当下地活动；可从下床吃饭、上厕所开始，逐渐增加活动量，绝不能做重活、累活。

2.精神及心理护理

家人给予细致周到的关爱，本人保持积极乐观的心态。

3.给产妇一个良好的休养环境

(1)产妇休息的房间保持温度：20℃～24℃；湿度：55%～65%。

(2)要经常开窗通风换气，每天要保证2次通风，每次大概15分钟。

(3)室内要有充足的阳光。

(4)不宜睡太软的床，让母婴同室，保持家庭和睦。

4.重视产褥期的营养

产后由于胃肠功能未恢复，为了保证营养，要少吃多餐，每天5~6顿。饮食清淡适宜，荤素搭配，干稀搭配，多喝汤水。

5.注意清洁卫生

分娩的疲劳、产时产后的出血，会使产妇抵抗力下降，更易发生感染，因此清洁卫生很重要。要清洁会阴，勤洗手，勤洗澡，勤更衣，勤刷牙。

6.产后月经恢复与避孕

恢复月经时间：个别人4~6周，多数6个月；恢复排卵时间：40%在月经恢复前1个月，哺乳有推迟月经恢复的作用；产后采取适宜的避孕措施。

产后1个月内产妇和宝宝的变化

	产后身心变化	宝宝生长的模样	生活中的注意事项
分娩当天	1.产后痛严重 2.出现红色恶露 3.会阴缝合部分疼痛无法坐	1.孩子出生了，身上有一层白色胎脂 2.发出第一声啼哭并开始呼吸 3.头在娩出产道时有肿块生成	1.身体易疲劳应保证充足睡眠 2.吃有利于消化的柔软食物 3.产后6小时须排尿 4.在家人的帮助下，用热水洗澡，将恶露擦洗干净 5.由手脚慢慢开始活动身体
产后2天	1.产后痛比第一天减轻 2.红色恶露量增加 3.乳房肿胀疼痛 4.出汗多，小便量也增加	1.孩子的皮肤由红色变为黄色，出现黄疸 2.整天处于睡眠状态 3.呼吸稳定	1.如果身体能够活动可以自己清洗恶露 2.进行乳房按摩，为授乳做准备 3.做一些轻便体操来放松肌肉 4.摄取高营养食物
产后3天	1.产后痛在一定程度上消失 2.会阴缝合部位仍然疼痛 3.红色恶露继续出现 4.母乳分泌　5.食欲旺盛 6.可能有贫血症状	4.出现黑褐色胎便 5.一天排尿6~10次，但量少 6.头上肿块消失	1.自然分娩的产妇如无异常症状就可出院 2.剖腹产的产妇排气后可以喝些米汤 3.多行走活动身体，促进身体恢复
产后4~5天	1.恶露颜色变为褐色，稍微带有酸味 2.乳汁分泌增加 3.有产后抑郁症	1.胎便由暗绿色变为黄色 2.皮肤变粗糙并开始脱落 3.婴儿体重稍减 4.黄疸稍微严重	1.出院后仍需注意适度活动，不可运动过度 2.与孩子一起睡午觉 3.排便时不可用力过大 4.如果还不能洗澡，应用干净的毛巾擦洗身体
产后6~7天	1.会阴缝合部位基本愈合 2.仍有褐色恶露但量减少 3.出现乳白色乳汁 4.子宫缩小到棒球大小	1.胎儿体重开始增加 2.脐带尚未脱落	1.感觉身体善有了很大程度恢复，但仍不能做家务　2.可以洗头或洗澡 3.洗头时不能弯腰 4.剖宫产的产妇可以出院 5.保证充足睡眠
产后第2周	1.出现黄色恶露 2.乳汁分泌量稳定 3.子宫缩小到几乎摸不着的程度	1.食量和腹泻的次数稳定 2.除去吃奶时间，几乎每天睡20个小时 3.脐带变黑脱落	1.多吃能促进乳汁分泌的营养食物 2.坚持产褥体操 3.处理恶露时，必须消毒 4.化妆时只使用基础化妆品
产后第3周	1.黄色恶露几乎消失 2.产后抑郁症自然痊愈 3.分娩时留下的伤口基本愈合	1.汗毛脱落 2.腹泻次数减少，但每次的腹泻量增加 3.新生儿黄疸现象自然消失	1.可以做饭前准备工作，洗碗，用洗衣机洗衣服等 2.可以独自做给孩子洗澡之类简单事情 3.如果感到疲劳要立刻休息 4.不能长时间站立以免身体疲劳
产后第4周	1.出现妊娠前相似的白色分泌物 2.颜色比怀孕前要深	1.吃奶的间隔时间一定 2.体重比出生时有些增加 3.接受出生后第一次检查	1.可以逛街或去离家近点的地方走走 2.可以进浴池洗澡 3.积极主动地做产褥体操　4.不要提重物 5.和孩子一起接受定期检查

产后第1周：及早开奶

1.产后第1周保健要点

产后头两天大部分妈妈乳房都是软软的，没有明显的乳汁流出来，但无论是否感觉到"下奶"，都要让宝宝"早开奶、早吸吮"，在最初的两三天里，宝宝仅需要很少量的乳汁就可以了，重要的是让宝宝频繁吸吮乳房，以促使乳汁分泌通畅。

产后宫缩痛一般会持续2～3天。红色恶露一般持续3～4天后，出血逐渐减少，转为浆液恶露。

妈妈在产后一周内皮肤的排泄功能都很旺盛，可排出大量汗液，属正常现象，但应避免出汗后受风感冒。

2.顺产第1天保健要点

◇ 注重产后第一餐

新妈妈分娩后体内激素水平大大下降，身体过度耗气失血，阴血骤虚，在这种情形下，很容易受到疾病侵袭。因此依照个人体质，"产后第一餐"的饮食调养非常重要。

产后第一餐应选择易消化、营养丰富的流质食物。糖水煮荷包蛋、蛋花汤、藕粉等都是最佳的选择。等到第二天的时候，产妇经过了休息，精力慢慢恢复，但是还是需要饮食的帮助才能让身体恢复得更好。产后第二天就可以吃一些细软的食物，普通的饭菜也可以吃了。

◇ 观察出血量

产后出血是产妇第一天最需要注意的问题，因此，不管再疲乏、再虚弱，观察自己的出血量可是新妈妈最重要的功课。

目前，在我国导致产妇死亡的第一原因仍是产后出血，产妇在分娩后两小时内最容易发生产后出血，产后2小时出血400毫升，24小时内出血500毫升都可诊断为产后出血。产妇出血过多可导致休克、弥漫性血管内凝血，甚至死亡。所以分娩后仍需在产房内观察。

此时要注意子宫收缩乏力也会引起产后出血。

因此，产妇在上厕所时应注意把卫生护垫等收集起来，不要丢弃，如出血量较多，或阴道排出组织都应及时告知医生。

◇ 定时量体温

产后发烧是大事，不要以为只是头痛脑热而等闲视之。新妈妈在产后一定要养成定时量体温的好习惯，如果发现体温超过38℃就要当心。

产妇在刚生过孩子的24小时内，由于过度疲劳，可能会发烧到38℃，但这以后，体温都应该恢复正常。如有发烧，必须查清原因，适当处置。个别新妈妈乳胀可能发烧，但随奶汁排出，体温将会下降。如果奶汁排出后仍不退烧，就可能是别的原因。

因此，新妈妈要注意观察自己的体温，多喝水，注意摄入营养，如果高烧连续不退就得赶紧找医生了。

◇ 坐一坐，走一走

很多新妈妈在产后第一天基本上是躺着度过的。这样可不好。

其实，顺产产妇可以在产后6~8小时坐起来。要多坐少睡，不能总躺在床上。躺在床上不仅不利于体力的恢复，还容易降低排尿的敏感度，这就有可能阻碍尿液的排出，引起尿潴留，并可能导致血栓形成。

因此，如果分娩顺利，产后可根据体力恢复情况下床，适当活动。产后24小时可以随意活动，但要避免长时间站立、久蹲或做重活，以防子宫脱垂。产后8周可逐渐恢复正常工作。并且产后尝试做做轻缓的体操，这有助于体形恢复。

◇ 争取时间休息

分娩过程耗尽了产妇的体力，第一天最重要的是休息，以确保体力的恢复。现在很多都是母婴同室，宝宝与新妈妈在一起，大约每隔3~4小时就要哺乳了，又要给孩子换尿布，孩子一哭闹，新妈妈就更没时间睡觉，所以新妈妈应争取时间休息。

◇ 产后尽快排大小便

顺产产妇应多喝水，尽快排第一次小便。因为在生产过程中，胎头下降会压迫膀胱、尿道，帮助膀胱功能的恢复，憋尿时间太长，膀胱过度充盈会影响子宫收缩，导致产后出血。

◇ 初乳不可浪费

一般来说，孩子生下来以后，新妈妈第一天会有少量粘稠、略带黄色的乳汁，这就是初乳。初乳中含有大量的抗体，从而保护新生儿免受细菌的侵害，所以应尽可能地给新生儿喂初乳，减少新生儿疾病的发生。这是所有奶粉无法替代的。

哺乳的行为可刺激大脑，大脑发出信号增加乳汁的分泌，必须要尽早哺乳，形成神经反射，增加乳汁的分泌。

◇ 产妇多汗应注意清洁

产后出汗量多，睡眠和初醒时更多，有时可浸湿内衣，常在数日内自行好转，这是正常生理现象，并非体虚表现。产妇应勤换内衣内裤和床单，居室要通风，如果不让新鲜空气进入室内，产妇在空气污浊的室内会增加呼吸道感染的机会。

3.剖腹产第1天保健要点

◇ 要少用止痛药物

剖腹产术后麻醉药的作用逐渐消失，腹部伤口的痛觉开始恢复，一般在术后数小时，伤口开始剧烈疼痛。为了能够很好休息，使身体尽快复原，可请医生在手术当天或当夜给用一些止痛药物。在此之后，对疼痛多做一些忍耐，最好不要再使用药物止痛，以免影响肠蠕动功能的恢复。一般来讲，伤口的疼痛在3天后便会自行消失。

◇ 术后应该多翻身

麻醉药物可抑制肠蠕动，引起不同程度的肠胀气，因而发生腹胀。因此，产后宜多做翻身动作，促进麻痹的肠肌蠕动功能及早恢复，使肠道内的气体尽快排出。

◇ 卧床宜取半卧位

剖腹产术后的产妇身体恢复较慢，不能与阴道自然分娩者一样，在产后24小时后就可起床活动。因此，剖腹产者容易发生恶露不易排出的情况，但如果采取半卧位，配合多翻身，那么就会促使恶露排出,避免恶露淤积在子宫腔内,引起感染而影响子宫复位,也利于子宫切口的愈合。

◇ 产后注意排尿

为了手术方便,通常在剖腹产术前要放置导尿管。术后24～48小时,麻醉药物的影响消失,膀胱肌肉才又恢复排尿功能,这时可以拔掉导尿管,只要一有尿意,就要努力自行解尿,降低导尿管保留时间过长而引起尿路细菌感染的危险性。

◇ 保持阴部及腹部切口清洁

术后2周内,避免腹部切口沾湿,全身的清洁宜采用擦浴,在此之后可以淋浴,但恶露未排净之前一定要禁止盆浴;每天冲洗外阴1～2次,

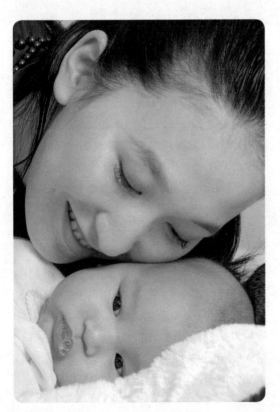

注意不要让脏水进入阴道;如果伤口发生红、肿、热、痛,不可自己随意挤压敷贴,应该及时就医,以免伤口感染迁延不愈。

◇ 尽早下床活动

只要体力允许,产后应该尽早下床活动,并逐渐增加活动量。这样,不仅可增加肠蠕动的功能,促进子宫复位,而且还可避免发生肠粘连、血栓性静脉炎。

◇ 不要进食胀气食物

剖腹产术后约24小时,胃肠功能才可恢复,待胃肠功能恢复后,给予流食1天,如蛋汤、米汤,忌食牛奶、豆浆、大量蔗糖等胀气食物。肠道气体排通后,改用半流质食物1～2天,如稀粥、汤面、馄饨等,然后再转为普通饮食。

4.产后第2天保健要点

分娩带来的疲劳感在消除,你更有精神了。不管采取什么样的分娩方式,你都能自由地下床走动了,自己洗漱,自己如厕,乳汁分泌也增加了,食欲开始好转。如果产房带有洗浴间,室内温度也比较适宜,没有会阴切开或撕裂,也不是剖腹产,没有任何孕期和产后并发症,你可以淋浴,但时间一定要短,5分钟左右即可。如果你感觉还比较疲劳,体力恢复得不是很好,阴道中的分泌物也比较多,在房间走几步就感觉有些头晕或其他不适,一定不要急着淋浴。让护士或家人帮你擦一擦容易出汗的部位就可以了,用稍热一点的水洗洗脚可以帮助你解除疲劳感。

在产后的最初几天,给宝宝哺乳可能是让你最劳累的事情,喂宝宝一顿奶,你可能会汗流浃背。这时的宝宝还不能很好地把乳头、乳晕含入口中,你的乳头可能还不适宜宝宝的小嘴,

或者比较大，或者比较小，或者比较凹陷。你抱宝宝喂奶的姿势还不是很协调，抱一会儿，你就会感觉腰酸胳膊沉，汗水会顺着你的脸颊流下来，身上也会被汗水浸透，让你感到不舒服。这时你千万不要急，急会让你面露难色，写在你脸上的不满情绪，嘴里说出的不满词句，新生儿都会感觉得到，你要相信这一点，在宝宝最初的日子里，妈妈的爱抚对宝宝的健康成长是非常重要的，如果你还住在医院，护士会为你清洁外阴部，观察阴道分泌物的情况。有什么问题都可以向医生护士询问，你的担心会少些。如果你已经回家，要观察分泌物的情况，如分泌物比在医院时明显增多，或变成鲜血样或有血块，要打电话向医生咨询，也可请医生到家中访视。

5.产后第3天保健要点

产后72小时了，这时你看起来已经很精神了，起床、洗漱、上卫生间、洗脚、吃饭、抱宝宝喂奶，你都能自己完成。你现在已经忘记分娩带给你的不适，把全部的精力都倾给了宝宝。母爱让你忘记了疲劳和疼痛，喂奶、换尿布、抱宝宝，你都想亲自去做，你开始不太放心丈夫的粗手粗脚，生怕伤及宝宝。你的两眼总是盯着宝宝，如果宝宝的目光恰好落在你的眼中，你的内心会异常激动，对宝宝的疼爱更加强烈。需要提醒的是不要过于劳累，休息好对你来说仍然非常重要。丈夫和家人能代劳的事，要学会放手，让他们给你更多的帮助。他们也会像你一样照顾好宝宝，该睡觉、吃饭、休息时，一定要暂时放下宝宝，安心地休养。

6.产后第4天保健要点

首要任务是保证充足的乳汁，你的身体变得轻松起来，即使是剖腹产，也不再捧着肚子走路。走路时腰板开始挺起来了，脚步也大了，脚抬得也高了。把头发梳理得整整齐齐，穿上合体的衣服，你会感觉精神倍增，心情更好。出生已4天的宝宝吸吮有力，能很好地吸住乳头。如果分娩时医生为你做了会阴切开，或在分娩时会阴发生了裂伤，今天，医生会给你拆线。拆线后，会阴疼痛明显减轻。即使是坐着喂奶也不觉得那么疼了。你这时的任务就是睡足、吃饱、喂养你的宝宝。

7.产后第5天保健要点

发现异常，及时咨询，切勿着急。如果是剖腹产，又是横切口，到了拆线的时间；如果是竖切口，要等到第7天才能拆线。拆线后，你就可以像顺产的产妇一样，进行腹肌和盆底肌锻炼，做产褥体操了。这时对你来说，首要的问题就是如何喂养新生儿。不要忘记，发现什么异常情况，首先要向医生咨询。

8.产后第6天保健要点

无论你采取什么分娩方式，大部分产妇都开始做出院准备了。让丈夫把出院时需要的东西带到医院来。向医生详细询问出院后的注意事项，这是很重要的，因为每个产妇的情况都不同，新生儿的情况也各异，一定要从医生那里了解到你的情况。如你在孕前有并发症，分娩后会有怎样的预后？是否需要继续用药或定期检查？有什么情况需要看医生？医生、护士什么时候会到家里访视？如果有需要电话咨询的问题，打哪个电话号码？夜间和节假日打哪个电话号码？总之，把你想问的都问清楚，并记下来。

9.产后第7天保健要点

宝宝已经度过了最早的新生儿期或许你还住在医院里，但明天你可能就回家了，或许你已经回家几天了。产后1周，产妇恢复基本完成，新生儿也度过了关键时刻。

母子配合得非常默契了，妈妈把乳头往宝宝嘴边一放，宝宝就会用小嘴去含。不但妈妈的乳汁增加了，宝宝的吸吮能力也增强了，宝宝体重开始稳步生长。产妇阴道分泌物减少，颜色变淡。如果分泌物仍比较多，甚至比原来还有所增加，颜色不但不变淡，还变得鲜红或发黑，要及时看医生。这时，如果你还感觉腹部痛得厉害，或者会阴切开处还比较痛，不敢坐着哺乳，也要看医生，是否切口长得不理想？是否有一针线没有拆干净？是否子宫中有残留的胎膜？总之，这时的你不应该有疼痛和不适的感觉。如果有的话，就要向医生询问或请医生到家里访视。

10.出院回家注意事项

住院的时间长短并不是固定的，但通常5~7天就足够了，有时候会更少一些，除非母亲或孩子需要留院观察治疗。根据情况的发展，新妈妈应根据自身的情况和医生的建议来决定出院的具体日期。

现在越来越多的人都缩短住院的时间，在家里有保姆的帮忙，也可以和医院保持联系，而且家也是一个感情驿站。在准备出院期间，您的丈夫还要办理一些出院所必须的行政手续。

记载孩子所有出生情况的健康医疗本会归还给你。有关孩子的食谱的注意事项和可能出现的一些情况的治疗方法都写在一张药方上。也许您可以利用这个药方来对付缺铁性贫血；也可能您会是医生所建议的一种避孕方式的受益者。

11.产后第1周营养要点

拒绝油腻，口味要清爽　　不论是哪种分娩方式，产妇在刚刚生产的最初几天里会感觉身体虚弱，胃口比较差。如果这时强行吃下重油重腻的"补食"只会让胃口更加减退。在产后的第1周里，可以吃些清淡的荤食，如肉片、肉末。瘦牛肉、鸡肉、鱼等，配上时鲜蔬菜一起炒，口味清爽营养均衡。橙子、柚子、猕猴桃等水果也有开胃的作用。本阶段的重点是开胃而不是滋补，胃口好，才会食之有味，吸收也好。

哺乳妈妈要注意营养均衡　　在分娩当天，应以清淡、温热、易消化的稀软食物为宜。建议顺产妈妈的产后第一餐应以温热、易消化的半流质食物为宜，如藕粉、蒸蛋羹、蛋花汤等；第二餐可基本恢复正常，但由于产后疲劳、胃肠功能差，仍应以清淡、稀软、易消化食物为宜，如：挂面、馄饨、小米粥、面片、蒸(煮)鸡蛋、煮烂的肉菜、糕点等。

补充足够的液体　　顺产妈妈由于体力消耗更大，出汗多，需要补充足够的液体包括牛奶、白水等，但在乳汁分泌须畅之前，暂不要大量补汤，以免乳汁分泌过多堵塞乳腺管。有会阴伤口的妈妈，需要在自解大便后，才能恢复日常饮食，同时要每天保证大便的通畅；如有会阴Ⅲ度裂伤，需要无渣饮食1周后再吃普通食物。软质的食物一方面易消化，另一方面也有利产后妈妈的牙齿健康，因此适合于所有的妈妈。

剖宫产的妈妈需禁食　剖宫产妈妈要等到排气后再进食流食、半流食：逐步恢复到日常饮食，在胃肠功能恢复前，不要食用牛奶、豆浆、蔗糖等易胀气食物。

剖宫产第2天可吃稀、软的半流质食物　如蛋羹、烂面条等，每天吃4～5餐，以保证充足的营养。一般到产后第3天，就可以恢复正常饮食了。这时大多数妈妈的乳汁分泌已经顺畅，可以多补充一些营养丰富的汤水，但一定要少油、少盐。还应注意不能让妈妈只喝汤，应当连汤带肉一起吃下。

喝生化汤　生产完后体内的恶露需要排出体外，传统的生化汤即有加速恶露排除、调节子宫收缩的功效，对于生产后的妈妈来说，饮用生化汤促使恶露排除干净是有其必要性的。一般生化汤的饮用方式为生产完后2～3天开始，自然产的妈妈可连续服用5～7帖；剖宫产的妈妈因出血量较少，可减少服用的帖数。

剖宫产妈妈慎食含酒精的食物　由于酒精会延缓伤口的愈合速度，因此在产后的第1周最好先避免食用含酒精的食物，如麻油鸡等需加米酒烹调的食物，或是用米酒浸泡的中药酒等，也需要注意慎食。

12.产后第1周营养食谱

◇ 养血益神粥

原料　黑芝麻15克，红枣20克，薏仁20克，糯米100克。

做法

(1)将红枣、薏仁、糯米淘洗干净。

(2)坐锅点火加入适量水烧沸，放入糯米、薏仁、红枣、黑芝麻共煮。

(3)粥烂熟时即可盛出食用。

功效　红枣有补中益气、补益脾胃、滋养阴血、养心安神、缓和药性的功效。薏仁有健脾利水、利湿除痹、清热排脓、清利湿热之功效。这道粥对养血和血，润肠通便有很好的效果。

◇ 薏仁番茄瘦肉面

原料　薏苡仁、猪肉(瘦)、挂面各30克，番茄50克，葱段、姜片各适量。

调料　食盐、植物油各适量。

做法

(1)薏苡仁淘洗干净，去杂质，放入蒸杯内加水100毫升，上笼蒸熟。

(2)番茄洗净，切成薄片；猪肉(瘦)切成小块备用。

(3)炒锅置武水烧热，加入植物油，烧至六成热，加入姜片、葱段爆香，加入清水600毫升，烧沸，下入挂面、猪肉(瘦)、番茄、薏苡仁、食盐，同煮至熟即成。

功效　清热利湿，滋补气血。

◇ 莲藕瘦肉汤

原料　莲藕200克，猪肉(瘦)200克，生姜1小块。

调料　食盐适量。

做法

(1)将猪肉(瘦)斩块洗净，莲藕切小段，生姜去皮切片。

(2)沙煲烧水，待水沸时，用中火煮去猪肉(瘦)血渍，捞出冲凉待用。

(3)沙煲洗净后，置火上，放入所有材料，加入清水，大火烧开。

(4)转小火煲2个小时后，调入食盐即可。

功效 莲藕味甘、性平，有消炎化淤、清热解燥、止咳化痰的功效，瘦肉本身具有健脾养胃的效果，再配上养阴润肺的莲藕共同食用，具有清热生津、开胃健脾和益血等功效。

◇ **熘鱼片**

原料 草鱼400克，姜片适量。

调料 高汤适量，淀粉、酱油、醋、白糖、食盐各适量。

做法

(1)草鱼切成片，将淀粉、食盐与鱼片拌匀。

(2)将酱油、醋、白糖、高汤、食盐、淀粉调成芡汁。

(3)炒锅放在旺火上，放油烧至三成热，放入鱼片熘散，沥去余油。

(4)再放入姜片炒出香味，烹入芡汁，收汁亮油，翻匀起锅盛盘即或。

功效 对于食欲不振的新妈妈来说，草鱼肉嫩而不腻，可以开胃、滋补。

13.产后第1周恢复体操

下面介绍的体操日期安排主要针对自然分娩的产妇，如果是剖宫产，可酌情减1~2次。

◇ **呼吸法**

(1)双膝跪坐，双手轻放于下腹部，用鼻深吸气然后用嘴呼气。

(2)双腿盘坐，双手作祈祷状，并使胳膊肘抵在膝盖上。保持此姿势，用鼻最大限度的吸气，然后暂时憋气，再用嘴呼气。

◇ **伸展双臂**

(1)保持坐姿，双手交叉上举作伸懒腰状。

(2)保持(1)的姿势，将上身向左右两侧伸展，各8次。

◇ **膝盖触地**

坐在地板上将双膝竖起，双腿轮流内屈使膝盖触地，左右各10次。

◇ **将双膝盘成剪子状**

双腿盘坐，双膝轮流交叉或剪刀状，维持此姿势各10秒。

◇ **俯卧运动**

将垫子垫在腹部，趴下，保持舒适的姿势，收缩阴道肌肉，随后放松，这项运动可在休息时做。

◇ **牵引膝盖**

(1)仰卧，然后将一侧膝盖慢慢抬起弯曲至胸部，重复8次。

(2)仰卧，双膝抬起弯曲直至胸部，保持此姿势10秒钟。

◇ **抬臀**

仰卧，双臂齐肩伸开，同时竖起膝盖，然后慢慢上抬臀部，重新8次。

产后第1周减肥体操：

第一天：这一天是当上妈妈的第一天，虽然很辛苦，但为了恢复健康也要稍微活动一下。

基本动作：1、2、6各一次。

核心动作：3、4、5、7各一次。

第二天：小便量增多，乳房肿痛，从今天开始按摩乳房。

基本动作：1、2、6各一次。

核心动作：3、4、5、7各一次。

第三天：红色恶露持续不断

基本动作：1、2、6各一次。

核心动作：3、4、5、7按顺序重复两次。

第四天：很容易贫血，要卧床充分休息

基本动作：2、6各一次。

核心动作：3、4、5、7按顺序重复4次。

第五天：可能会有便秘症状，应多吃水果、蔬菜、藻类食物。

基本动作：1、2、6各一次。

核心动作：3、4、5、7按顺序重复6次。

第六天：身体尚未恢复，不可提重物

基本动作：1、2、6各一次。

核心动作：3、4、5、7按顺序重复8次。

第七天：褐色恶露持续，量减少

基本动作：1、2、6各一次。

核心动作：3、4、5、7按顺序重复10次。

14.出生当天的宝宝护理

体重 宝宝出生时体重如超过2500克，就可以认为渡过了人生的第一关。体重低于2500克时，诊断为低体重新生儿或未成熟儿，需采取相应的措施。健康新生儿的标志是：肌肤红润，富于弹性；哭声响亮，手脚活动自如。

排尿 正常的新生儿应在24小时内排尿。健康的新生儿也有在48小时后排尿的。用白色尿布时，会看见砖红色的尿液，这是由于尿中含有尿酸盐的缘故，不必担心。24小时内出现第1次排便，大便呈墨绿色或黑色稠糊状，称其为胎便。胎便是由肠道分泌物经蛋白分解酶作用转化而成，因含有胆汁而呈绿色。

头部 刚出生的婴儿，尽管有时也哭一哭，但几乎始终处于睡眠状态。头大多呈椭圆形，通过产道时因受压可出现头皮肿胀(产瘤)，

有如橡胶感，初产妇或高龄产妇所生的新生儿头扁得更加明显。这种现象可自愈，不必考虑如何用枕头等来矫正，此时最好不用枕头。触摸头部时，在顶部发现柔软无骨区域，会感到很惊讶，其实这就是囟门，是头骨间所形成的缝隙，有利于胎头在通过产道时改变形状。囟门大小不一，具有个体差异，生后到2个月左右变大，但不必担心，9~18个月左右关闭。其关闭时间也存在个体差异。未成熟儿囟门较大，关闭也晚。

面部 脸好像有些浮肿，特别是眼睑浮肿者多见。可能还会注意到新生儿出现眼眵，这是护士为了防止出现淋菌或衣原体性结膜炎而用硝酸银或抗生素点眼引起的反应。也不必担心女孩的鼻梁低，随着年龄的增长会自然高起来的。

脐带 脐带的结扎处由于出生时盖上了看不见，揭开纱布时看见青黑色的脐带残端时会感到很可怕。

生殖器官 男婴会有阴囊水肿，但可自然消失。女婴刚出生时，小阴唇比大阴唇大，看上去好像长了什么东西，这也会自然恢复正常。

身躯 新生儿的体位和胎儿在子宫中的体位相同，头位出生的孩子，头向前屈，下颌靠胸，背部弯曲，肘部屈曲，握拳向内，呈"O"型腿，腰膝关节屈曲，脚背屈，足底向前露出。

许多在寒冷季节出生的新生儿，出现手脚末端发青，但这与心脏功能无关。查看后背时，在腰部可看见青色的胎记，称母斑或蒙古斑，随着年龄的增长，会逐渐消失。颈前、眼睑和鼻翼等处，可见形状不规则米粒至黄豆大小的红痣，1岁左右也会自行消退。鼻部皮下可出现数个小的斑点，此系扩张的汗腺，也可自行消退(痱子)。

体温 新生儿出生时体温与产妇相同，以后可下降1℃~3℃，在8小时后体温降至36.8℃~37.2℃。

脉搏与呼吸 脉搏每分钟120~160次左右，呼吸频率每分钟35~50次左右。

内分泌 热了不出汗，也不流口水，与分泌腺尚未发育完全有关。

视觉与听觉 眼睛尚不能看见东西，但可听见大的声响，强力关门时，新生儿会一惊。

一些妇产医院会将新生儿放在新生儿室，与新妈妈分开。但刚出生的新生儿应尽可能与新妈妈安排在一起，这样有助于增加母子间的感情联络。

15.出生1周的宝宝护理

新生儿出生时头部严重变形，颜面浮肿，但在1周内会变得越来越可爱。营养充足的新生儿几乎整天都在安睡，有时睁开眼睛，但还看不见东西。一切平安无事，但对第1次做父母的人来说，对于宝宝出现的情况都会感到很陌生，其实大部分的情况都为生理性的，任何孩子都可能出现，根本没有必要治疗。现将这些情况列记如下。

◇ 新生儿黄疸

一般在出生后第3天可发生新生儿黄疸，皮肤出现黄染。胎儿在子宫内处于缺氧的状态，所以血中红细胞数较多。生后环境中的氧气增多，不再需要过多的红细胞，而在体内破坏。红细胞破坏时产生的胆红素，属于一种色素，需经肝脏处理后排出体外，但新生儿肝脏功能尚未发育成熟，而使胆红素聚集于血中，引起黄疸。此黄疸不需特殊处置，在1周左右自行消退。半数左右的新生儿可根本不出现黄疸。

◇ 脐带脱落

生后4~5天到2周左右脐带脱落，可以不涂任何东西。过去常在脐带脱落后涂次没食子酸铋粉。但由于该粉长时间残留于脐部，刺激局部，影响脐部的干燥，现在很少使用。

◇ 皮肤脱落

出生时皮肤很红的新生儿，过了1~2周，就像人们在海水浴后皮肤灼伤一样，表面掉下一层很薄的皮，这也不必做任何处置。

◇ 排便

生后第3~4天，黑色的黏便消失，开始排出母乳或牛奶消化后的大便，看见这种大便即可知道肠道是通畅的。

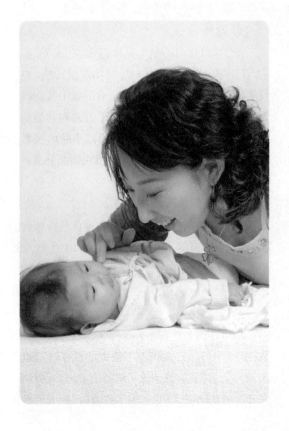

◇ 手脚抖动

有时手出现细微抖动，手脚突然回缩，这种现象可在半年之内消失。

◇ 乳头肿胀

生后第4天到第7天，不少新生儿乳头部位发生肿胀，按压时无痛苦表情，有时还可出现泌乳，男婴也可出现这种现象。这是由于新生儿从母乳中摄取了促使母乳分泌的各种激素所致。2～3周左右消失，但有时6个月后仍遗留有结节，但最终会消退。部分新生儿在乳头与腋窝间出现米粒大小的副乳，可不必担忧。女婴阴道中出现乳状流出物，有时还含有血液。乳头部位肿胀、流出物等现象的出现，与在子宫中从母体内获得的激素突然中断有关，均可自行痊愈。

◇ 发热

生后第1周内的新生儿体温多在36.7℃左右，上下午温差不超过0.1℃，环境温度过热，也可使体温升高。出生第3～5天，有的新生儿会因为摄水量不足，出现发热(38℃)，过去称其为新生儿一过性发热。自从实行生后12小时内授乳以来，这种情况明显减少。如果出现体温升高，只补给水分即可退热。

◇ 长出白色珍珠状物

偶尔可在新生儿的牙龈上发现白色珍珠状物，像长了牙似的，大人可能会大吃一惊。此现象有时可持续3～4个月，以后自然消退。同样的东西也可出现在上腭。

◇ 个性

新生儿的个性首先表现在哭闹的方式上。从在产院时开始，爱哭与不爱哭的孩子就可以区别开来。爱哭的孩子肚子稍稍饿了就哭，听到声音睁开眼睛就哭，尿布湿了就哭，哭声大而有

力。相反，也有几乎不哭的孩子，肚子要不是很饿就不哭。

其次，新生儿的个性还表现在大小便的排泄上。有的孩子排尿间隔长，排尿次数固定；而有的孩子1天排尿10～15次，间隔时间也不固定。有的新生儿每日大便10～15次，而有的孩子每天只排1次便。大便的性状也各不相同。同样都是母乳喂养，有的孩子的大便发黏呈金黄色，而另一些孩子的大便呈绿色含许多白色颗粒及黏液。用牛奶喂养的新生儿，有的大便发白，有的发黄。单就大便而言，不能说这种大便好，那种大便不好。如果孩子生长发育正常，不用在意尿便的色泽或性状。

再次，新生儿的个性也表现在吃奶的方式上。有的孩子吃3～4分钟，就累了不吃了，轻轻碰一下面颊或动一动口中的乳头，再吃2～3分钟，就这样，仅一侧乳房就能吃上20多分钟；而有的孩子一个劲地吃，不到10分钟就可以把一侧的乳房吸干，再吸另一侧的乳房，吃着吃着就睡着了。

生后第1周这段时间，同一个孩子其吃奶的方式并不固定，多数新生儿每天吃7～8次，而有的孩子只吃5次。有时吃得好，有时吃得不好。并非每次吃得都一样。吃完奶后，有的孩子将吃多的那部分吐出来，而有些孩子根本就不吐。

◇ 脉搏与呼吸

脉搏波动在120～160次/分之间，呼吸为每分钟40次左右，呈腹式呼吸。

◇ 睡姿

在医院中新生儿出生后立刻让其俯卧着睡。这是产院为了监护方便，将新生儿与母亲分开，集中在新生儿室所采用的一种方法。新生儿

生后不久常出现吐奶，取俯卧位头向侧面，则无吸入的危险。

尽管在产院是俯卧睡眠，但回到家中，最好还要采取传统的做法，即让孩子仰卧睡觉。常吐奶的孩子，可用座垫或毛巾垫在新生儿的后背让其侧卧。因孩子常发生吐奶而取俯卧位时，容易发生孩子把自己的头埋到吐湿的被子里的危险。为了不使被子被弄湿而铺上塑料布的做法则更加危险。荷兰、新西兰在全国范围内开展了不许让新生儿俯卧睡眠的活动，使新生儿猝死的发生率下降了一半。

猝死发生的原因并非全部与窒息有关，与俯卧睡眠似有一定的关系。以前提倡新生儿俯卧睡眠的美国，目前也推荐侧卧睡眠。

16.新生儿的医院护理

出生后的最初几天，宝宝要接受一系列的医院护理，以确保宝宝各方面的良好发育。

◇ 全面的体格检查

出生后每隔1~5分钟，医生要给宝宝进行阿普伽新生儿测定。在最初几天内，要对新生儿的容貌、脊柱、肛门、手指和足趾进行检查，并测体重及头围的大小，还要对其髋关节进行适当的运动和位置的检查。

◇ 注射维生素K

由于新生儿体内维生素K常较低，许多医院在新生儿出生后，都要给婴儿注射或点滴维生素K。这种维生素对凝血过程是必需的，几周后还要给以适当的补充。

◇ 足跟穿刺检测

出生5~8天，将从新生儿的足后跟穿刺抽取血样，检查新生儿的甲状腺功能，以及检查是否患有一种少见的称为苯丙酮尿症的代谢性疾病。如果产妇家庭有某种疾病的家族史，也应进行相应的检查。这种检查在各医院各不相同。

◇ 乙肝疫苗的注射

如果新生儿的母亲或其他家庭成员是乙肝病毒携带者，出院前要给新生儿注射乙肝疫苗，并在新生儿一周岁时完成三次注射。

◇ 身体功能

新生儿出生后，可根据观察其吃奶的量和次数及大、小便的颜色来判断宝宝的身体功能，这是一个简便易行的方法。

◇ 体重

宝宝可能在出生后的最初几天体重减轻。不要为此担忧，因为最初几天新生儿体重下降不超过10%是正常的，一周后体重又开始恢复。

◇ 听力

所有的新生儿在出生后几天内要做听力筛查，以排除听力障碍。

17.与新生儿亲密接触

出生后，新生儿常常完全意识到周围的环境，这也是为什么在新生儿生后的最初几小时和最初几天内新妈妈与他相处的时间是非常重要的原因。宝宝一出生，便抱至产妇面前，并仔细观察他的脸。新生儿具有天生的把人与其他物体区别开的能力，宝宝希望看妈妈的脸而不是其他的东西。新妈妈应注视着新生儿的眼睛，并微笑着促进这种亲情联系。

通过密切的肌肤接触交流母亲对宝宝深厚的疼爱。在出生后最初的清醒期，让赤裸的宝宝贴近母亲的皮肤，以便他能够熟悉母亲的感觉与气味。轻轻地与他交谈，他将从出生前听到的声音中辨别出妈妈的声音。

随着年龄的增长，宝宝将努力模仿妈妈与他说话的声音，并将模仿妈妈的面部表情。通过这种方式的联系，宝宝开始认识自己的母亲，学会依赖、信任母亲。新爸爸也要多花些时间接触宝宝，以便宝宝能够与父母二人都建立起亲情联系。父母与宝宝的这种早期的联系可对新生儿的将来产生影响，可给他克服困难的勇气，随着宝宝的成长，他将变得具有独立性。

18.出生1周的母乳喂养

◇ 应尽早开始喂奶

生产完后，母婴都渡过了一个艰辛的历程，都很疲劳，应稍作休息，休息时间长短各不相同。恢复快的孩子仅过2小时，就哭着要奶，此时如果母亲身体状况允许，应开始喂奶。但有些新生儿过了12小时才想要奶，此时开始喂奶也可以。

初产妇第1周大部分都是"母乳不足"，此期新生儿体重有所下降。用精密的体重计称量母亲哺乳前后体重，可计算出泌乳量。第1周每次泌乳量多在50毫升左右，2周后分泌70～80毫升。乳汁分泌好与不好不容易判断，外观乳房大者并不一定泌乳就好。喂奶时重要的是不能着急，着急会使母乳分泌减少，乳头皲裂。乳头皲裂时疼痛，使母乳喂养不能继续。

◇ 促进乳汁分泌的方法

促进乳房泌乳的最好方法是让新生儿用力吸奶。所有的新妈妈都不是一开始就能分泌很多的乳汁，多是在新生儿吸奶的过程中，逐渐增多。新生儿吸吮能力很弱时(未成熟儿)，可让别的孩子或新爸爸吸吮刺激乳房，这也是促进乳汁分泌的方法之一。

产后第三四天，乳房明显发胀变硬，这是泌乳的前兆。这个时期乳房中某些部位可形成硬结，但这不是乳腺炎。此时可让按摩师做乳房按摩，同时用温度适宜的湿毛巾热敷，每次2～3分钟。然后，避开硬结，从其周围向乳头方向轻揉5～10分钟。按摩时主要用拇指和食指指腹按压乳房，手法要像制作肉丸一样。力度要适当，不能让产妇产生疼痛感，因为疼痛可抑制乳汁分泌。按摩师给产妇按摩可使其元气恢复，情绪稳定，泌乳增加。对产妇来说，足够的睡眠是非常重要的。这个时期乳汁分泌不多也不必担心。

◇ 喂奶时间不必固定

新妈妈不一定要在规定的时间里喂奶，因为新妈妈每次分泌的母乳量并非总是一样的，而且哺乳初期新生儿吃奶的方式也不是固定不变，所以，每次进入新生儿胃中的乳量并不相同。其次，新生儿因饥饿而哭闹的时间也不相同，有时为1小时，有时为3小时，这是很自然的事情。生后1个月内，白天不妨2小时喂1次奶。

如果新妈妈的奶量逐渐增多，新生儿的胃中也能存食了，1个月后新生儿吃奶的时间自然而然会延长到3个小时1次。当然夜里也应该喂奶，生后1个月内，新生儿至少醒来两次要奶吃，此时一定要满足其要求。

◇ 喂母乳的姿势

新妈妈喂奶时，应采用最舒服的体位抱着新生儿。剖腹产或会阴切开者卧位时舒适，此时可躺着给新生儿喂奶。不管采用什么体位，母亲喂奶都应看着新生儿的表情。

初次给新生儿喂奶的新妈妈会为了便于新生儿含住乳头，只将乳头塞进新生儿嘴里。用母乳喂养过两三个孩子的母亲却大都不这样做，她们不仅把乳头塞进新生儿嘴里，连乳头下面的乳晕部也都塞入嘴中，把新生儿的嘴塞得满满的。从两侧观察，好像新生儿不是在用舌头吸吮，而是用两颊在吸吮。所以要想把新生儿的嘴塞满，新妈妈不能只把乳头塞入嘴里，同时还必须用手指夹住乳房的前部，在新生儿张嘴时，把乳房深深地放入新生儿口中。因为新妈妈要用手指夹住乳房，所以喂奶前应将手洗净。既可用酒精棉球消毒，也可用热毛巾将手擦干净。这个

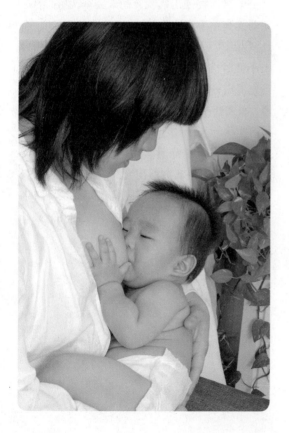

时期新妈妈一般不能入浴，所以也可用毛巾擦洗乳房。到了能洗澡的时候，乳房也就不用每次都消毒了，而且不要用酒精或消毒剂　浸湿的脱脂棉用力擦洗，不然容易使乳头受伤破裂。

一般新妈妈可盘腿坐着或坐在椅子上给新生儿喂奶。新生儿在3个月前采用过去所采用卧位哺乳方式是不安全的。这是因为新生儿吸吮新妈妈乳房时，新妈妈会感到很舒适，一旦迷迷糊糊睡着了，乳房就有可能堵住新生儿的鼻或嘴，造成新生儿窒息。新生儿4个月以后，才会出现抵抗动作，使新妈妈醒来。

无论采用什么姿势喂奶，在喂完奶后都要把新生儿抱起来，上身直立，用手掌轻拍背部，使之打嗝。新生儿在吃奶的同时，也将空气一同吞入。这些空气在胃中大量积存，在新生儿躺下时，有可能将好不容易吃进去的奶，在打嗝时又吐出来。因此，在吃完奶后，要把新生儿的上身立起来，使之打嗝，把空气排出来。将新生儿身体直立2分钟以上，如不打嗝，可将新生儿放下。

两侧乳房的奶都喂还是只喂一侧，由母亲的奶量决定。如果一侧的奶就能使新生儿吃饱，那么喂一侧奶就可以了。在生后两周内，应尽量让新生儿吃两侧，这样可以防止乳头破裂。以往没有受过刺激的乳头，如果连续让新生儿吸吮10分钟以上，就很容易发生破裂。在乳头未完全适应之前，吸吮时间最好不要超过15分钟。

新生儿在开始的10分钟里就可以吸进奶量的大半，所以，在这个时候停止授乳，新生儿也并不一定吃不饱。两周以后就可以让新生儿吸吮10分钟以上了，但两侧的喂奶时间不要超过30分钟。

19.新生儿脐带的护理

脐带是胎儿与妈妈相互"沟通"的要道，通过脐静脉将营养物质传递给胎儿，又通过脐动脉将废物带给妈妈，由妈妈代替排泄出去。在胎儿出生后，医生会将这条脐带结扎，新生儿将与母体"脱离关系"，成为一个独立的人。但是残留在新生儿身体上的脐带残端，在未愈合脱落前，对新生儿来说十分重要。因为脐带残端是一个开放的伤口，又有丰富的血液，是病原菌生长的好地方，如处理不当，病菌就会趁机而入，引起全身感染，导致新生儿败血症。因此，护理好脐带是护理新生儿的重要内容之一。

脐带脱落的时间与新生儿出生后结扎脐带的方法有关，如残留端很短，则生后3～4天很快脱落。反之，则需5～7天才脱落。如果7天以上，甚至更长时间不脱落，应到医院做进一步检查并进行处理。如果残留的脐带变成干黑色，可用95%的酒精轻轻擦洗，干黑的脐带即可脱落，如仍不脱落，应到医院进行处理，决不可盲目地剪断。

脐带脱落前，要保持脐带干燥，新生儿从医院回家后，无特殊情况，如无脐部感染，则可以不用纱布覆盖，这样可促使脐带更快地干燥脱落。千万不能使湿衣服或尿布捂在脐部，如果覆盖的纱布湿了要及时更换，更换时打开纱布后，用75%的酒精棉球，轻轻地从脐带根部向周围的皮肤擦洗，不可来回地乱擦，以免将周围皮肤的病菌带入脐根部而发生感染。

脐带脱落后，脐部可能留有一层痂皮，但会自然脱落。正常情况下脐部是干燥的，不必再做任何处理。如果脐部潮湿或有少许液体渗出，可用消毒棉签蘸75%的酒精轻轻擦净，再用75%的酒精涂在脐根部和周围皮肤上，决不可用龙胆紫涂在脐部，这样做不仅影响对脐部感染情况的观察，还可使脐部表面结痂，使下面的脓性分秘物不易排出，而加重感染。

如果发现脐部有白色肉芽长出，或脐部有脓性分泌物而且周围的皮肤出现红肿等现象，应及时到医院进行处置，以防病情加重。

少数新生儿出现肚脐眼突出（即脐疝），主要是由于脐周腹壁组织发育尚未完全、腹肌力量较弱或腹壁发育缺陷引起，多发生在早产儿，而且多为出生后就存在，也有新生儿是哭闹或用力大小便时突然出现。如果肚脐眼突出不厉害则可先观察一段时间，多数在出生后一年内可以自愈；如果肚脐眼突出较大或长时间未愈合则要请医生诊治。

新生儿有脐疝时，家长应注意新生儿的反应，如发现新生儿突然出现哭闹等不舒服的表现，应马上检查一下新生儿的脐部，如发现脐部异常增大且短时间内消不了，应怀疑脐疝嵌顿，应立即到医院检查。

产后第2周：充分休息

1.产后第2周保健要点

产后第2周，妈妈乳汁的分泌量已经比较稳定，宝宝能够正常吸吮，按需哺乳。如果乳汁分泌量不够，可以多作一些乳房按摩来刺激乳腺分泌乳汁，也可以适量补充一些发乳的食物。

妈妈的子宫继续回缩，恢复到分娩前的状态。恶露的颜色由褐色变成白色或淡黄色，量也逐渐减少。早晨的排出量较晚上多，一般持续3周左右停止。

有些妈妈因卧床休息过多、膳食纤维摄入过少、肠蠕动减弱，容易发生便秘，也属于正常现象，妈妈可以在饮食上做适当的调理，同时做做腹部按摩。

2.抽空多多休息

产后最初几周，照料新生儿十分耗费精力，新妈妈应尽量多休息、补足睡眠。

产后最初几周或产后恢复期间，你尤其需要多多休息。新生儿在白天睡觉时，你也休息一会儿或打个小盹，不要在这大好时间做家务。请保姆来做吧。

晚上，至少提前半小时上床，放松身心——喝杯热奶、听点音乐或广播。如果你是乳房哺乳，把母乳挤到奶瓶里，方便你的丈夫在夜间分担哺乳工作。

尽量避免爬楼梯或重体力活，鼓励你的丈夫参与新生儿哺育和家务工作。膳食营养很重要，可为你白天育儿工作补充体力和能量，但是，晚间不要吃太多，以防消化食物而影响睡眠模式。

3.良好的休养环境

◇ 保持室内清洁卫生

在产妇出院之前，室内最好用3%的来苏水(200～300毫升/平方米)湿擦或喷洒地板、家具和2米以下的墙壁，2小时后通风。卧具、家具也要消毒，在阳光下直射5小时可以达到消毒的目的。除此以外，保持卫生间的清洁卫生不可忽视，要随时清洗大小便池，以免产生臭气，污染室内空气。在产妇室内燃烧卫生香，可调节室内空气，消毒抑菌。当卫生香点燃后，紫烟缭绕，芬芳飘逸，清洁空气，香雅提神，非常有益于室内的环境卫生。一般一间屋内每次点燃一支卫生香即可，以防化学香精的烟雾引起中毒。

◇ 保持室内温度适宜

以"寒无凄沧，热无出汗"为原则。即冬天温度18℃～25℃，湿度30%～50%，夏天温度23℃～28℃，湿度40%～60%。产妇不宜住在敞、漏、湿的寝室里，因为产妇的体质和抗病力都较低下，居室更需要保温、舒适，否则容易生病。卧室通风要根据四时气候和产妇的体质而定。产妇居室采光要明暗适中，随时调节。要选择阳光辐射和朝向好的房间做寝室，这样，夏季可以避免过热，冬天又能得到最大限度的阳光照射，使居室温暖。

◇ 保持室内空气清新

空气清新有益于产妇精神与情绪愉快，有利于休息。不可为了庆贺，宾朋满座，设宴摆酒，室内烟雾弥漫，酒气熏人，污染空气。亦要注意避风寒湿、邪风，因为产妇的身体比较虚弱，抗风寒能力较差。如果室内空气不流通，室内卫生环境差，空气混浊，易使产妇和新生儿患呼吸道感染疾病。

4.正确处理恶露

子宫在产后收缩、复归原先大小和状态时，阴道产生分泌物，称为恶露。

恶露是子宫愈合的正常分泌物。持续时间从14天到6周不等，平均约为21天。如果你是乳房哺乳，恶露结束更快，因为雌激素引起的下奶反射也刺激子宫收缩；子宫恢复原先大小，流血即停止。

恶露分为三个阶段。头3~4天为鲜红色。然后，逐渐减量，子宫壁脱落时，恶露颜色转变为粉色或棕色，到第10天时，变为黄白色或无色。

恶露应该是新鲜的血液味道。气味刺鼻时，代表有感染，必须即刻告诉医生。另一个警示是，恶露复又鲜红色，通常意味着胎盘面未痊愈，也许是你太劳累的缘故。把情况告诉医生，听取他的建议。

产后的最初几天，你可以使用医院为你准备的加厚、加大的卫生巾，回家以后，也要多买一些卫生巾放在家里。随着恶露的逐渐减少，你可以改用小的卫生巾或护垫。产后至少6周之内，不要使用卫生棉条，因为这时候你的阴道和子宫正在复旧，伤口正在愈合，使用卫生棉条会增加你感染的可能性。

5.洗澡不能随意

产妇分娩后代谢旺盛，汗腺分泌十分活跃，大量代谢的废物留于皮肤表面，影响哺乳时的卫生，也影响产妇的情绪。因此，产后做好个人卫生是十分重要的。

一般产妇，3日后体力恢复，可开始淋浴。会阴有伤口以及剖腹产者腹部有伤口的产妇，产后1周内不宜洗澡，待拆线后再洗澡，但可擦澡。

◇ 产妇洗澡时应注意

1 洗澡水不要过热，水温以34℃~35℃为宜，以防全身、皮肤血管过度充血，造成头部供血不足而头晕。

2 洗澡或擦身(澡)时，室温不要太低或过高。夏季一般室温就可以，冬天以26℃较为合适。

3 洗澡最好采取淋浴，不要盆浴。因为盆浴时，污水容易流入阴道，导致感染。没有淋浴条件的，可用脸盆装水往身上边浇边洗。如用温开水坐浴，最好在5000毫升水中加入1克高锰酸钾，达到灭菌的作用。

4 洗完澡后应立即擦干，以免着凉。

5 产后前几日洗澡，最好有人陪伴，以免发生晕厥。淋浴时不要空腹，以防发生低血糖。

6 不宜洗澡的产妇，可采用擦澡方式解决卫生问题，但平时要勤换会阴垫和内衣内裤。

6.洗头注意事项

产后7天以后基本恢复就可以洗头了，产后不能洗头是没有科学依据的。产妇在分娩过程中大量出汗，加之产后汗液增多，会使头皮及头发变得很脏，并有不良气味。

根据研究表明，产妇通过洗头、梳头，可去掉产妇头发中的灰尘、污物，保持卫生清洁，避免引起细菌感染；可刺激头皮及头皮上运行的经络，使产妇的心情舒畅；可促进头皮的血液循环，增加头发生长所需的营养物质，避免脱发、发丝断裂或分叉，使头发更密、更亮。

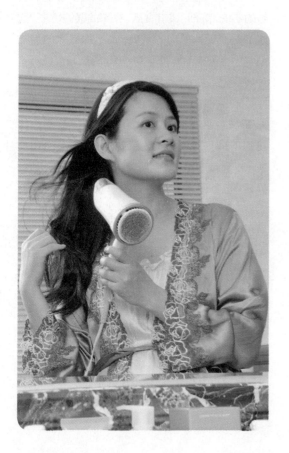

产后产妇只要健康情况允许，就可以洗头，但需要注意以下几点：

❶ 洗头时可用指腹按摩头皮，洗完后立即用吹风机吹干，避免受冷气吹袭。

❷ 洗头时的水温要适宜，不要过凉，最好保持在37℃左右。

❸ 一般来讲产后头发较油，也容易掉头发，不要使用太刺激的洗发用品。

❹ 洗完头后及时把头发擦干，再用干毛巾包一下，避免湿头发挥发时带走大量的热量，使头皮血管在受到冷刺激后骤然收缩，引起头痛。

❺ 洗完头后，在头发未干时不要结辫，也不可马上睡觉，避免湿邪侵入体内，引起头痛和脖子痛。

❻ 不要去美容院洗头，那里往往冷气较强，而且美容师也不一定立即给产妇吹干头发，容易发生受凉。

7.保持脸部清洁

产后皮肤保养，最重要的是洗脸。早晨洗脸，只要将夜间面部分泌的杂质清除干净即可，可以使用香皂洗。在手上揉出泡沫后，轻轻抹在脸上按摩。对于皮脂分泌较多的T形部位，尤其要注意仔细清洗。

晚上洗脸时，要将洗面奶和香皂配合起来使用。因为白天堆积在皮肤上的灰尘会堵塞毛孔，为了让皮肤在晚上充分休息，可以采用这种双重洗脸的方式。

产后，皮肤敏感要避免使用对皮肤有刺激性的洗面用品。应选择适合自己皮肤的香皂，用温水多洗几次，将肥皂水充分洗净，最后再用凉水清洗。

8.做好口腔清洁

临床上经常可见产妇在月子里不刷牙，认为刷牙会使牙酸痛，松动，甚至会使牙脱落，这种说法是没有科学根据的，反而带来坏处。产后坐月子期间，进食富含维生素、高糖、高蛋白的营养食物，尤其是各种糕点和滋补品。它们都是含糖量很高的食品，如果吃后不刷牙，这些食物残渣长时间地停留在牙缝间和牙齿的点隙，沟凹内，发酵、产酸后，促使牙釉质脱矿(脱磷、脱钙)，牙质软化，口腔内的条件致病菌趁虚而入，导致牙龈炎，牙周炎和多发性龋齿的发生。

为了产妇的健康，产后不但应该刷牙，而且必须加强口腔护理和保健，具体方法为：餐后用漱口水漱口，早、晚用温水刷牙。另外，还可用些清洁、消毒作用较好的含漱，在漱口或刷牙后含漱。每次15毫升左右，含1~2分钟，每日1~5次。含漱后15~30分钟内再漱口或饮食，以充分发挥药液的清洁、消炎作用。

9.经常梳头好处多

梳头可刺激头皮，促进局部皮肤血液循环，防止脱发。产妇不要用新梳子梳头，因为新梳子的刺比较尖，不小心会刺痛头皮。最好用牛角梳，可起到保健的作用。梳头时要慢慢地梳，边梳边按摩，不要等到头发很乱，甚至打结了才梳，这样容易损伤头发和头皮。最好在产前把头发剪短，更便于梳理。

10.摆脱产后抑郁症

◇ 产后抑郁症的原因

产后奶水不出，孩子不肯吃奶等授乳问题会令产妇愁眉不展；孩子夜间哭闹，不肯入睡又会把产妇折腾得无可奈何，而产后抑郁症来源于产妇哺养孩子的责任感和重压感。即不能顺利地照顾孩子和处理家务时的挫折感或失落感是导致产妇神经异常的直接原因。产后抑郁症的根本原因为产后黄体水平降低。

◇ 产后抑郁症症状

很多产妇在产后3~10天期间会出现莫名其妙的不安、落泪、没有食欲、夜不成眠等情形，这些都是产后抑郁症的表现。产后抑郁症的程度或时间会因人而异，60%~70%的产妇会经历这种情形。

产后抑郁症最常见的症状是情绪不稳。对那一些平时毫不在意的事情会很敏感或黯然泪下，对工作也会焦躁不安。此外，也会出现失眠、食欲不振等症状。症状严重时还会神经异常，把每件事都想得过于严重或不想见任何人。有的产妇还会因生养孩子的传统观念，而对自身和孩子心生嫌恶。这一情况虽不常见，但如果情况严重，则可以发展为产后委屈症，甚至产后精神病。

◇ 克服产后抑郁症的方法

(1)自身的努力至关重要

克服产后抑郁症，产妇自身的努力最重要。怀孕时应预先了解有关产后可能出现的身心变化，做到心中有数，以便出现问题时从容对待。

产后住院期间，如果情绪不稳定，最好与护士、医生进行交流。只要拥有积极乐观的心态，产后抑郁症便会很快好转。把产后抑郁症看作是一种正常的产后现象；不断地开导自己，这也是一种明智的治疗方法。

(2)不要执着于育儿和处理家务

那些性格认真、严谨，凡事不能干净利落地完成会心生不满，崇尚完美的女性，很容易患上产后抑郁症。这种女性往往会认为自己能把育儿和家务有条不紊地处理好，而产后她们首先要做的就是从这种思想的束缚中摆脱出来。分娩产生的疲劳和喂养孩子过程中产生的各种问题纠缠在一起，会使产妇失去自己原有的面貌，而对事情要求完美的女性这时很可能无法接受现实而患上产后抑郁症。

抚养孩子最重要的是要有对孩子的关爱之心，只要全身心地去爱孩子，照顾孩子即使抚养孩子过程中出现困难，也要坦然面对。产妇要抛弃在家事上过分追求完美的心态，这是因为产后比产前更容易疲劳，任何事情做起来都不会那么简单。这时可以将一部分家务活交给丈夫或拜托给其他人来做，自己不能做也不必介意。

(3)及时消除心理压力

因家务或育儿而产生的压力要尽早消除，如果觉得在家中无法消除这些心理压力，可以把孩子交给家人照顾，和丈夫或朋友出去逛逛街或者看看电影，暂时忘掉伤心难过的事情，外出旅行也有助于心情的调节。

(4)抑郁症严重时应接受治疗

抑郁症没有缓解时也不要害怕，这时最好接受医生的治疗。

如果去精神科，要丢掉心理的负担，及早接受医生的诊查，以期早日恢复。

(5)丈夫的关心必不可少

妻子患了抑郁症时，丈夫应该怎么办呢？事前，对产后抑郁症一无所知的丈夫，面对妻子心情的变化会惊惶失措。再加上，丈夫也是第一次与孩子一起生活，困难、不便的事情自然会很多。但是，能给予妻子最大慰籍和安全感的人还是丈夫，对于处在月子期，情绪不安的妻子来说，丈夫的关怀会给妻子力量和鼓舞。产后抑郁症不会持续很长时间，即使丈夫不能理解妻子的忧郁和烦躁，在产后这一段时间也要比平时更细心地去照顾妻子。虽然丈夫在育儿和家务方面，干起来可能不熟练，但只要有一份积极的心态，就能帮助妻子尽快摆脱产后抑郁症的困扰。

11.产后第2周营养要点

多吃补血食物并补充维生素　进入产后的第2周，妈妈的伤口基本上愈合了。经过上一周的精心调理，胃口应该有明显的好转。这时妈妈可以开始尽量多食补血食物，调理气血。苹果、梨、香蕉能减轻便秘症状又富含铁质，动物内脏更富含多种维生素，是挺完美的维生素补剂和补血剂。

适当催乳　妈妈第2周的饮食可逐渐恢复成一般的饮食，因宝宝吸食母乳的状况已渐渐稳定，吸吮时间与次数也逐渐增加，所以可食用一些发乳的食物来增加泌乳量。如：花生炖猪脚、青木瓜炖排骨等，同时注意水分的摄取，多给宝宝吸吮，泌乳量自然就会慢慢增加。有些食物像韭菜、麦芽等本身具有退奶的功效，对于要喂哺母乳的妈妈们应注意避免食用。

避免摄入大量动物性食物 虽然基于催奶和恢复体力的需要，妈妈在这一周内必须多摄入一些蛋白质丰富的食物，但并不是要求妈妈无节制地食用动物性食物，因为摄入大量的动物性食物，会导致蛋白质、脂肪摄入过量，产后肥胖，以及维生素、矿物质和膳食纤维摄入不足，营养不均衡。

适当摄取食物纤维 一般月子中的饮食大部分是以蛋白质类的食物为主，相对的像蔬菜类及水果类的摄取量就不多，甚至传统上都认为蔬菜及水果的属性偏凉性或是冷性，不适宜给虚弱的产后妈妈食用。还有些妈妈可能在坐月子期间完全不吃，那么，食物纤维的摄取量就更少了，加上长时间的卧床休息，妈妈很容易出现便秘的情况。而且蔬菜及水果中丰富的维生素及矿物质也是宝宝需要的营养，所以坐月子的妈妈还是每天要摄取3份以上的青菜及2~3份的水果。

妈妈应注意在月子里，最好不要吃大蒜、辣椒、胡椒、茴香、韭菜等较为刺激性的食物；如果宝宝出现了湿疹等过敏反应，哺乳妈妈要在医生帮助下特别细心地找出食物中可能的过敏原。

12.产后第2周营养食谱

◇ 阿胶糯米粥

原料 糯米100克，阿胶50克。

调料 红糖适量。

做法

(1)阿胶擦洗干净，捣碎。

(2)糯米淘洗干净，用清水浸泡约2小时。

(3)锅内放入清水、糯米，先用大火煮沸后，再改用小火熬煮成粥。

(4)下阿胶拌匀，再用红糖调味即可。

功效 滋养补血，能固表止汗，缓解气虚所导致的盗汗、产后腰腹坠胀等症状。

◇ 黄花杞子蒸瘦肉

原料 瘦猪肉200克，干黄花菜15克，枸杞10克。

调料 料酒、酱油、淀粉、精盐各适量。

做法

(1)将瘦猪肉洗净，切片；黄花菜用水泡发后，择洗干净，与瘦肉、枸杞一起剁成蓉。

(2)将猪肉、枸杞、黄花碎蓉放入盆内，加入料酒、酱油、淀粉、精盐搅拌至黏，摊平，入锅内隔水蒸熟即可。

功效 补肾益肝，催乳。

◇ 当归炖牛肉汤

原料 牛腱子肉500克，清汤或水1500毫升，当归10克，黄芪15克，姜1块。

调料 料酒、精盐、酱油、鸡精各适量。

做法

(1)将牛腱子肉洗净，放入沸水锅内余片刻，捞出切成片；姜切成片；当归、黄芪洗净。

(2)锅置火上，加入清汤烧开，放入牛肉片、姜片、当归、黄芪、料酒，大火烧开，改文火慢炖1个半小时左右，牛肉熟烂时，将当归拣出，放入精盐、酱油再煮一会儿，放鸡精，调好口味即可食用。

功效 改善新妈妈产后因失血造成血虚，包括头晕目眩、神倦乏力，自汗盗汗等症状。

◇ 红豆红枣乌鸡汤

原料 乌鸡半只，红豆50克，红枣5粒，葱少许，生姜1块。

调料 高汤适量，食盐适量，料酒1大匙，鸡精少许。

做法

(1)红豆用温水泡透,乌鸡砍成块;生姜去皮切片,葱切段。

(2)锅内烧水,待水开时,放入乌鸡,用口火煮3分钟至血水尽时,捞起冲净。

(3)沙锅一个,加入红豆、乌鸡、红枣、生姜,注入高汤、料酒。

(4)加盖,用中火煲开,再改小火煲2小时。

(5)调入食盐,继续煲15分钟,撒上葱段即可。

功效 红豆不但健脾益胃、利尿消肿,最主要的功能是补血,搭配乌鸡煲汤,是一味补血养虚、调经止带的最佳食谱。

13.产后第2周恢复体操

(1)向后伸臂:胳膊上抬伸展,双手交叉,重复8次。

(2)"祈祷":双腿盘坐,双手抬至胸前,胳膊肘弯曲成直角。慢慢呼气同时双手用力,每次10秒钟。重复两次。

(3)双臂上下移动:双臂前伸,弯曲胳膊时成直角,然后上下移动双臂,重复5次。

(4)肩部旋转双臂侧平举,划小圆迅速旋转。旋转10次后反方向旋转。重复10次。

(5)臂部活动:仰卧,双臂向两侧伸展,左腿抬起放在右腿大腿上,同时向右侧扭转身体,眼向左看。双肩紧贴地板。

(6)双膝触地:立起膝盖,双臂后伸支地,两侧膝盖向右倾斜地双向,各8次。

(7)倚壁蹲坐:背部倚墙,弯曲膝盖同时慢慢蹲下,然后起身。每次2次,每次10回。

(8)向后抬腿:俯卧,伸展双腿,双手叠在一起,使额头靠在手上。将一只腿保持伸展状慢慢上抬两腿轮流上抬。每次3次,各8回。

◇ **产后第2周减肥体操**

第八天,有产后抑郁症倾向,事情成功与否都取决于自身意志的强弱,要保持平静的心情。

准备动作:将第一周的运动重复做1次

核心动作:(1)~(4),按顺序1次

第九天:子宫缩小到刚分娩时的1/3,随着时间的推移,会明显感觉子宫在缩小

准备动作:将第一周的运动重复做1次

核心动作:(5)~(8),按顺序重复2次

第十天:褐色恶露变为黄色,量减少很多。身体尚未完全恢复,疲劳时要随时休息

准备动作:将第一周的运动重复做1次

核心动作:(1)~(4),按顺序重复4次

第十一天:用浴缸洗澡有发生细菌感染的可能性。在暖气设备较好的地方,短时间淋浴即可。

准备动作:将第一周的运动重复做1次

核心动作:(5)~(8),按顺序重复2次

第十二天:产后抑郁症严重,对每件事都不感兴趣。越是如此越应保持积极乐观的心态。

准备动作:将第一周的运动重复做1次

核心动作:(1)~(4),按顺序重复4次

第十三天:在身体允许的范围内独自做些轻微的活动。如给孩子喂奶或换尿布等简单的活动。

准备动作:将第一周的运动重复做1次

核心动作:(5)~(8),按顺序重复4次

第十四天:保持外阴清洁卫生,处理恶露时,将双手洗净。为防止细菌感染,应由尿道上方向肛门处擦洗。

准备动作:将第一周的运动重复做1次

核心动作:(1)~(4),按顺序重复6次

14.出生2周的宝宝护理

因为分娩都是在医院进行的，所以新生儿要在医院度过1周，因此，新妈妈是在新生儿出生1周之后才真正担负起照顾新生儿的责任。新妈妈的身体还没有完全恢复，因此，实际上，多数是由奶奶来照顾新生儿，助产妇会来帮助给新生儿洗澡并指导喂奶等事情。母亲会看到奶奶或助产士照顾孩子的情形。

◇ 睡眠

这一时期的新生儿睡眠的时间要比醒着的时间长得多，但也没有规定必须睡多长时间。

◇ 排尿、排便

排尿的次数，也是每天5～10次不等，新妈妈一般都不会担心，但当他们初次看到新生儿的大便后，多数就会担心了。大便次数多时，就会认为是不是消化不良了，这一时期不会患这种疾病。既有1天只排1次大便的新生儿，也有每当排尿、换尿布时都会排便的新生儿。这些情况在母乳喂养时比较多见，排便次数越多，便就越不成形，渗到尿布中，可以看到黏液或粒状物，发出酸味，多呈绿色。对于新生儿，这些都属于正常的。

◇ 体重

出生后1周，从医院回来时新生儿的体重与出生时的体重相比一般没有多大变化，这可以说是一种生理性的现象，也可以说是新生儿不太喝奶的结果。出生1周后新生儿的体重就会明显增加，这是因为新生儿的体内开始"革命"，显示出真正开始成长的态势。可是，不论新生儿的态势如何强，如果母乳分泌不足的话，新生儿的体重也不会增加。从1周到2周新生儿的体重不

增加，是因为新妈妈乳房分泌功能不旺盛，乳汁分泌不足所致。如果换成牛奶，体重就会不断增加。抚养新生儿并不只是为了使其体重增加，对新生儿来说，没有比母乳更理想的营养，应该先使母乳喂养得以实现。所以，即使体重不怎么增加，也要努力用母乳喂养。

◇ 个性

在医院时，因为护士很忙，没有时间等待分泌不足的乳房胀起来，就先喂给新生儿牛奶。在新生儿出生4周内，无论如何都在坚持母乳喂养的新妈妈不用说，就是已经用牛奶喂养的新妈妈也会有一半出现母乳分泌增多的情况，所以应该努力使母乳增多。即使是新生儿体重的增加没

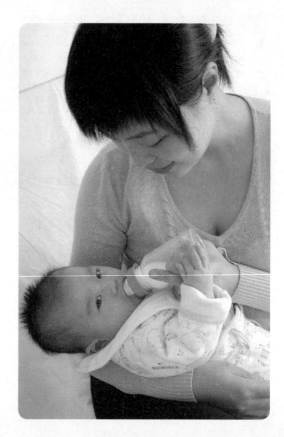

有达到每天35克的标准，只要新生儿没有哭闹，就应该继续努力进行母乳喂养。可是，不论新妈妈意志如何坚定，新生儿的体重1周只增加100克的话，就应该喂些牛奶，如果新生儿再哭得厉害，还会出现脐疝。

相反，有的新妈妈乳房涨得很满，但新生儿却吃得很少。新生儿吃五六分钟，接着就不好好吃了，或者是睡着了。于是，一会儿就饿了，过30分钟，就开始哭闹起来，这样的新生儿，喂奶的时间及间隔都不好确定，这也是一种个性，新妈妈不要着急。有的时候，喂奶的间隔时间会很长，虽然新生儿吃得很少，把睡着的新生儿摇醒喂奶的做法也是不提倡的，因为新生儿如果饿了的话，肯定会哭的。牛奶喂养的新生儿是隔3小时左右喂1次奶，母乳喂养的新生儿喂奶间隔是不能确定的。

睡眠、排泄、食欲都与新生儿的个性有关。在这一时期，新生儿个性开始在其他方面展现。

有的家长虽然非常细心地给他换尿布，他还是会出现臀部变红；有的新生儿，在脐带的断端脱落后脐部不是干燥的，而是有渗出且发红；还有经常打嗝及经常"吭哧、吭哧"用力使脸色发红的新生儿；还有吃母乳或牛奶之后，两三分钟或20分钟左右之后，像喷水一样吐出来，然后，就像没事一样的新生儿；还有喝奶很急，经常呛的新生儿；还有眉毛上出现浮皮，脸颊上开始长出小小的像粉刺一样的小疙瘩的新生儿；还有的新生儿，在这一时期开始出现鼻塞。

上述个性出现的时候，不要马上考虑为疾病，可以认为：正常的新生儿，这一时期是不会患病的，当然没有治疗的必要。另外，不提倡每天给新生儿量体温，每天抱几次新生儿贴贴脸颊，自然会感受到新生儿的体温。

◇ **颈部朝向一侧**

这一时期还会发现，"足位"分娩的新生儿，在颈部的左侧或右侧，可以触到质硬的、活动的肿物，而且新生儿躺着的时候，颈部总是朝向一侧。

◇ **眼眵**

出院回家之后，新生儿有时会出现少量的眼眵，一侧较重，另一侧较轻或几乎没有，睫毛没有被粘上，白眼球也没有变红。仔细观察，就会发现，靠近外眼角的部位，睫毛粘在眼球上，这就是轻度的倒睫，用消毒棉擦拭就可以了。

◇ **乳房肿胀**

不论是男婴还是女婴，有时都会出现乳房肿胀，中间有肿块，一按就会流出白色的乳汁，在2个月内会自然消退，所以不要去碰。

15.出生2周的母乳喂养

从出生后第2周，新生儿吃奶的力量逐渐加大，所以，这一时期应该注意的是不要损伤乳头。

母乳分泌很旺盛时，新生儿只需一侧的乳房就能吃饱，所以另一侧乳房就可以休息1次，相应地也就减少了1次损伤乳头的机会。可是，母乳分泌不旺盛时，新生儿为了吃饱，就会吸吮很长时间。如果乳量很足的话，新生儿5~6分钟就会吃差不多了，剩下的7~8分钟就会像玩一样的吸吮乳头，不会很用劲吸很长时间。如果是乳量不足，新生儿就会很用力地吸吮10~15分钟，因此容易弄痛乳头。

乳头损伤之后是很痛的，到不能忍受时，就只能吃另一侧乳房了。这样一来，对新妈妈的健康是很不利的，如果伤口总能保持清洁还可以；可是如果化脓，进而侵入乳腺，就会引起乳腺炎。如果乳房出现了疼痛、发热，新妈妈就必须去就医了，于是，就要停止喂母乳，改喂牛奶。一直坚持用母乳喂养的新妈妈不得不停掉母乳的原因多在于此。

因此，在这一时期，保护好乳头是使母乳喂养持续下去的前提条件。为了使乳头经常保持清洁，新生儿吃奶时应该用干净的毛巾隔开新妈妈的内衣(每天需要5～6条)。吃奶前，可以用消毒棉擦拭乳头，但如果用力大，就会弄伤乳头，所以在乳头很干净的情况下，就不要擦了。在把乳头放到新生儿口中时，要尽量放得深一些，以避免新生儿只吸吮乳头，还要避免一侧乳房连续吸吮15分钟以上，从新生儿口中拉出乳头时也不要过于用力。

无论怎样想办法，母乳都不足时，可以用牛奶来代替。这时，不提倡在每次吃母乳之后加牛奶的理由之一就是为了不使乳头过于劳累。母乳和牛奶交替喂养，就会使乳头在喂牛奶时得到1次休息，因此应当予以提倡。

在半个月到1个月期间，一直分泌不足的母乳一般不会突然增多。在妇产科医院住院时，因乳房不分泌乳汁而改喂牛奶的新妈妈，出院回家之后，如果开始给新生儿喂母乳，母乳会逐渐增多，到满月时，有的会完全改为母乳喂养。所以，半个月时就不再尝试母乳喂养还为时过早。

只用母乳喂养时，有的新生儿1次只吃一侧的乳房不够，还需吃另一侧的乳房，但又不能全部吃净，只吃一半就够了。在这种情况下，许多新妈妈就会询问：剩下的一半，是挤出来扔掉好，还是留着好。剩下的乳汁在乳房中绝对不会

变质，不留着乳汁而挤出来的人，是认为乳房空了之后才能刺激乳汁的分泌，目的是为了使乳汁分泌得更好，因此，答案就简单了。可以做一下尝试：如果把喝剩的乳汁挤出来之后，下次母乳分泌得很充足，就可以在每次喝奶之后把剩余的乳汁挤出来。可是，如果喝剩的乳汁不论挤出与否，都不会影响下次乳汁的分泌，就没有挤出的必要了。不过，乳汁分泌好的乳房，如果不挤出来扔掉的话，夜里就可能发胀而痛。

授乳的间隔时间没必要太死板，隔2个小时好还是3个小时好，当然还是隔3个小时省事些。但是现在的目标是继续用母乳喂养，没有必要坚持不到3个小时就不喂母乳了。何况母乳的分泌也不固定，在分泌好的时候，新生儿吃得很饱，间隔的时间就长，而分泌少的时候，新生儿一会儿就饿了。因此可以让新生儿自己来掌握吃奶的量，这样就会出现有时隔2小时喂1次，有时隔4小时喂1次的情况。

每次在授乳前后都用精密的体重计来测定母乳的量，这在新生儿10天左右是没有必要的。必须要测定母乳量的新妈妈，是无论如何母乳分泌也不太足的人。因为即使测定了，乳汁的分泌也不会有所增多，所以告诉新妈妈现在测定是50克，以前是65克，也只能是使她着急而已。总之，继续用母乳喂养，等待着可能更多的泌乳是最好的办法，也可以临时补充一点牛奶，坚持1个月看一看。

相反，也有由于母乳分泌过多呛着新生儿而难以吃奶的，这时就要边让新生儿吃奶，边挤另一侧乳房，奶挤出后乳汁量减少，新生儿就容易吃了。

16.正确挤母乳的方法

新妈妈的乳房只要稍稍习惯了，用手就会像新生儿吃奶一样把奶挤出来。虽然为挤出母乳制造了各种各样的吸奶器，但都不如用手挤好。挤母乳时，首先要用香皂把两手洗干净，跪坐或者坐在椅子上都可以，挤左侧乳房时用右手，挤右侧乳房时用左手。冬天里要把手彻底温暖后再挤。

挤母乳时不是挤乳头，而是要挤位于乳头后面10多个存奶的乳腺管，它们排列在乳房周围的乳晕下。当把其内容物挤出来后，从乳腺中泌出的乳汁就又会集中在挤空了的乳腺管中。用拇指和其余的4个手指夹住乳头下的乳晕部，使手指平贴在乳房上，朝着胸部轻轻推，然后用拇指和其他4个手指勒紧乳房往前挤，就好像是从一个大面团上揪下一块小面团一样。如果用吸奶器就不能这样操作。

如果出生的新生儿是未成熟儿而被放在保育器中，其新妈妈也可以自己把奶挤出来给新生儿吃，即使新妈妈先出院了，也可以把奶挤到器皿中放进冰箱里冷藏起来(可保存5~6天)，送到产院给新生儿吃。如果母乳能持续分泌，那么新生儿出院后就可以用母乳喂养。

17.人工喂养的方法

当母乳分泌得不充足而开始加牛奶时，曾用力吮吸但因母乳量少而吃不饱的新生儿，就会贪婪地吃起来。如果采取在吃完母乳后用牛奶补充不足部分的方法，新生儿就会逐渐不吃出量很少的母乳了。

是母乳和牛奶交替喂，还是只喂牛奶，不管哪种方法，新生儿吃的牛奶量都是逐渐增多，近半个月的时候，有的新生儿就会出现奶粉罐上标明的用量已经不能满足的情况。出生时体重在3.5千克以上，过10天达到近4千克的新生儿当中，要达到使新生儿满足的喂奶量的话，有的可以吃到150毫升；但是，在半个月以内，喂奶量还是不超过120毫升为好，这样就不会过胖。如果不是食量大的新生儿，在1周到半个月期间，喂100毫升牛奶，他也只能喝70毫升。虽然是足月，但出生时体重不足2.5千克的新生儿，这种情况比较多见。

在只用牛奶喂养的情况下，间隔3小时，每天喂7次是比较方便的，但这只是相对于大人来说。在这一时期的新生儿当中，有的新生儿并不一定能等到间隔3小时，间隔变短、吃奶次数增加是可以的，但最好间隔不要少于2小时。

在早产儿或者因为医院的安排而稍微提前出生的新生儿当中，有的需要每次喂奶50毫升以下，每天喂9次。可是，如果是出生时体重在3千克以上，新生儿出生后半个月，却无论如何1次吃奶都不到50毫升，1天吃奶总计不到300毫升，就有些不正常了。他们可能是心脏有问题，或者是属于食量过小的新生儿。

新生儿吃的少，新妈妈就会着急，但也不要勉强去喂新生儿，试着换奶粉也是没有意义的，还不如试着把奶粉调淡为好，奶粉过浓并不好。

因为橡胶奶嘴的孔过小，新生儿喝奶费力，有的就会在吃奶的中途停下来。橡胶的硬度、奶嘴的圆度等有时会成为母乳与牛奶交替喂养的新生儿不愿喝牛奶的原因。所以，尽量换一个与新妈妈乳头相近的奶嘴是使新生儿愿意喝牛奶的一种方法。给看起来很讨厌生橡胶气味的新生儿换一个硅胶奶嘴也是个好方法。这样的奶嘴，一旦被新生儿喜欢，喂奶就轻松了，而且如果养成了习惯，就应该继续用。这种奶嘴没有橡胶奶嘴易老化的问题。

18.正确包裹新生儿

人们都喜欢用一块大方布将新生儿紧紧地包扎起来，因担心包扎不紧还在包裹外面系上一根带子或绳子，人们习惯把这叫作"蜡烛包"，他们认为小时候如果不把孩子双腿绑直，长大会成为八字或罗圈腿。另外也害怕孩子受冷。其实这种担心没有必要，因为腿变形不是小时候没有捆绑的原因，而是由于维生素D缺乏致缺钙引起。

如果给新生儿捆得太紧，不仅影响新生儿的正常发育，妨碍孩子自由运动，同时由于父母怕新生儿着凉，不敢打开包裹，甚至不给新生儿洗澡，大小便不易及时发现，很容易造成皮肤感染或尿布疹，孩子生病也不容易发现。

现代的研究发现如果把孩子包裹太紧，容易造成孩子髋关节脱位，因为如果硬拉直腿，把两腿绑在一起，使大腿骨肌肉处于紧张状态，就能使股骨头错位，这不利于臼窝的发育，也容易引起脱位。另外包裹太紧还会限制孩子呼吸时胸廓运动，影响肺的功能。

为了预防髋关节脱位，不要给孩子打蜡烛包，而应给孩子穿上一件小衣服，盖上小被子，如冬天出生的新生儿，可以给新生儿穿上绒布衣服及薄棉袄或毛衣，盖上小棉被，让他们手脚自由活动，另外有条件的话可以到商店买一种棉睡袋，样子像斗篷，下面有扣子固定，可随时打开更换尿布，睡袋比较宽松，既保暖又不影响孩子活动。

19.科学抱宝宝的方法

新生儿的降生给新爸爸和新妈妈带来了无限喜悦，但新生儿软绵绵的身体，如何科学地抱宝宝成了让新爸爸和新妈妈苦恼的问题，下面我们为新爸爸和新妈妈介绍几种科学抱宝宝的方法。

怀抱法 将新生儿的头部托起，放在大人的肘窝处，一只胳膊端住新生儿的整个身体，另一只手掌托起新生儿的小屁股即可。

坐抱法 一只手托住新生儿的头，另一只手托起他的小腿，将他的小屁股放在大人的双腿上，可以让新生儿与大人面对面，但不要过于直立。

直抱法 新生儿吃奶后要给他排排胃内的气体，此时大人可以竖直搂抱新生儿，一只手托起他的头颈，另一只手托住他的小屁股，让新生儿直立地趴在大人的肩上，由托头的手轻拍新生儿的背部。

夹抱法 给新生儿洗头时，可以用一只手掌托起他的头部，另一只手掌托起他的双腿，将新生儿夹在大人的腋下，托住头部的这只手的肘部可夹住他的小屁股，另一只手可以给新生儿洗头或做其他护理。

产后第3周：适当活动

1.产后第3周保健要点

到产后第3周，妈妈的乳房会因哺乳而变得充盈。

这个时候，妈妈分娩时的伤口基本愈合，阴道和会阴在一定程度上消肿。黄色的浆液恶露已消失，转为白色恶露，持续约3周干净，然后分泌出和妊娠前相同的白色分泌物。

妈妈可以做轻体力的家务劳动，但不宜久站，感到疲劳要及时休息。有些妈妈已经可以出家门简单活动一下身体了，有利于保持轻松的心态。对于增加体力及改善便秘也是有帮助的。

2.乳房和乳头护理

产后乳房变大变沉，需要棉质又贴合的哺乳胸罩，既方便哺乳，也保护乳房。多买几副，每天更换。为避免渗出的奶水印在衣服上的尴尬，可在胸罩内放上乳垫。选择乳垫时，应看清乳垫材质，贴着皮肤的内侧必须是棉质的，不能是化纤或塑料。每次哺乳后，无论它们湿的或干的，都应更换乳垫。

◇ 清洗

每天清洗乳房和乳头。不要用肥皂，它会水解掉皮肤表面具有保护作用的天然油脂，令皮肤干燥发痒，导致乳头酸痛和破裂情况恶化。不需要每次哺乳前或哺乳后清洗乳房，但是，最好让乳头在空气里晾一会儿，再扣上胸罩。触摸乳房前，必须先洗手。

◇ 胀奶

产后3~4天，乳房即充满奶水。逐渐变大变沉，摸上去柔嫩而温暖。奶水充满时，即为胀奶。通常持续1~2天，既不舒服，而且胀奶会反复发生。

为减轻胀奶不适，需要把奶水挤出来或给新生儿哺乳——必须先挤掉一点点，新生儿才能含住。缓解胀奶的办法还有，温水沐浴乳房，或热毛巾肤在乳房上，轻柔地拍打乳房。哺乳期间胀奶很常见，特别是未及时清空乳房内奶水或新生儿有一顿没喝奶时。

◇ 乳管堵塞

哺乳前几周，你可能会出现乳管堵塞现象，原因有：胀奶、胸罩过紧、乳头分泌物干结而堵住乳口。发生乳管堵塞情况时，你会感到乳房酸痛、结块，皮肤发红。

轻微的乳管堵塞，可以从哺乳动作开始，喂奶同时轻柔地按摩酸痛区域，由乳房边缘向乳头按摩。乳管堵塞不见好转时，先暂停其所在乳房的哺乳，去医院检查。乳房可能存在炎症，而导致脓肿、疼痛，可以治疗。

◇ 乳头酸痛和破裂

乳房哺乳之初，乳头在新生儿吮吸时会产生些微刺痛。这种刺痛属于正常现象，通常几天后消失。但是，乳头酸痛和破裂则是哺乳早期的常见问题，会导致本来令人愉悦的哺乳变成一种折磨。乳头破裂非常疼痛，情况恶化时，会出现脓肿。

导致乳头酸痛和破裂的原因是，新生儿含

咬乳房不正确，以及从新生儿嘴里移出乳房时粗心大意。须温柔地开始哺乳动作，正确地结束哺乳过程；对于伤后愈合的乳头更应如此。预防起见，在乳垫上抹一两滴新生儿油，但是在哺乳前要清洗掉。

如果一只乳头破裂，应让这只乳房休息72小时，在此期间，挤出乳汁以防胀奶。乳头破裂的快速愈合办法是，保持通风。可能的话，让它裸露着通风。

◇ 乳腺炎

乳腺炎的病理表现有：乳房肿胀、刺痛、炎症区域发红。你也会出现些流感症状，包括高热、发冷、浑身酸痛、头疼，甚至恶心、呕吐。炎症未及时治疗，可引发更为疼痛的乳房脓肿。

疑似炎症出现时，应去医院检查。抗生素治疗及时，乳腺炎1天后即有好转。炎症只影响乳房组织，不影响奶水。

3.产妇衣着巧选择

◇ 坐月子的穿衣的注意事项

衣着应宽大舒适 有些产妇怕产后发胖，体型改变，或者以穿衣服来掩盖已经发胖的体型，便穿紧身衣，进行束胸或穿牛仔裤。这样的装束都不利于血液流畅，特别是乳房受压迫极易患乳痈(奶疖)。正确的做法应该是衣着略宽大，贴身衣服以布衣为好。腹部可适当用布带裹紧，以防腹壁松弛下垂，也有利于子宫复原。

衣着要做到厚薄适中 产后因抵抗力有所下降，衣着应根据季节变化注意增减。天热就不一定要穿长袖衣、长裤、头包毛巾，不要怕暴露肢体。如觉肢体怕风，就可穿长袖衣。但夏季应注意防止长痱子或引起中暑。

衣着要常换 特别是贴身内衣更应经常

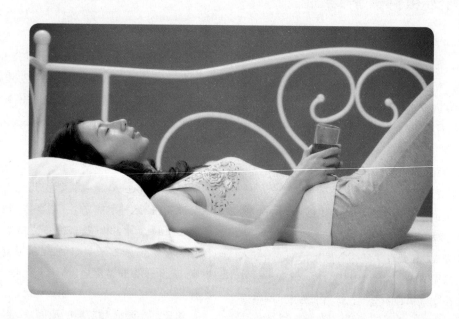

换洗。短裤在产后10天内最好一天一换，上内衣也要两天一换，以保持卫生，防止感染。

鞋子宜软 以穿布鞋为佳，勿穿硬底鞋，更不要穿高跟皮鞋，以防产后足底、足跟痛，或下腹酸痛。此外，产后不要赤脚，赤脚会受凉，对身体不利。

帽子 如果不是在冬天屋子有漏风，就不要戴帽子或包头。在冬季外出时，可适当蒙一下头，也不要包得过紧。

4.不宜长时间仰卧

经过妊娠和分娩后，维持子宫正常位置的韧带变得松弛，子宫的位置可随体位的变化而变化，如果产后常仰卧，可使子宫后位，从而导致产妇腰膝酸痛、腰骶部坠胀等不适。因此，为使子宫保持正常位置，产妇最好不要长时间仰卧。早晚可采取俯卧位，注意不要挤压乳房，每次时间20~30分钟，平时可采取侧卧位，这种姿势不但可以防止子宫后倾，还有利于恶露的排出。分娩后几天起，早晚各做一次胸膝卧位，胸部与床紧贴，尽量抬高臀部，膝关节呈90度。

5.坐立的正确姿势

分娩以后，因为身体的巨大变化，也因为日夜为宝宝操劳，许多产妇都感到肌肉酸痛、浑身疲乏。这个时候，保持正确的站、坐姿势非常重要。

怀孕期间，体型的改变会改变身体的重心，减弱肌肉的力量，增加体重，使韧带变得柔弱。生产以后，身体重心又骤然改变，这时就要重新调整自己以适应这种状况。保持良好的姿态意味着身体各部分的平衡，当肌肉维持某项姿势时，它所需要耗费的力量是适中的。

新妈妈站立时，体重均匀地分配在双脚上，维持膝盖的柔软度，使它们不会因站直而僵硬。同时收缩腹部，并将臀部向内与向下缩，有助于矫正骨盆的姿势。坐时，也要收缩腹部，挺胸抬头，以保证适当的调整。

6.产后第3周营养要点

产后第3周，妈妈重点关注的还是奶水情况：妈妈不但要持续的喂哺母乳，还要补充一些以鸡肉为主的蛋白，还有其他一些肉类，比如说牛肉、羊肉当然也是可以的。但是，从传统来讲，鸡肉是最方便摄取的一个来源。另外，到底是母鸡好一些还是公鸡好一些呢，如果从医学营养素来讲，公鸡的激素相对而言比较容易帮助妈妈发奶和造奶，所以，建议在这个阶段妈妈们选取鸡肉时以公鸡为主。

改变烹调方式：食物只要挑不寒的温性、营养的食物，并且用水煮、蒸、卤、炖、余烫的方式，烹调出来的菜肴就会比用油炸、油煎的热量还要低很多，当然就能减少多余油脂的摄取。

六大类食物均衡吃，蔬菜绝对不能少：在坐月子期间，麻油鸡、炖鱼、炖肉等高蛋白质的食物是主角，但要提醒妈妈们，虽然这些食物有助于产后的恢复，但也不能忽略纤维质、矿物质、维生素等其他营养素的摄取。建议每天的主食可以吃全谷类四到六碗、低脂牛奶二到三杯、鱼肉豆蛋类食物一天约四到五份、青菜则至少一天三份可以尽量多吃、水果则约一天三份。

多喝水：不管目的是恢复体力还是恢复身材，这个时候，妈妈们都应该多喝水，以促进新陈代谢，减少多余脂肪，还能润肠排毒。

7.第3周营养食谱

◇ 鲜香黑芝麻粥

原料 黑芝麻150克，粳米100克，猪蹄500克。

调料 食盐1/4小匙，冰糖200克。

做法

(1)将粳米淘洗干净，除去杂质，清水浸泡1小时后沥干；待用。

(2)黑芝麻炒香，与米混合，加水磨碎，用布袋滤出细浆。

(3)猪蹄除净毛，斩成两半；锅洗净，加清水1500克投入猪蹄、食盐先用旺火煮沸，再用小火续煲2~3小时左右，取浓汤1500克。

(4)猪蹄汤加冰糖煮溶化，将细浆慢慢倒入，并不断搅拌，直至成糊状。随意食用。

功效 芝麻含有大量油脂，有很好的润肠通便的作用。此粥具有健脾、补虚、通乳的功效，适用于产妇缺乳症。

◇ 猪蹄茭白汤

原料 猪蹄250克，茭白(切片)100克，生姜2片，大葱适量。

调料 料酒、食盐各适量。

做法 猪蹄于沸水烫后刮去浮皮，拔去毛，洗净，放净锅内，加清水、料酒、生姜片及大葱旺火煮沸，撇去浮沫，改用小火炖至猪蹄酥烂，最后投入茭白片，再煮5分钟，加入食盐即可。

功效 益髓健骨，强筋养体，生精养血，催乳。可有效地增强乳汁的分泌，促进乳房发育。适用于妇女产后乳汁不足或无乳等。

◇ 木瓜鲫鱼汤

原料 青木瓜1个，鲫鱼1条。

调料 食盐、料酒、葱、姜、精制油各适量。

做法

(1)木瓜去仔削皮切块；鲫鱼洗净控干水，用油煎透煎黄。

(2)锅里放水，放入煎好的鲫鱼，加入姜、食盐、料酒，煮沸后倒入木瓜一起煲，看到汤变得乳白浓稠再加入少许葱花即可。

功效 鲫鱼汤含有丰富的蛋白质，不但有催乳、下乳的作用，对母体身体恢复也有很好的补益作用；木瓜鲫鱼汤木瓜特有的木瓜酶对乳腺发育很有益处，两种食材搭配在一起催乳功效十分明显。

◇ 火腿冬瓜汤

原料 火腿30克，冬瓜150克，香菜10克。

调料 葱、姜、鸡汤、料酒、香油、精盐各适量。

做法

(1)火腿切成薄片，冬瓜洗净刮皮去子，切成长方形薄片。

(2)葱、姜切成细丝，香菜切成末。

(3)鸡汤放入锅中，烧开后加入火腿、冬瓜、料酒、葱丝、姜丝，略煮，加入精盐、香油，撒上香菜末即可。

功效 冬瓜含有多种维生素和人体必需的微量元素，可帮助人体调节新陈代谢。同时，冬瓜还具有抗衰老的功效，久食可保持皮肤洁白如玉，润泽光滑，并可保持形体健美。

8.产后第3周恢复体操

(1)双臂伸展：双臂交叉，置于身前，在身前划圆伸展开并上移。

(2)双臂前后摆动：双臂水平伸直与身体成90度角，成弧形摆动，重复4次，然后在水平方向成弧形下移，扭至身后。重复4次。

(3)弯曲手指：左臂前伸手背向上，右手抓住左手手指使之向后弯曲。

(4)伸展双臂：双膝跪坐，弯曲上身使膝盖着地，同时双臂前伸。头部放在双臂间，保持此姿势20秒钟，然后恢复原状。

(5)盘腿而坐，伸直背部，然后将右臂前伸。左臂向右伸直，弯曲右臂，使胳膊肘正好夹住左臂。左右向各一次。

(6)抬上身：仰卧，双腿分开与肩齐宽，竖起膝盖，将双手放在臀部两侧。慢慢抬起上身同时吸气，躺下时呼气。每天3次，每次5回。

(7)敲打臀部：俯卧，头部俯在胳膊上，向上屈腿，敲打臀部，持续2分钟。

(8)抬胳膊肘：两支腿分开与肩齐宽，双手置于臀的上部，最大限度地提起胳膊肘，然后放下。

◇ 产后3周减肥体操

第十五天：避免过多地活动手腕和关节

准备动作：将第二周的动作重复1次

核心动作：(1)～(4)各1次；(6)～(8)各1次。

第十六天：分娩后产生的伤口基本愈合

准备动作：将第二周的动作重复1次

核心动作：(1)～(4)各1次；(6)～(8)各2次。

第十七天：基本上适应了与孩子一起生活

准备动作：将第二周的动作重复1次

核心动作：(1)～(4)各1次；(6)～(8)各2次。

第十八天：恶露几乎消失

准备动作：将第二周的动作重复1次

核心动作：(2)、(3)、(5)各1次；(6)～(8)各2次。

第十九：感觉疲劳时要立刻休息

准备动作：将第二周的动作重复1次

核心动作：(1)～(4)各1次；(6)～(8)各3次。

第二十天：子宫缩小为鸡蛋大小

准备动作：将第二周的动作重复1次

核心动作：(2)、(3)、(5)各1次；(6)～(8)各3次。

第二十一天：可以出逛街购物

准备动作：将第二周的动作重复1次

核心动作：(1)、(4)各1次；(6)～(8)各4次。

9.出生半个月后的新生儿

这段时间新生儿的个体差异进一步明显了。有的新生儿非常安静，有时安静得让人感觉不到他的存在。这样的新生儿睡眠时间长，只有在十分饥饿时才醒来。因为肚子空了，所以咕嘟咕嘟地吃奶，如果吃的是母乳，就能把两只乳房都吃干净；如果吃的是牛奶，能吃120毫升。排尿、换尿布之后，会情绪很好地醒一会儿，不知不觉之间又睡着了。夜里2点及清晨5点各醒1次，换尿布、吃奶之后，又能马上入睡。大便也是每日1次。

但是，安静的新生儿毕竟是少数，大多数新生儿是不会这样平和的，对外界刺激敏感、自我表现能力强的个性使他们表现得非常吵闹，成为爱哭的新生儿。稍有一点儿声音，就会睁开眼睛。尿布湿了，就会"哇、哇"地大声哭闹表示不快，即使是换完尿布，也会因为饿了而哭个不停。

在这一阶段，排泄的个性也更加明显。排尿方面，不管次数怎样多，因为都渗到尿布里了，所以新妈妈都不太在意。排便因为用肉眼能看得到，所以次数增加，出现绿色或白色粒状物，或黏液便，新妈妈会认为是腹泻了。

这个时期排泄的另一个个性是以便秘形式表现出来的。每日便1次，还是2~3日便1次，都属于个人的个性，人从出生到生后1个月的时间这种个性已经表现出来了。出生后半个月时表现出来的个性，到1个月时进一步以"完善"的姿态表现出来，新妈妈有时却会为此感到苦恼。

有的新生儿脸颊上长了粉刺状的东西，脸颊全部变红、发硬，有时流出黄色的液体；有的新生儿眉毛出现皮屑，前额到头顶长出油痂；有的新生儿后耳根变红、糜烂。如果去看医生，会说是得了湿疹(特异性皮炎)。

有的新生儿总用力使脸色发红，这样的新生儿有一部分会出现脐疝，好哭闹的孩子也是这样。鼻子容易堵塞的新生儿在这一时期将更加严重，发展下去，有时候达到不能吃奶的程度。

10.出生半个月后的母乳喂养

产后半个月内母乳还不是太多，过半个月后，乳房就开始胀大。证实母乳流出量的多少的最确切的方法，是用体重计在哺乳前后称量体重看其差的大小。家庭用的小型体重计，只要最小刻度达到50克就能够测量。用这种测量方法，能大致测出母乳的流出情况。每隔5天在洗浴时和5天前相比，新生儿体重增加了150克以上，说明母乳较充足；如果增加100克以下说明母乳不充足。不过，在新生儿当中有吃很多奶还不够和吃点就够了的两种孩子，想吃很多的新生儿，虽然是5天增加150克，如果把两侧的乳房都吃空之后，会因为还想吃而哭起来；相反的如果是食量小的新生儿，虽然5天只增加100克，在哺乳的时候，吃到一定程度即使还有乳汁流出也不会再吃了。

不能因为吃母乳之后没吃饱而哭闹，就认为是母乳不足了而给新生儿加牛奶，如果在每次喂母乳后加牛奶，新生儿就会不再很好地吃母乳，到1个月左右时，就会只吃牛奶了。

如果家里有体重计，还是每5天给新生儿量一下体重比较好。之所以这样说，是因为母乳喂养的次数多，"腹泻便"的新生儿也多。如果体重每5日增加150克以上，就可以放心地认为不是病理性腹泻。另外还有经常吐奶的母乳喂养的孩子，如果担心这样吐下去不行，只要体重每5日增加150克以上，就可以认为是吃多了，吐出来更好，也就可以放心了。在母乳喂养的情况下，新生儿吃得很好，母乳也充足，有时新生儿体重5日间可增加200克以上，这是因为母乳的特殊性，持续下去也不会有问题。

另外，喂母乳15分钟左右后就放开乳头睡着的新生儿，也不能因为看起来很满足就断定奶量够了，还是称1次体重为好。如果过了5日体重增加刚到100克，就可以大致估计自己的孩子是个小食量的孩子了。

11.母乳不足时如何喂养

出生后过3周，新生儿的食欲会急剧增加，以前都是每3小时喂奶1次，现在吃奶刚过2小时就开始哭了。遇到这种情况不要马上加牛奶，可以先试着增加喂奶的次数，因为新生儿的吸吮能刺激母乳的分泌。如果哺乳的间隔缩短到不足2小时，就应该测体重了。在5天的时间里，体重只增加100克的话，就是母乳不足。如果体重增加在100~150克之间，再尽量喂一些母乳也可以，但新生儿经常哭闹，半夜要醒好几次，家里其他人都睡不好觉，就应该加牛奶。母乳严重不足时(5天只增加了不到100克)，每天可以喂3~4次母乳、3次牛奶。

有时因为母乳不足，给加牛奶之后，新生儿往往不愿意喝。这时，与其勉强让新生儿吃牛奶，不如让他等着吃母乳。不管怎样，只要体重增加，就不会造成营养失调。而且，母乳还会再分泌。另外，如果新生儿真的饿了也会吃牛奶。

如果母乳的量可以使新生儿体重增加的速度达到每5天100~150克的话，就可以用每天母乳4~5次、牛奶2次的方法开始喂养了。1次喂牛奶100~120毫升，这样做下去，过5天量体重，如果增加了150克以上，就可以这样坚持下去。

虽然母乳不足，但也不应着急，因为越着急母乳分泌得越少。总之，为使家庭和睦加牛奶也可以。如果家庭和睦，过一段时间很多产妇就会出现母乳增加，达到不加牛奶也可以的程度。

12.牛奶喂养的注意事项

新生儿在半个月时就完全改为牛奶喂养是不可取的，因为一般母乳都是在新生儿出生1个月后才增多，所以不要着急，先将就一下，加点牛奶。也有少数新妈妈无论如何也不能分泌乳汁。如果新生儿总是哭到半夜也不睡，也不要因为信仰母乳喂养而感到内疚。换成牛奶喂养，新生

儿吃得很香，睡眠也前所未有的香甜而且时间长，不腹泻，一切都很好。这样一来，多数新妈妈就会认为如果再早点加牛奶就更好了。再看到新生儿的体重也在不断增加，就更坚定地认为不多喂牛奶是不行的。

这里有一个问题，喂了100~120毫升牛奶，接下去还想加量，这样，新生儿就会在出生后不到1个月的时间里，每次喝奶120毫升还不够。120毫升奶全部喝完之后，还在"吱、吱"地吸空奶瓶。看到这种情况，认为喝牛奶越多越好的新妈妈就会轻易地把奶量增加到130~140毫升。与母乳不同，牛奶量的增加是很容易的事。

在此之前喝120毫升牛奶的新生儿，喂到140毫升，也能吃干净。而且，既不吐奶，第2天也不腹泻。一测体重，平均每天增加40克以上，因

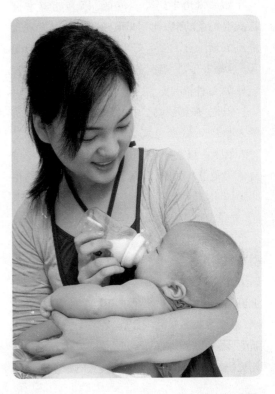

此，新妈妈就更加自信了，会认为新生儿喝空了奶瓶还在吸，即使再加20毫升也不要紧。这种自信，不久就变成了喂养牛奶过多，喂养出讨厌牛奶或巨型的新生儿。半个月到1个月的新生儿，只用牛奶喂养时，1次喂100~120毫升比较合适。如果奶瓶已经空了还在"吱、吱"地吸，再给20毫升左右的淡糖水就可以了。

喂奶次数定为每天6~7次，两次喂奶时间间隔3小时，爱哭的新生儿有时不能等3小时。不过，即使分成多次喂奶，总量也以不超标为好。这一时期没有半夜不喂奶的新生儿，每夜喂1次比较好。

牛奶配制以不太浓为佳。配100~120毫升牛奶，所用奶粉量以不超过奶粉包装盒上的说明为宜。复合维生素也应该从半个月开始添加。

如果只用牛奶喂养的话，因为能够掌握每次喂奶量，所以比用母乳喂养更容易发现食量小的新生儿。很多新生儿一般每次只能喝70~80毫升牛奶，有时能喝100毫升，但一般每日只有1次这种情况。

但是，在新妈妈当中，有的新妈妈忘了有食量大小之分。牛奶包装盒上写的是半个月到1个月的新生儿每次吃奶120毫升。如果吃得少，就会认为是没吃到量，为了让新生儿把剩下的牛奶喝掉，又是拍脸颊又是左右摇晃奶嘴，强行喂奶，这是没有意义的。

无论如何，每次只喝70毫升奶的孩子，体重增加也不快。5天只增加120克，这时，就会认为新生儿是不是生病了。这样的新生儿不太哭，晚上也睡得很好，一般很早就开始在夜间加1次牛奶。从喂养难易来说，可以说是一个容易喂养的新生儿。所以新妈妈不要过分担心，这只是新生儿吃奶的个性，他可能是个小食量的新生儿。

13.给新生儿洗手、洗脸

新生儿出生后皮肤上常带有脱落的胎脂，尤其是头、颈、腋下等部位。为此，新妈妈要每天给新生儿洗脸，早晚各洗一次。给新生儿洗脸时，以温水为宜，用纱布或薄毛巾浸水拧干后轻轻擦洗。擦洗的顺序是先擦新生儿的眼睛，再擦鼻子、嘴、面颊、耳朵及耳后，然后再擦洗颈部（尤其要擦洗颌下的颈部）和头部。每擦一个部位后，都要重新清洗毛巾，防止交叉感染。

新生儿的小手多呈紧握状态，手指夹缝和手掌时常藏有污垢，给新生儿洗完脸后一定不能忘了给新生儿洗手。新妈妈可以握着新生儿的手，先将一只小手放入水盆中，一面拨动水一面轻轻扒开新生儿的手指，并用婴儿香皂搓洗，再在水中洗干净，用毛巾擦干。给新生儿洗手、洗脸时，动作一定要轻柔、利落，让新生儿觉得这样做很舒适。但不要在新生儿哭闹时强迫他去洗，以免其产生对洗手、洗脸的恐惧和厌烦心理。

14.给新生儿洗澡

新生儿容易溢乳吐奶，奶汁流到衣服上、颈部、耳内，加上新生儿新陈代谢旺盛，容易出汗，大小便次数多。因此新生儿皮肤较脏，容易成为细菌生长繁殖的地方。光给新生儿洗手、洗脸还不够，还要经常给新生儿洗澡。

洗澡可清洁皮肤，帮助皮肤呼吸，加速血液循环。每次洗澡时还可以检查新生儿全身皮肤、脐带，观察四肢活动和姿势，及早发现问题。新生儿皮肤面积相对较大，经常洗澡是对皮肤触觉的最好刺激，皮肤能把各种感觉直接传递到大脑，促进脑的发育和成熟。

新生儿洗澡次数可根据气候和家庭条件决定，夏天每天至少洗1次，冬天每周洗1次，有时大便后特别脏也应增加次数。洗澡的时间最好安排在吃奶前，因为刚吃过奶的新生儿容易睡觉，洗澡容易吐奶。洗澡时室温最好在25℃左右，室温太低宝宝容易受凉。

在宝宝洗澡前要做一些准备工作，把需要换洗的衣服、尿布、浴巾、毛巾、婴儿浴皂放在身边，洗澡的水温在40℃~45℃之间，可以用手背试一下水温，不觉得烫为宜。浴盆不宜太大，这一切准备好后，就可以给新生儿脱衣服洗澡了。

如果天气冷或新生儿脐带还没有脱落，应上、下身分开洗。方法是：先脱去上衣，下半身用毛巾或布包好，大人用左手托住新生儿头部，左手的拇指和中指从后面把耳廓像盖似地按在耳道口，防止水流入耳道，左手和腰部夹住新生儿下半身，右手用小毛巾沾水将脸、头部洗净擦干，接着洗颈部、腋下、前胸后背、双臂和双手，洗完后用干浴巾包裹上半身。把新生儿头靠在左肘窝里，左手托住两大腿根部后洗下半身。新生儿洗澡要用婴儿浴皂或婴儿浴液，浴皂不要直接擦在新生儿身上，应该把肥皂在大人手上摩擦后，用带肥皂的手去擦洗新生儿皮肤。有湿疹的新生儿不要用肥皂洗澡，只用清水洗就行，否则会加重湿疹。洗后把新生儿放在干浴巾上轻轻擦干水渍，尤其要注意擦干颈部、腋下和大腿根部的皱襞处。用酒精消毒脐部，迅速给新生儿穿好衣服，包好尿布，喂一次奶，新生儿就会睡得很香。

当新生儿脐带脱落后，脐部又无炎症，就可以把新生儿全身放入水中洗。刚开始盆里水不要放得太满，为防止新生儿滑倒，可在盆底垫放一块尿布或毛巾。刚开始由于不熟练，最好两人一起帮新生儿洗，一个人托住新生儿，另一个人洗，洗的顺序是：首先洗头和脸(这最好在浴盆外面洗比较方便)，接着洗前胸、后背、手和脚。然后把新生儿从盆中抱出，用浴巾包起来，轻轻把水吸干，迅速给新生儿穿好衣服，垫上尿布，最后用干毛巾把眼、耳、鼻、头发擦干。

15.为新生儿准备尿布

尿布是婴幼儿的必需品，而如何为新生儿挑选尿布、换尿布、洗尿布又是令许多大人感到犯愁的事情。

购买一次性尿布、尿裤应注意选择符合卫生标准的。最好在正规的育婴店、超市等地方购买合格的产品。

但是因为小宝宝皮肤娇嫩，最好使用自制的全棉尿布，并且这还能节省开支。只要清洗彻底，合理消毒，对新生宝宝来说，是有益无害的。

尿布使用时可折成两种形状，一是长方形，就是将正方形尿布折叠成三层或用两块长方形尿布折叠成长方形使用。使用时在宝宝腰部围一条宽松适宜的松紧带，再将尿布放在胯下，前后两端塞入松紧带就可以了。

另一种是三角形，将正方形尿布对折两次，使用时可在三角形尿布内侧加一叠长尿布，三角形尿布的两端可缝上粘料。一般全棉尿布要准备20多块，以备随时清洗、更换。

16.为新生儿换尿布

在给宝宝更换尿布前，应备好尿布，将尿布一份份叠好备用。更换时在洗屁股的盆中放好温水和小毛巾，然后解开尿布，用一只手将宝宝双足轻轻提起，另一只手用长条尿布擦净宝宝的小屁股。

如果宝宝只是小便了，只要用沾了清水挤干后，稍微有些潮湿的小毛巾把宝宝的阴部、臀部擦洗干净即可。若是大便，应将宝宝抱起，彻底清洗，洗净后擦干。

洗的时候要注意，如果宝宝是女婴，要从前往后擦，不能从后往前，避免粪便污染宝宝的外阴，引发感染。

如果宝宝是男婴，要看看阴囊上是否沾着大便，如果有，要彻底清洗干净。最后，擦拭干净，换上洁净的尿布。给宝宝换尿布的方法有下面两种：

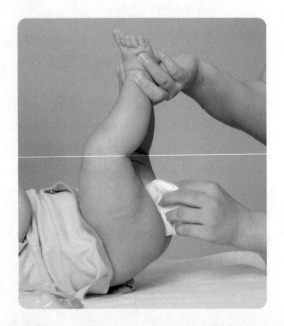

第一种方法把宝宝放在床上，妈妈坐在床上给宝宝换，妈妈的腰不要扭得太侧。

第二种方法把宝宝放在床上，妈妈挺直跪在床边地上的软垫上，不过这种姿势不太适合膝盖疼痛的妈妈。

给宝宝换尿布的动作一定要轻柔，以免给宝宝带来不适。换好尿布后，把宝宝放在床上，最好在宝宝屁股下面垫一块30厘米大小的薄棉垫以吸收尿液，防止再次大小便渗漏到裤子上。

换下的全棉尿布要及时清洗。每次换下的尿布要搁在固定的地方，若只是小便，先用清水漂洗干净，再用沸水烫一下；若有大便，先用专用刷子将尿布上的粪便刮去，然后用中性肥皂在清水中反复搓洗，直至洁净，再用清水漂洗2～3次，最后用沸水烫一遍或煮沸消毒。晾尿布时最好在阳光下晒一晒，这样能更好地消毒杀菌。

17.清洗新生儿头垢

有些孩子出生后不久，头顶上会有一块黄色硬痂，越积越硬，很不卫生。有些家长认为它有保护新生儿前囟门的作用，不愿意把它洗掉。

其实头垢是由于新生儿出生时头皮上的脂肪加上以后头皮分泌的皮脂，粘上灰尘而形成的，留着极不卫生，也会影响新生儿头皮的正常作用，所以应当洗掉。

头垢很厚，跟头皮粘得也很紧，硬剥硬洗容易损伤头皮，引起细菌感染。可用煮熟冷却后的植物油轻轻擦在头垢上，使头垢变软化，然后再用肥皂和温水洗净，一次洗不干净，可重复洗几次。有的虽然洗得很干净，但以后又长出来，这种情况可能是孩子患了脂溢性皮炎，应带孩子到医院皮肤科请医生看看。

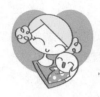

产后第4周：定时检查

1.产后第4周保健要点

随着精神及体力的日渐恢复，妈妈现在已经可以做日常家务事了，比如做饭、扫地等。带孩子的事几乎可以亲自去做，将孩子抱起来转一转、走一走，天气好的时候将孩子带到阳台上吸收些新鲜空气，接受些阳光，对孩子是有利的。

另外给孩子一些带有声响的玩具，刺激宝宝的智力发育。不过这些活动，都不要过于劳累，适度为宜。妈妈的恶露渐渐停止，现在已经可以正常洗澡。最好每天洗二至三次。如身体许可时，妈妈可以外出购物，但不要提重物，少负重，以免引起腰痛及其他不适。

本周妈妈可以带宝宝一起去医院进行产后的健康检查，了解妈妈产后的恢复情况，及宝宝近一个月来生长发育情况。但妈妈还不宜出远门，出门时最好有老公陪同。不要带着宝宝出去串门，不要带宝宝到环境较差的公共场所去，防止感染。本周妈妈应该坚持做产褥体操，促进子宫、腹肌、阴道、盆底肌的恢复。

2.产后身体不适

分娩后身体的恢复是循序渐进的，通常要6～8周的时间，如果做了剖腹产，可能要延长到6个月。一般要1年时间才能感觉自己的"活力"好像完全恢复了。下面是产后前6～8周出现的身体变化。

激素变化 一旦胎盘娩出，雌激素水平急速下降，直到产后第一阶段才会恢复正常。雌激素水平如果不上升，会导致一连串的情绪变化并使性趣和性欲减退。阴道壁更柔弱而不太润滑。

体重变化 分娩中体重减了约4.5千克。产后的前三周还会减4.5千克或更多。在2～3周内会失去1/4的妊娠体重，但之后又会出现"新生儿肥"，赘肉就像半放气的车内胎一样粘在臀部和腰腹部。喂奶的新妈妈在产后的前4～6个月每月减0.68千克体重，之后继续减重，但是速度会更慢。如果按卡路里计算，注意喂奶时，身体每天需要2200～2700卡路里。如果注意活动并且吃营养价值高的食品，妊娠时增加的体重将以健康的方式循序渐进地减掉。

头晕 孕期增加了20%的血量，将在产后一周内恢复到正常数值。快速坐起或站立会感到暂时的头晕。喝大量的液体有助于补偿体内快速的降压。

出汗 产后前2～6周出汗是很普遍的。它是身体排出多余液体的方式。肾脏会超负荷工作，小便比平时更多。毛孔也超负荷工作排出体内滞留的多余液体。母乳喂养也刺激出汗。结果是，母乳喂养的妈妈比喂奶粉的新妈妈出汗更多。要不断地摄入水分防止脱水并帮助肾脏清理废物。出汗而且发烧是感染的征兆。请医生做检查。

产后痛 胎盘娩出后子宫开始变小，以关闭张开的血管。产后30分钟内，子宫收缩到一颗大葡萄的大小，在产后6周内会恢复到正常状态。在产后的前3~4天会经历"宫缩后"的感觉或轻微的经期痉挛。医生可提供治疗建议。不论建议什么药物，要确保母乳喂养的安全性并严格按照建议的剂量和次数来服用。

切口疼痛或撕裂 如果是阴道分娩，阴道和会阴区域在产后几周可能会肿胀、柔软。如果做了阴道侧切术而被缝针、阴道撕裂或者做了剖腹产，会感到肿胀、疼痛并结痂，在切开和缝针的地方可能还会有紫血块。抱孩子、改变姿势、去卫生间时疼痛更加剧烈。

骨痛 如果孩子很大或以奇怪的姿势出生，或者骨盆窄或形状异常，尾骨在分娩中会受伤。没有什么办法固定断了或受伤的尾骨，所以需要时间自然痊愈。侧躺或坐在枕头上会解除尾骨的压力。在前12~24小时冰敷有助于减轻肿胀和疼痛。如果发现疼痛难忍，需要更强的止痛药，但是母乳喂养时要确保孩子安全。有些新妈妈也会经历暂时或持续的源于拉伸趾骨的骨盆痛。

贫血 贫血的症状包括面色苍白、易疲劳、窒息、心跳快，有时前额或两眼之间头痛。在今后6个月恢复身体时继续服用妊娠维生素，与医生探讨服铁补充片。(严重的头痛也可能是硬膜外麻醉的副作用)产后的第一周头痛，特别是伴随着视线模糊或重影时，可能是先兆子痫的危险症状("先兆子痫")。

痔 妊娠和分娩的压力会使痔(旺门附近肿胀的静脉)变得更大更不舒服，有时在肠运动后会流血。硬大便是敌人。实用的舒缓措施有：医生提供的局部药膏或栓剂；一天数次坐在温水上10分钟；挤压、用无味的女用洗布或者冷藏的浸过金缕梅酊剂的大护垫。测睡有助于减轻痔的压力，到处走动比长时间站立或坐着更好。最终大多数痔变小，很可能完全消失。

3.调理产后便秘

产后便秘十分常见。须注意饮食结构合理、大量饮水，有助于避免或解决便秘现象。

产后，排泄通道，即肠道，蠕动减缓，导致便秘。蠕动减缓的原因主要是，腹部肌肉松弛、扩张，腹部力量减弱。肠道肌肉也受到妊娠激素影响，而变得松弛。分阴切开术造成的排便障碍，也增加了便秘的发生概率。

通便剂可有效改善便秘情况，但是，哺乳女性不宜服用。药物作用会通过乳汁传给新生儿，引发新生儿肠痉挛和水样粪便。哺乳女性可使用栓剂。

治疗和预防便秘的最佳良药和办法就是，多吃李子干或无花果干。还需要大量饮水，多吃富含纤维的食物。积极运动。恶露消失后，做些腹部运动和盆底肌运动，增强腹肌、肛门肌和括约肌力量。

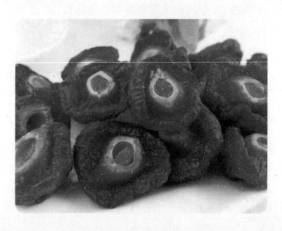

4.产后及早下床活动

民间有种说法，认为"坐月子"要整天卧床休息，其实这对产妇有害无益。产妇在经历了分娩这一过程后，体力消耗很大，身体虚弱，感到很疲劳，因此要注意休息。

同时，产妇也要进行适当的活动。一个健康的产妇(包括做了小的手术如侧切等)，在产后24小时即可下床在室内活动，早下床活动，可以促进血液循环，有利于伤口的愈合，有利于子宫收缩和恶露的排出，从而减少感染的机会；同时，还可促进肠蠕动，以及膀胱排尿功能的恢复，使大小便通畅；此外，还可减少下肢静脉血栓形成的机会，促进盆底肌肉、筋膜紧张度的恢复等。

我们提倡早期下床活动，指的是轻微的床边活动及产后保健操等，并不是过早地进行体力劳动。在产后6周内，严禁提举重物和较长时间的站立或蹲位。劳动过早、过重，得不到适当休息，不仅会延长全身康复的过程，还可能发生子宫脱垂。因此，月子期既不能长期卧床，也不能从事过重的体力劳动。

5.产后第4周营养要点

到产后第4周，妈妈就要着重开始进行体力的恢复了：如果是在冬天妈妈们可以吃一些温补性的食物，如羊肉。还有一个就是鱼汤，鱼汤能很好地补充能量以及帮助催乳。

减少油脂并摄取足够蛋白质 到第4周，妈妈应减少油脂的摄取以利恢复产后的身材。像是麻油鸡汤不全部喝完或是将浮油捞去，鸡肉去皮后食用，或是改用以汤取代部分的麻油鸡

来供应等方式，不但可以摄取到足够量的蛋白质，也可以明显地减少脂肪的摄取。

三餐定时定量 为了减少脂肪的摄取量，妈妈应该恢复三餐定时定量的饮食方法了，避免暴饮暴食，避免饮食偏差。尤其要注意的是，晚上绝对不能吃宵夜，因为人的身体在夜晚是处于休息状态，新陈代谢率低，如果超过晚上八点再吃东西，就很容易囤积脂肪，并且形成酸性体质，不但易发胖，也影响健康。

6.产后第4周营养食谱

◇ 萝卜炖羊肉

原料 羊肉500克，萝卜500克，陈皮10克。

调料 料酒、葱段、姜片、精盐各适量。

做法

(1)将萝卜洗净，削去皮，切成块；羊肉洗净，切成块；陈皮洗净。

(2)羊肉块、陈皮、葱段、姜片、料酒放入锅内，加适量清水，武火烧开，撇去浮沫，再放入萝卜块煮熟，加入精盐调味，装碗即成。

功效 健脾和胃，下气通乳。

◇ 鲫鱼炖豆腐

原料 鲫鱼1条，豆腐250克。

调料 油、葱、姜、清汤、料酒、精盐、鸡精各适量。

做法

(1)鲜鲫鱼去鳞、内脏、腮，洗净。豆腐切成方块。

(2)锅置火上，加底油，下葱段、姜片爆出香味，放入鲫鱼，加料酒、清汤烧开，撇去浮沫，放入豆腐，旺火煮数分钟，转小火煨至肉烂，汤成

乳白色。

(3)加入适量精盐、鸡精即可。

功效 健脾利湿，通乳，补脾益胃，生津润燥，清热角毒。用于治疗产后缺乳。

◇ **鲜蘑豆腐汤**

原料 南豆腐150克，鲜蘑100克。

调料 葱花15克，精盐1/2小匙，鸡精1/2小匙，植物油2大匙，素高汤1碗。

做法

(1)将嫩豆腐洗干净，用沸水烫过后，切成小薄片；鲜蘑洗干净，切成小丁。

(2)将锅架在火上，放油烧至六成热，下一半葱花爆出香味后，加入鲜蘑丁煸炒几下，然后倒入素高汤，烧开后下入豆腐片和精盐，再烧开，放入鸡精，撒上另一半葱花，淋上麻油，盛入碗内即可食用。

功效 此菜蛋白质丰富，适合产后调养、改善肤质，同时含有粗纤维，可保持肠内水分平衡，是瘦身佳品。

◇ **豌豆炒虾仁**

原料 虾仁250克，嫩豌豆(去荚)100克。

调料 鸡汤2大匙，料酒2小匙，水淀粉1小匙，食盐半小匙，鸡精少许，香油适量。

做法

(1)将豌豆洗净，放入沸水锅中汆烫一下，捞出来沥干水备用；虾仁洗净备用。

(2)锅内加入植物油，烧至三成热，倒入虾仁，快速用竹筷划散，稍炸片刻捞出，控干油备用。

(3)锅中留少许底油烧热，倒入豌豆，大火翻炒几下，烹入料酒，加入鸡汤、盐稍炒，放入虾仁，用水淀粉勾芡。

(4)加入鸡精调味，淋上香油即可。

功效 豌豆中富含粗纤维，能促进大肠蠕动，保持大便通畅，起到清洁大肠的作用，尤其是所含有的优质蛋白质，可以帮助新妈妈提高身体的抗病能力和康复能力；虾仁可以为妈妈提供丰富的蛋白质和钙质。

7.产后第4周恢复体操

(1)弯曲手腕，扭转胳膊将双臂前伸，手腕弯曲。保持此姿势扭转胳膊，前后划弧，各4次。

(2)展臂抬身：俯卧，两脚分开与肩同宽，竖起膝盖，将双臂向前伸展同时抬起上身，与地面成45度角，手接触膝盖，然后恢复原状。

(3)上身向前弯曲：使腰与地面成直角坐好，将双腿伸直靠拢，然后弯曲上身，使两手触到脚尖，保持此姿势10秒钟。

(4)手握毛巾，弯曲腰部：站在镜子前，两手抓住毛巾的两端，使双手间的距离大于肩宽，然后将胳膊伸至头顶，慢慢向一侧弯腰。左右两侧各2次。

(5)后抬大腿：俯卧，两手抵住下颌小腿，向上弯曲同时轻抬大腿然后放下。双腿轮流抬起各2次，每次8回。

(6)向后提臀：两手握拳向前伸展，两脚分开与肩宽，一条腿向后慢慢抬起。重复2次，每次10回。

(7)抬腿同时竖脚尖：双手向后支地坐下，两脚分开与肩同宽。竖脚尖的同时轻轻抬腿，重复3次，左右腿各做3回。

(8)弯曲膝盖下蹲、起身：两脚分开，距离为肩宽的2倍，双脚脚尖朝外。下蹲使膝盖成直角，然后起身。

(9)抓住椅子向一侧抬腿：站在椅子旁边，

一只手抓住椅子,慢慢侧抬腿。双腿轮流抬起重复10次。

◇ **产后第4周恢复体操**

第二十二天:恶露变为白色,子宫和生殖器官基本恢复

准备动作:将第三周的动作重复1次

核心动作:(1)~(4)按顺序做1次。

第二十三天:固定授乳的间隔时间

准备动作:将第三周的动作重复1次

核心动作:(1)~(4)按顺序重复3次。

第二十四天:多喝催奶汤

准备动作:将第三周的动作重复1次

核心动作:(5)~(9)按顺序重复1次。

第二十五天:可以用浴缸洗澡

准备动作:将第三周的动作重复1次

核心动作:(5)~(9)按顺序重复做3次。

第二十六天:可以外出,但距离不能太远

准备动作:将第三周的动作重复1次

核心动作:(1)~(4)按顺序重复做5次。

第二十七天:慢慢适应了喂养孩子的生活,晚上授乳也不会感到很疲劳

准备动作:将第三周的动作重复1次

核心动作:(5)~(9)按顺序重复做5次。

第二十八天:和孩子一起去医院检查

准备动作:将第三周的动作重复1次

核心动作:(1)~(4)按顺序重复做7次。

8.了解新生儿的啼哭

虽然在刚开始的时候,新妈妈会觉得新生儿的各种哭声听起来都一样,但是很快新妈妈就会发现哭声是他的"语言",他用不同的哭声来表达不同的意义。

学着分辨和理解新生儿不同的哭声可以帮助新妈妈做出有效的反应。在宝宝刚出生后的1个月里,只要宝宝一哭,就马上到他身边。给小宝宝关注不会宠坏他,而且如果新妈妈回应他求助的呼唤,总体上讲,他会减少哭的次数。

◇ **饥饿**

开始时缓慢,渐渐变得有节奏而声音大的哭声可能表明宝宝饿了。由于这是宝宝哭的最可能的原因,新妈妈应当喂宝宝吃点奶,除非新妈妈能肯定他已经吃饱了。

◇ **疼痛**

感到疼痛的宝宝(比如由耳部的感染引起)的哭声很特别,由尖利的哭喊开始,接着是沉默或短促的喘气,如此重复几次。如果新妈妈觉得宝宝有健康问题,带他去看医生。

◇ **不安**

在感到不安的时候,宝宝通常哭得很紧张,如果新妈妈不理他,他的哭声会越来越大。这时宝宝可能需要:

抱抱宝宝 新生儿常常只是需要身体上的安慰,将他抱在怀里,就足以给他抚慰。

睡觉 新生儿有时睡不着,用哭声来表达他的挫折感。让他躺在一个温暖安静的地方,可以帮助他安静下来,进入梦乡。

刺激 即使是新生儿,在清醒的时候长时间地躺在新生儿床上也会觉得厌烦,把他抱起来,和他说说话。

宁静 高分贝的噪音、亮光、突然出现的脸、一个喷嚏——所有这些日常现象都可能让新生儿感到不安。抚慰他,并让他贴近您的身体。

换尿布 很多宝宝都讨厌又脏又湿的尿布,特别是如果他们患有尿布疹。给宝宝换尿布不但可以减轻他的不适,还可以转移他的注意力。

凉一些或温一些 您的宝宝可能觉得太热或太冷。新生儿还不能完全调节自己的体温，因此您需要随时注意和调节他周围环境的温度。在宝宝穿着衣服的情况下，房间的理想温度应当是16℃~20℃。您可以通过触摸宝宝的小肚子或背部来检查他的体温——如果他的皮肤感觉潮潮的，那么室内温度可能有些高。

就是想哭 一些宝宝常常在每一天的同一个时间"发作"。试着用以下方法安抚他。

◇ 安抚宝宝

如果宝宝没有明显原因地啼哭，试试用以下方法来安抚他。

① 用吊兜带着他，让他和您保持亲近。

② 轻轻地摇他，可在您的怀抱里，在他的小车里，或是抱着他坐在摇椅上，和他一起摇晃。

③ 用襁褓将他包好——一些宝宝在被裹好的时候才会觉得安全。

④ 给他唱歌，或给他有安静效果的音乐。有节奏的声响或振动也有同样的作用。

⑤ 用吊兜或新生儿车带他出去散散步，或者开车带他出去兜兜风。

⑥ 帮助他打嗝，释放留在体内的气体。

⑦ 给他洗个温水澡。

◇ 应对宝宝的哭闹

一般来说，新生儿每天要哭1~4个小时，新妈妈会很快习惯应对哭闹。但有时宝宝的哭闹可能会消耗新妈妈的体力和耐心。在您需要休息一下的时候，将宝宝放在一个安全的地方，比如他的小床上或新生儿车上，然后您可以外出一会儿，让自己冷静下来。您也可以先让您的伴侣或亲友来照顾宝宝一会儿。宝宝对妈妈的情绪是很敏感的，如果新妈妈的情绪紧张或烦躁，您的宝

宝会感觉出来，哭得更厉害。无论您多么疲惫，心情多么糟糕，千万不要用力摇晃宝宝，因为这可能导致宝宝失明，大脑损伤甚至死亡。

◇ 双胞胎和多胞胎

双胞胎宝宝不会因为一个哭而另一个也哭起来——虽然他们常常在相似的时间有相似的需要。很多多胞胎宝宝的新妈妈都找到了应对哭闹的巧妙方法，比如将那个哭闹的宝宝放在他的小床上或摇篮里，用一只脚摇晃他，同时喂哺另一个。或者用橡皮奶嘴作为抚慰工具。

如果新妈妈觉得非常吃力，请不要忘记，每一位新新妈妈都需要帮助——您还需要双倍的帮助。最理想的方法是让人帮助您做家务，而不是照料宝宝。

9.呵护新生儿的皮肤

新生儿的皮肤非常娇嫩，与儿童和成年人的皮肤不同，非常容易受到损伤，容易发生干燥、发炎、瘙痒等问题。另外，新生儿的毛孔还未完全发挥功能，这使新生儿容易长疹子。虽然长疹子会影响新生儿的形象，但一般没有危害，并不需要治疗。

◇ 可能出现的情况

大多数新生儿在最初的几天到几周会长一些斑疹。

粟粒疹 粟粒疹是小白颗粒的疹子，通常出现在脸部，尤其是鼻子周围和脸颊上。这种疹不发痒，不会给宝宝带来任何不适的感觉。这是宝宝的汗腺尚未发育完全的结果，会逐渐消失，不需治疗。

热疹 如果宝宝的皮肤温度过高，可能在脸部或上身长出一些小红疹。检查一下室温，看看是不是宝宝在睡觉时盖得太厚了。

风疹 风疹是出现在全身各处的红色疹子，疹粒中心呈白色。它们会渐渐消失，不需治疗。但是风疹的症状和更严重的疹子很相似，因此如果宝宝得了风疹，请让医生为他检查。

脱皮 新妈妈可能发现在出生后的几天里宝宝有轻微的脱皮现象，特别是手掌和脚底，还有脚踝处。这完全正常，特别是如果您的宝宝是在预产期后出生的。几天以后，脱皮就会停止。

头皮起屑 两周到一岁之间的新生儿很多都有头皮起屑的现象，还会扩展到眉毛和耳后。晚上在这一小片皮肤上涂抹润肤乳液，可以软化

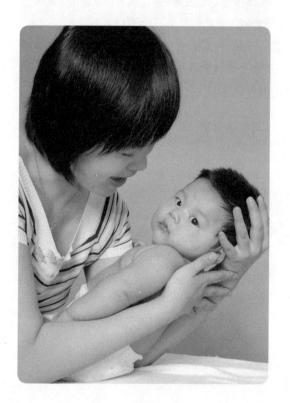

起皮的部位。早上可用无刺激的新生儿洗发香波帮宝宝洗头，大部分的头屑可以洗掉。

尿布疹 这可能是由尿中的胺物质刺激宝宝皮肤引起的。在发现以后，一定要立刻在宝宝的臀部涂一层薄薄的隔离油。

皮肤干燥 保持室内的温度和湿度适度，有助于防止宝宝的皮肤干燥。在您外出或在房间里四处走动的时候，不要让宝宝吹风。如果宝宝的皮肤非常干燥，必要时在需要的部位涂专门适用于新生儿的特效保湿乳液。

冬季，由于空调使室内空气变干燥，宝宝的肌肤也容易干燥。夜间在宝宝房间的空调口上盖一条湿毛巾来增加室内的湿度，保护宝宝的皮肤。

◇ 最适合宝宝的护肤品

现在市场上有很多种婴儿护肤用品可选择，新妈妈应挑选对宝宝的皮肤和眼睛都无刺激的产品。这对新生儿来说尤其重要，因为新生儿的眨眼反射和眼泪分泌还未发育完全。最好不要使用成人护肤用品，因为其中可能含有的香料和化学成分会刺激宝宝稚嫩的肌肤。

10.新生儿口腔护理

有的家长特别是一些老人认为刚出生的孩子口腔内有羊水、血等脏的东西，因此，喜欢用纱布或手帕擦洗口腔，这样很容易擦破口腔黏膜而引起感染。其实，新生儿口腔一般不需要特别清洗，因为这时口腔内尚无牙齿，口水的流动性大，可以起到清洁口腔的作用。另外，在每次给新生儿喂奶后再喂点温开水，可将口腔内残存的奶液冲洗掉。个别确实需要清洗时，可以用棉签蘸水轻轻涂抹口腔黏膜，注意千万不要擦破。

11.眼、耳、鼻的护理

◇ 眼的护理

新生儿的眼睛必须保持清洁，一般在洗脸时，先用毛巾或小纱布蘸水清洗即可。有些出生不久的新生儿眼屎比较多，家长可能会认为这是孩子"火气"大没关系。其实这不是"火气"大，而是孩子出生时通过妈妈的阴道时被细菌感染所致。因此如果孩子眼屎较多，家长应带孩子到医院请眼科医生看看，或者可以给孩子点"金霉素眼药膏"或"氯霉素眼药水"，治疗眼部的感染。

◇ 耳的护理

给新生儿洗澡时要特别注意不让耳内进水，若不慎进入，可用干棉签轻轻擦拭。新生儿耳屎和鼻屎多不需要特殊处理。耳屎是外耳道皮肤上的盯聍腺产生的一种分泌物，医学上称为盯聍。一般新生儿的耳屎呈浅黄色片状，也有些新生儿耳屎呈油膏状，附着在外耳道壁上。由于新生儿吃奶时面颊的活动，耳屎会有松动，常可自行掉出。如果耳屎包结成硬块，不可在家自行掏挖，应到医院五官科请医生滴入盯聍软化剂，用专门器械取出，少量耳屎可起保护听力的作用。如果发现孩子耳朵有脓性分泌物流出，应到医院请五官科医生诊治。

◇ 鼻的护理

一般鼻屎可随着新生儿打喷嚏而自行排出，家长不要用手去掏挖。如果鼻屎很多又黏稠，不易排出，家长可用棉签蘸水或植物油在鼻腔前部轻轻擦擦，注意不可插入过深，以免损伤鼻腔粘膜。

12.给新生儿选衣服

新生儿的衣服应选择纯棉或纯毛的天然织品，因为这种材质的衣服摸起来手感非常柔软，能够呵护新生儿娇嫩的肌肤，而且穿起来也能更好地调节体温。要特别注意宝宝衣服的腋下和裆部是否柔软，因为这些地方是宝宝经常活动的部位，如果面料不好会导致宝宝皮肤受损。

宝宝的各式衣服在挑选上也有不同的讲究。一般来说，最好选择前开衫或宽圆领的，因为宝宝不喜欢他的脸被衣物遮盖，而且前开衫的衣服也方便大人为宝宝穿脱和换尿布，能够减少宝宝身体裸露的机会。对于小宝宝的内衣裤建议选择浅色花型或素色的，因为一旦宝宝出现不适和异常，衣物弄脏了，大人可以及时发现。

此外，给新生宝宝选择衣服尽量要买大不买小，即使新衣服对宝宝来说稍微大一些，也不会影响他的生长发育，而不能过于紧身。

13.给新生儿穿衣、脱衣

新生儿往往不喜欢换衣服，当新妈妈刚开始操作时他们会又哭又闹。其实，大人完全可以不必慌张、烦躁，只要保持平稳的情绪和柔和的动作，宝宝一定会很配合家长的工作。

此外，在给新生儿换衣服前，大人应先把干净的衣服准备好。如果里外几件衣服要一起换，不妨先把这些衣服的袖子和裤腿部套在一起，这样穿衣服的时间就会减少到最低限度。

14.宝宝不宜剃"满月头"

民间有宝宝满月时剃满月头的说法，认为这样可以让宝宝的头发增多、变粗。实际上，这种做法没有科学依据。从头发的结构看，露出皮肤的表面部分叫毛干，藏在皮肤里面的叫毛根，毛干和毛根都是没有生命活力的物质。

剃刮修剪去除的只是已经角化、没有生命力的那一部分毛发，影响不了头发本身的生长。为此，给新生儿剃满月头不会影响头发的数量。另外，新生儿头上都有一层胎皮，对新生儿头皮有保护作用，随着孩子的生长发育，这层胎皮会自然地慢慢脱落。若是满月时剃头反倒会把这层皮去掉，而使细菌侵入，引起头皮发痒，甚至导致各种皮肤炎症。

15.产后检查

◇ 产后检查的意义

从产后检查中医生可了解到你分娩后恢复的情况。即使分娩的过程很顺利，有些女性在分娩后仍可能会出现一些后遗症，这些后遗症都是需要及时发现并且尽早治疗的。尤其是对于那些想尽早恢复健康和美丽的产后妈妈来说，产后检查更是必不可少。

◇ 产后检查时间安排

产后检查最好是在产后42～56天之间完成。

◇ 产后检查需要带上宝宝

检查要测量小宝宝的身高、体重、胸围、头围等。此时小宝宝可能会大哭呢！其他的检查还包括看看小宝宝是否有股关节脱白的现象；脖子是否有倾斜导致脸的左右大小不同等，但这不需要太担心，因为大多在一岁过后会自然痊愈。

◇ 产后检查的项目

医生会检查你的身体是否完全恢复正常，你也可以利用这个机会与医生讨论一下孕期与分娩时所遇到的特殊情况，说一说自己还有什么担心。这些检查一般可以在小医院或门诊就可以进行。但是，如果你做了剖宫产或是患有高血压(或潜伏性虚性子痫)等一些疾病，最好到大医院检查。医生可能还会与你探讨一下你的避孕方法。

◇ 检查与医嘱

医生会给你做下面的检查，同时还会向你提出一些建议：

❶ 检查尿液中是否含有蛋白质，以确定有无肾炎与尿路感染。

❷ 测量体重；测量血压。

❸ 检查乳房和乳头，这一点对母乳喂养特别重要。

❹ 检查腹部，确定子宫是否已经恢复到原来的位置和原来的体积。

❺ 检查外伤口，包括剖宫产切口。

❻ 检查阴道与外阴。如果你很长时间没有做过阴道涂片检查或是上次检查不正常，你需要做一次阴道涂片检查。

❼ 如果可能贫血，你需要做一次血红蛋白检查。如果你对风疹没有免疫，你可能需要进行免疫注射；医生会根据你的具体情况，帮你选出合适的避孕方法，例如避孕环、子宫帽、口服避孕药或是避孕套等。

◇ 产后检查的7大重点

盆底检查 分娩时对盆底肌肉、神经的损伤，可能导致女性在产后面临一系列问题。这不仅给女性朋友带来很多生活上的不便，而且可能带来阴道松弛，进而影响到女性的性生活质量。如果产后出现了尿失禁问题，一定要及时进行检查和治疗。盆底康复锻炼可以有效地收缩盆底松弛的肌肉，恢复肌肉的张力和弹性，治愈尿失禁等问题。而产后3个月是做盆底康复的最佳时机。

妇科检查 十月怀胎，一朝分娩，盆腔内的器官是让孕妈妈变成新妈妈最大的功臣。在经历了生产之后，它们自然是产后恢复的重中之重。而且妇科疾病一直在已婚女性的得病比例中占据高位，号称"女性健康杀手"。产后盆腔器官恢复的好坏与新妈妈日后得妇科病的几率密切相关，所以进行全面的妇科检查绝对必要。

体重检查 体重是人体健康状况的基本指标，过重或过轻都是非正常的表现，一旦超过限度会带来很多健康隐患。体重测量可以监测新妈妈的营养摄入情况和身体恢复状态，时刻提醒新妈妈注意，防止不均衡的营养摄入和不协调的活动量危害身体健康。

血压检查 血压的变化会对身体产生多方面的严重影响。血压长时间升高容易导致全身血管痉挛，使有效循环血量减少，而缺血和携氧量的降低则可能危害到全身的器官、组织。一旦威胁到脑、心脏、肝、肾等重要器官，其病理、生理变化都可能导致抽搐、昏迷、脑水肿、脑溢血等，重者甚至可能死亡。

乳房检查 由于充满了乳汁，所以产后乳房变得非常丰满、娇嫩。不过乳房毕竟担负着喂养宝宝的重任，每天和宝宝嫩嫩的脸蛋、小嘴接触，而乳房的外表有非常"柔弱"，常常抵不住一些哪怕是最轻微的伤害，所以乳胀、乳房疼痛等常常会来困扰新妈妈，严重的可能感染乳腺炎，威胁乳房健康，还会影响泌乳系统，造成乳汁滞流，而乳房分泌的乳汁又直接影响着宝宝的健康。因此，给乳房做检查，不仅是对新妈妈的保护，对宝宝的健康成长来说也是一道保障。

腹部检查 腹腔内有消化系统、泌尿生殖系统的重要器官，是身体检查的重要组成部分。通过腹部检查可以进一步了解子宫的复位情况，以及生产后腹腔内其他器官的情况。 对于剖宫产的新妈妈来说，进行腹部检查就更为重要了。剖宫产会对腹腔内的器官带来非正常的挤压，复位较正常生产要困难些。而且，剖宫时的刀口愈合情况也非常重要。

血、尿常规检查 新妈妈刚刚生下小宝宝，生理系统及免疫系统都处于恢复变化期，非常容易引发感染，给各种疾病以可乘之机。通过血、尿常规检查可以检测新妈妈身体各系统的运作情况，在微观上为身体把关。

不要以为血常规检查只是在检测血液病时才需要，其测量数据也是其他系统疾病进行诊断和鉴定的重要依据。同样，尿常规检查也是临床最常用的检查方法之一，可以直接、迅速地反映泌尿系统的情况。

◇ 避孕指导

这一项是产后复查中特有的。"哺乳期"并非"安全期"。新小妈们一定要采取有效的避孕措施，再次怀孕对于正在恢复中的身体来说是十分有害的。至于采取什么样的避孕措施，妈妈可以充分的利用这次检查的机会向妇科医师进行咨询，然后采用最适合自己的方式来避孕。一般对于哺乳的妈妈，避孕套和上节育环是不错的选择。顺产的妈妈3个月后可以上环，剖腹产则需要半年之后。

◇ 新生儿喂哺指导

在这次体检中，妈妈还可以得到新生儿喂哺指导。如果对自己的奶水质量与自己的营养状况有疑惑的妈妈，可以进行以下项目的测试。

乳钙水平测定要求妈妈即时挤适量的母乳在小量杯中，医生通过试纸测试，可以了解你母乳乳钙含量的状况。妈妈钙缺乏，容易引起腰酸背疼，骨质疏松；乳钙缺乏，宝宝容易患佝偻病。妈妈不要小看钙缺乏。如果乳钙含量过低，一方面可以通过饮食调整，多吃含钙丰富的食物，另一方面妈妈可以服用钙片来改善自己的乳钙含量。

产妇一日营养分析妈妈例举自己一天的饮食状况，医生通过计算，大致可以了解你的营养状况。根据你的营养状况，医生会给出合理的营养建议。所以妈妈在去医院检查前，不妨选择典型的一天，对自己全天的饮食做一个完整的记录，这样医生询问时，你就有备无患。

最后的叮咛

从孕前3个月的备孕,到现在坐满了4周的月子,您度过女人一生中最重要的56周。然而,您的孕产历程其实尚未结束,因为现代医学意义上的月子(产褥期)并未结束,你还需要继续修养。下面是本书的最后叮咛。

1.产褥期的保健要点

产褥期为产妇分娩后至恢复到孕前状态所需的时期,通常为产后6~8周,即产后42天。

这段时间是产妇恢复身体、开始承担并适应母亲角色的重要时期。在此期间,母体的每个系统变化都很大,子宫内有较大的创面,身体未完全康复。因此,整个产褥期(产后至少6周),产妇都要特别注意保健。保健要点如下:

❶ 产妇休息、哺乳都需要一个良好的环境,居室要安静、整洁、光线充足、保持空气新鲜、温度适宜。

❷ 母体在分娩过程中失血过多,在饮食方面需要补充造血的重要物质,如蛋白质和铁等。

❸ 产褥期出汗多,应经常洗澡(不用盆浴),常换内衣,饭后要刷牙漱口,预防口腔感染和牙周炎;产后恶露多,要注意勤换月经纸,会阴要用温水冲洗,从前向后,以免将肛门的细菌带到会阴伤口和阴道内。

❹ 产妇要保持心情舒畅,可使乳汁增加。

❺ 通常月经在产后2~3个月才恢复,母乳喂养的母亲则要更长的时间。产褥期子宫内创面尚未愈合,容易引起感染,应禁止性生活。产后42天经医生检查无异常后可恢复性生活,但必须采取适宜的避孕措施。

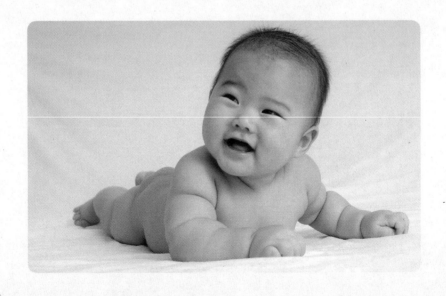

⑥ 产后要适当活动，进行体育锻炼，有利于促进子宫收缩及恢复，帮助腹部肌肉、盆底肌肉恢复张力，保持健康的体形，有利于身心健康。

⑦ 在产褥期末，即产后42天应到医院进行一次全面的产后检查，以了解全身和盆腔器官的恢复及哺乳情况，以便及时发现异常和及早处理，防止延误治疗和遗留病症。如有特殊不适，则应提前检查。

⑧ 母体服用的大多数药物都可以通过血液循环进入乳汁，影响乳儿。因此，产妇服用药物时，应考虑对婴儿的危害。

⑨ 坚持纯母乳喂养，可以促进子宫复旧和减少产后出血，还有利于恢复体型。

2.产褥期后的叮嘱

① 身体的复原是渐进的过程，产褥期后仍需调养，注意营养、保健和运动。可参加轻中度运动锻炼，如散步、慢跑、游泳等。可参加轻体力工作。

② 坚持母乳喂养，世界卫生组织提倡母乳喂养可长达2年。

③ 注意营养和膳食平衡，多食用汤汁，注意钙和B族维生素的补充，以保证乳汁的质量。

④ 产褥期后要注意避孕，可在医生的指导下采用不同的避孕方式。

⑤ 在产后6个月内，是产妇减肥塑身的黄金时期。但是月子期间不可以减肥，产后6周后才可以根据自身情况酌情开始减肥。

⑥ 产后42天进行身体复查。如果身体恢复良好，每年仍然应参加正常体检。

3.让宝宝健康成长

宝宝满月了，父母将一天天见证宝宝的成长，那么在接下来的育儿过程中，父母应遵循哪些育儿原则呢，下面我们就为大家作个简要介绍。

① 父母应定期带宝宝到医院做产检，保证宝宝的正常成长。并按照医生的指导，进行相应的疫苗接种，如卡介苗、乙肝疫苗等。

② 要进行科学喂养，在母乳充足的情况下要尽量进行母乳喂养。宝宝4~6个月后，要科学地添加辅食。要做到营养均衡、全面。

③ 生活中要做好安全防范，防止宝宝发生意外伤害。

④ 父母应积极配合，循序渐进地做好宝宝的早期教育工作。

⑤ 多训练宝宝的四肢能力，在宝宝可以自由活动的时候，多带宝宝到户外活动，锻炼身体。

最后，祝所有的宝宝都能在父母的呵护下苗壮成长，聪明、健康、快乐永远相伴！

图书在版编目（CIP）数据

怀孕全程56周完美方案/王艳琴主编.--北京：中国人口出版社，2012.11

ISBN 978-7-5101-1422-9

Ⅰ.①怀… Ⅱ.①王… Ⅲ.①妊娠期－营养卫生－基本知识 Ⅳ.①R153.1

中国版本图书馆CIP数据核字（2012）第241768号

最轻松、最完备的
权威孕期读本

怀孕全程56周完美方案

王艳琴　主编

出版发行	中国人口出版社	
印　　刷	大厂正兴印务有限公司	
开　　本	710×1020　1/16	
印　　张	20	
字　　数	180千字	
版　　次	2013年1月第1版	
印　　次	2013年1月第1次印刷	
书　　号	ISBN 978-7-5101-1422-9	
定　　价	35.00元	

社　　长	陶庆军
网　　址	www.rkcbs.net
电子信箱	rkcbs@126.com
电　　话	(010)83519390
传　　真	(010)83519401
地　　址	北京市宣武区广安门南街80号中加大厦
邮　　编	100054